坐月子与新生儿护理
百科全书

杨静 主编

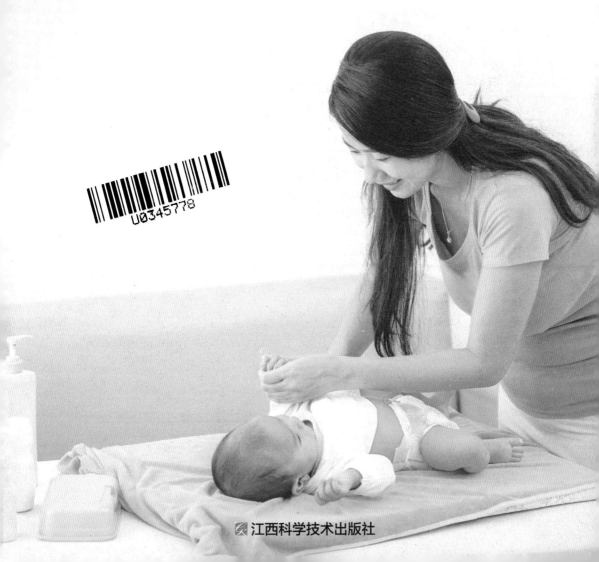

江西科学技术出版社

图书在版编目（CIP）数据

坐月子与新生儿护理百科全书 / 杨静主编. -- 南昌：
江西科学技术出版社，2017.12

ISBN 978-7-5390-6157-3

Ⅰ．①坐… Ⅱ．①杨… Ⅲ．①产褥期－妇幼保健②新
生儿－护理 Ⅳ．①R714.6②R174

中国版本图书馆CIP数据核字(2017)第291236号

选题序号：ZK2017351
图书代码：D17113-101
责任编辑：张旭 肖子倩

坐月子与新生儿护理百科全书
ZUO YUEZI YU XINSHENG'ER HULI BAIKE QUANSHU

杨静　主编

摄影摄像	深圳市金版文化发展股份有限公司	
选题策划	深圳市金版文化发展股份有限公司	
封面设计	深圳市金版文化发展股份有限公司	
出　版	江西科学技术出版社	
社　址	南昌市蓼洲街2号附1号	
	邮编：330009　电话：（0791）86623491　86639342（传真）	
发　行	全国新华书店	
印　刷	深圳市雅佳图印刷有限公司	
开　本	720mm×1020mm　1/16	
字　数	320千字	
印　张	18.5	
版　次	2018年1月第1版　2018年8月第2次印刷	
书　号	ISBN 978-7-5390-6157-3	
定　价	49.80元	

赣版权登字：-03-2017-424

随着小天使呱呱坠地，孕妈妈完成了人生中的华丽转身，成功晋级为新妈妈。而产后等待着新妈妈的是一段重要的恢复时期——坐月子期，这是女人一生中恢复调养、重塑体质的黄金时期。短短的42天里，既需要完成自身的恢复，调理好产后的身心，还要预防多种产后病症，对很多新妈妈来说，是一段既幸福又战战兢兢的经历。

科学坐月子是新妈妈产后的首要任务，而新生宝宝的健康成长也时刻牵动着新妈妈的心。特别是对于新手妈妈来说，育儿之路并没有想象中的那么容易，怎样喂养和护理新生宝宝，怎样判断宝宝的营养状况和健康状况，如何给宝宝做抚触，以及帮宝宝远离疾病困扰……都是新妈妈需要面对与学习之处。

为此，我们特别策划和编写了这本《坐月子与新生儿护理百科全书》，内容涵盖了产前准备，月子大小事，产后保健与康复，以及科学养育新生儿四个章节，不仅详细阐述了产后坐月子与新生儿护理的相关理论知识，还结合了现代健康生活理念，着重从新妈妈的日常起居、饮食、运动、生活、情绪、产后疾病等方面讲解了如何科学坐月子，更有星级月嫂从日常护理、喂养方案和早教等各个方面手把手教你带孩子，确保新妈妈的身体健康与心理复原，减轻产后养育新生儿的压力。

愿每一个家庭都能拥有一个健康活泼的宝宝，每一位新妈妈都能得到细心的照顾，拥有幸福的产后生活！

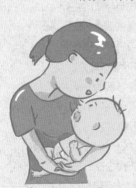

目录 | Contents

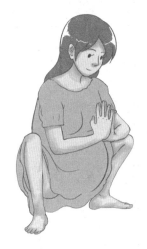

Chapter 2　了解月子大小事，科学坐月子

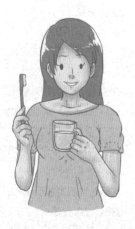

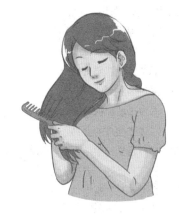

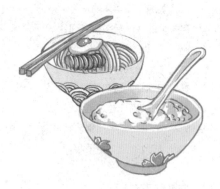

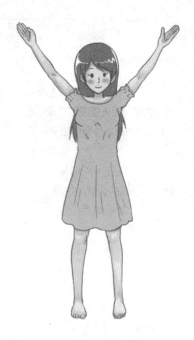

Chapter 4 星级月嫂育儿经，科学养育新生儿

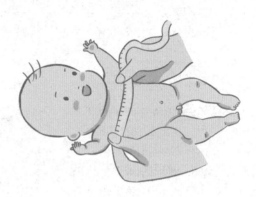

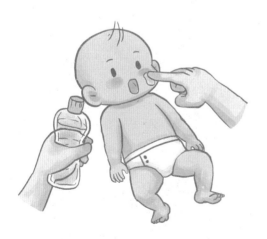

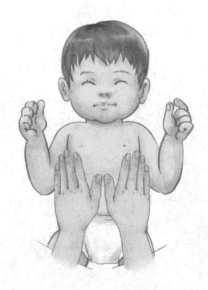

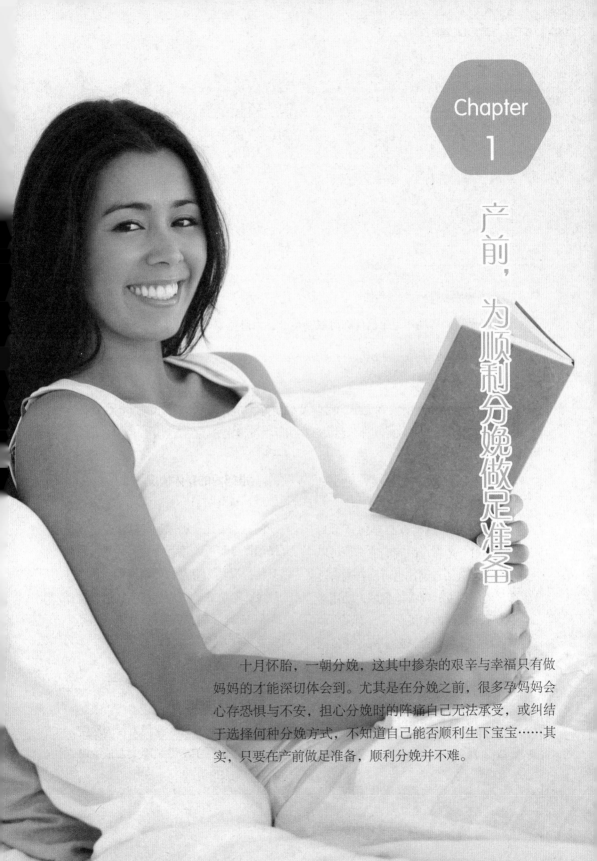

产前，为顺利分娩做足准备

十月怀胎，一朝分娩，这其中掺杂的艰辛与幸福只有做妈妈的才能深切体会到。尤其是在分娩之前，很多孕妈妈会心存恐惧与不安，担心分娩时的阵痛自己无法承受，或纠结于选择何种分娩方式，不知道自己能否顺利生下宝宝……其实，只要在产前做足准备，顺利分娩并不难。

产前准备要做足

准妈妈经过了十个月的怀胎历程，终于快要和宝宝见面了。在生产前，妈妈住院及出院用品、去医院的路线等都需确认好，做好随时入院的准备。此外，临近生产，准妈妈还可适当做一些助产运动，饮食也要多留意，以确保分娩顺利进行。

入院前的基本准备

准妈妈无法确切地知道自己什么时候会生产，为避免临产前的慌乱，建议提前做好入院前的基本准备。

▶ 及早确定分娩医院

分娩医院建议在产前或者更早的时候就确定好，定好后尽量不要再改变。具体选择时，可以从如下几个方面做好功课，然后根据实际情况确定分娩医院。

1 医院的硬、软件设施

准爸爸和准妈妈有必要通过多种渠道，了解当地多个医院的情况。可以上网查询、电话咨询，也可以咨询有过生产经验的朋友、熟人或亲戚，动用多种手段了解医院的相关信息，如医院的住院条件、床位是否紧张、医生的技术水平、紧急抢救设备或血源是否充足、能否选择分娩方法、分娩时能否陪床、产后有无专人护理和喂养专家指导，等等。可以提前准备好要咨询的问题，列好清单，以防遗忘。

2 准妈妈的身体情况

如果准妈妈是高龄产妇，或在怀孕期间有高血压、糖尿病等病症，适宜选择妇产专科医院进行分娩；如果准妈妈身体情况较为复杂，如妊娠期间患有胰腺炎、心脏病、贫血等病症，适宜选择大型综合医院的产科进行分娩，当发生并发症时能够及时处理。

3 交通方便性

应选择离家近、交通方便的医院，当准妈妈出现羊水破裂等突发情况时，能够得到及时处理。

▶ 提前选好去医院的路线

准爸爸和准妈妈应提前选好去医院的路线及要乘坐的交通工具，可以预先演练一下去医院的路程和时间，制订好在特殊时段（如上下班交通高峰期、夜间等）及时到达医院的方案，并考虑到出现意外情况时的应对方法。

怎么去：前往医院时，可以自驾车或搭乘出租车。若出现大出血或剧烈疼痛，要立即呼叫救护车。

跟谁去：有家人陪同最好，若不巧独自一人，一定要搭乘出租车，不要自行驾驶。

走什么路线：事先定好路线，可以提前跟出租车司机说明，哪些路段容易塞车等。

遇到坏天气时：考虑到可能会延误的时间，事先想好各种能搭乘的交通工具。

▶ 带齐入院的相关资料

入院前，一定要带齐证件资料，包括医院的就诊卡、孕妇保健手册、病历本、产检记录资料、医保卡、准生证，以及夫妻双方的身份证等。另外，还需准备好住院期间所需的费用，带好笔和笔记本、手机和手机充电器等，其他特殊资料可事先咨询医院。

▶ 备齐育婴用品

新生宝宝的生活用品建议在产前就备好，这些东西包括：新生儿衣服 3 套，根据季节来选择衣服厚度，一般不用频繁更换，够住院时替换即可；纸尿裤 40 片（或布尿布 30 片），新生宝宝一天大概用 8 ～ 10 片纸尿裤，可以先准备 4 天左右的量；包被 1 ～ 2 条，用于保暖，即使是夏天，宝宝睡觉也要遮盖小肚子，避免受凉导致肠道不适；小毛巾和大浴巾各 1 条；护臀霜 1 支，要准备新生儿专用的护臀霜；新生儿专用湿纸巾 1 包。除此之外，婴儿喂养用品，如奶瓶、奶嘴、婴儿配方奶（小袋装即可）、奶瓶刷等也都应备好，收在专门的包包里，供住院期间使用。

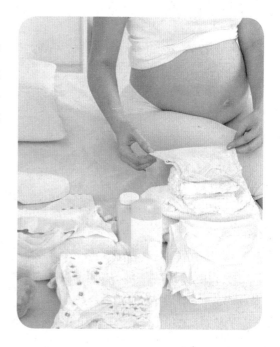

面对各种各样的宝宝物品，很多新手爸妈难免会有遗漏或是买回来一些可能"一直也用不上"的物品。其实，每个品牌的育儿用品特点都不一样，每个宝宝适用的产品也不尽相同，所以刚开始可以先买一些必备用品。待使用过后，觉得不错又有必要，再买齐即可。

➤ 准备妈妈入院和出院用品

入院后大多数准妈妈都不会立刻生产，分娩后新妈妈一般也要留在医院观察几天，在此期间需要备好必需的生活用品，收在专门的包包里，并放在明显的地方妥善保管，以免分娩入院时手忙脚乱。

◆ 前开襟睡衣1~2套，便于看诊及哺乳，天气较凉时要准备保暖开襟外套，避免着凉。另外，还需准备一套适合出院当天穿的服装，尽量穿长衣长裤，天气寒冷时可准备帽子，避免吹风受凉。

◆ 产后恶露多，需随时更换，保持清洁卫生，可准备4~5条产妇专用棉质内裤或一次性内裤若干。

◆ 拖鞋和袜子是必备物品，尤其在冬天，还应准备一双能包住脚后跟的保暖棉拖鞋，袜子也要准备保暖性好、吸湿性强、纯棉质地的。

◆ 哺乳文胸2~3件，防溢乳垫若干，吸奶器1个，方便给宝宝喂奶。

◆ 产妇专用卫生巾若干，并保证勤更换；如果担心恶露过多弄脏病床，不妨准备一些产褥垫。

◆ 洗漱用品1套，包括牙刷、牙膏、漱口杯、梳子、小镜子、水盆、毛巾、香皂等。毛巾要准备4~6块，分别用于擦洗身体的不同部位，水盆也要准备3~4个，分别用于洗脸、洗脚、清洁乳房或私处等。

◆ 餐具1套，包括饭盒、筷子、杯子、勺子、带弯头的吸管，产后不能起身时，可用吸管喝水、喝汤，很方便。

◆ 食品若干，可提前准备好红糖、巧克力等食品，巧克力可用于生产时增加体力，红糖是产后补血的首选食物。

◆ 还可根据需求准备润肤霜、护唇膏，以及手帕、湿纸巾、卫生纸、指甲剪等物品。

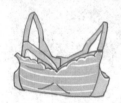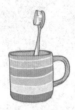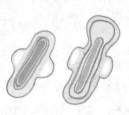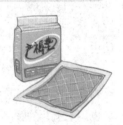

除了给妈妈和宝宝准备其所需的物品之外，准爸爸在陪床期间，还可以准备一些舒缓柔和的音乐，在妻子分娩前后给她听，以让其放松心情；照相机和DV可以用来记录准妈妈产前的状态及被推出产房那一刻和第一次看到宝宝的情景，准爸爸不妨准备一份。

产前饮食要点

分娩临近，出于对生产的恐惧，加上阵痛的不断侵袭，有些产妇不想吃东西，也不想动，这样对分娩极为不利。其实，分娩是一项重大的体力活动，产妇必须有足够的能量供给，才能产生良好的子宫收缩力，把子宫颈口全部打开，将孩子娩出。因此，临产前的饮食很重要，而且要事先做好准备，避免临产当天的慌乱。

▶ 临产前的饮食宜忌

饮食之宜	饮食之忌
· 少吃多餐，每天进食 4~5 餐 · 饮食宜清淡、易消化，品种多样化 · 多吃新鲜蔬菜和水果，摄入充足维生素 · 适当饮用果汁、糖水、白开水等补充水分 · 准备一些小点心，方便临时补充能量	· 忌暴饮暴食，以免引起消化不良 · 忌辛辣、刺激性食物，如浓茶、咖啡及辛辣调味品 · 忌过咸、过甜和过于油腻的食物，以免加重水肿或肥胖 · 忌食用过多鸡蛋、牛奶，以免加重胃肠道负担

▶ 顺产当天饮食推荐

自然分娩的妈妈通常会经历3个产程，不同产程的饮食有所区别。

第一产程： 通常历时长，而且整个过程会消耗大量体力，宜吃一些流质或半流质的食物，如稀粥、软面条、蛋羹等，少食多餐。

第二产程： 子宫收缩频繁，强烈的子宫收缩常常会压迫胃部，引起恶心、呕吐，宜吃一些藕粉、果汁、红糖水等便于消化的食物，以快速补充体力，帮助胎儿娩出。

第三产程： 通常比较短，可以不进食。分娩结束后2小时左右可以进食半流质食物以补充消耗的能量。如果产程延长，可以喝些红糖水、果汁等补充体力。

▶ 剖宫产术前至少禁食 6 小时

如果是剖宫产，术前应禁食至少6小时。在术前进食，一方面容易引起产妇肠道充盈及胀气，还可能误伤肠道，影响整个手术的进程，对产后身体恢复也不利；另一方面，为减少产妇痛苦，剖宫产术中通常会使用一些麻醉药物，在药物作用期间，会给产妇带来恶心、呕吐等不适症状，容易导致误吸，给产妇带来危险。

有助于顺利分娩的产前运动

由于身体负担加重，很多准妈妈在临产前都不愿意活动，活动也容易感到劳累，所以很多准妈妈就喜欢躺着。其实这是不对的。只要身体允许，临产前适当的运动对于分娩是很有好处的。

▶ 临产前运动的益处

适量的产前运动不仅能帮助准妈妈放松肌肉和关节，还能通过对呼吸控制的练习来减轻分娩时的疼痛，从而使分娩更顺利。产前运动的好处具体体现在以下几个方面：

◆ 缓解子宫收缩时的疼痛。

◆ 增加产道肌肉的弹性，有助于胎儿娩出。

◆ 增强背部肌肉张力，从而缓解腰酸背痛等产前不适症状。

◆ 强健腹部及骨盆肌肉，使生产时更有力。

◆ 松弛神经，消除大脑疲劳，稳定情绪。

◆ 改善胎盘供血量，让宝宝更健康。

◆ 加速血液循环，促进肠道蠕动，预防便秘。

▶ 临产前的运动要点

虽然临产前的运动对准妈妈有诸多好处，但由于准妈妈的体重日益增加，身体负担非常重，安全起见，不建议做运动量较大的运动项目。另外，一些注意事项需牢记，以免运动不当给身体带来伤害。

◆ 分娩前无论做哪种运动，一定要先咨询医生的建议。

◆ 控制好运动强度，一般以脉搏不超过140次/分钟，体温不超过38℃，时间不超过40分钟为宜，保证不劳累。

◆ 运动时应穿着宽松、弹性好、吸汗性佳的衣裤。运动过程中应擦干汗液，并注意补水。

◆ 运动时应保持室内空气流通，运动过程中最好有家人的陪同。

◆ 运动过程中一旦出现疼痛、晕眩、气短、心悸等不适，应立刻停止运动。停止运动后若不适感持续，应马上就医。

◆ 如果准妈妈患有心肺疾病，或既往发生过流产、早产、羊水过多、前置胎盘、子宫颈前开口等，则不宜进行训练，以防引发意外。

◆ 饭前饭后1小时内避免运动。天气过于炎热、寒冷时，也应暂停运动。

▶ 临产前的运动推荐

以下推荐几项有助于分娩的运动，准妈妈可以根据实际情况和个人需求进行选择。

脚部运动

临产前经常进行足尖与脚踝等脚部运动，可以通过活动踝关节和脚尖来促进下半身的血液循环，并强健下肢肌肉。

具体方法为：

❶准妈妈臀部完全坐在椅子上，背部倚靠椅背，双腿并拢，双膝弯曲使大腿与小腿呈90度，两小腿与地面垂直，双脚并拢平放于地面。

❷尽量上翘足尖，脚掌不能离开地面，翘起后再慢慢放下，重复多次练习。

❸将右腿抬起搭在左腿上，如同跷二郎腿，右脚脚尖伸直，踝关节以上部分保持不动，再慢慢上下活动踝关节数次，换另一侧进行同样的练习。每次练习3～5分钟，每天上午、下午可各练习一次。

提肛运动

提肛运动可帮助准妈妈收缩盆底肌群，增强盆底肌肉的强度，从而增加会阴的弹性，让准妈妈在分娩时更轻松，避免阴部肌肉被撕伤。此运动在任何时候、任何场地都可以进行。

具体方法为：

用中断排尿的方法用力收缩肛门，持续10～15秒，再放松5秒。重复上述动作10～20次，每天可做3次。

靠墙滑行

此动作有助于打开骨盆，给胎儿更大的空间进入产道。

具体方法为：

准妈妈在墙边站立，分开双脚，与肩同宽，靠着墙慢慢下滑身体至处于坐姿。保持该坐姿数秒，然后再上滑至站立。如此上下滑动反复进行10次。

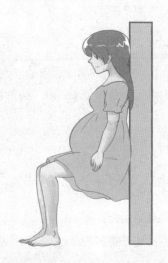

为了减轻膝盖处的压力，准妈妈可以在后背放置一个小球，以减少滑行过程中的阻力。也可以不靠墙来完成该动作，但须保持后背挺直，准爸爸可以在旁辅助，防止准妈妈重心不稳。

抬腰运动

此动作可以锻炼腹部肌肉力量，矫正骨盆位置，还能使产道肌肉变得柔软。

具体方法为：

① 准妈妈仰卧，双膝屈曲，脚掌贴地，双手手掌打开贴地，放在身体两侧。

② 腰部贴地，收紧臀部肌肉，吸气；然后慢慢吐气，同时将腰往上抬，喘口气。

③ 保持10秒，将腰慢慢放下，全身放松。此组动作可重复做3次。

盘腿坐练

此动作可以增加背部肌肉的力量，拉伸大腿及骨盆肌肉，而且还能改善下半身的血液循环，从而使两腿在分娩时能长时间地分开。

具体方法为：

准妈妈坐于软垫或毛毯上，挺直腰背，双脚掌心相对，双膝向外展开。双手握住脚踝，将双脚尽量拉向腹股沟。保持姿势约20秒，放松。可重复做数次。

 注意

由于腹部隆起较大，有的准妈妈会感到盘腿很困难，可在大腿两侧各放一个垫子，以保持背部挺直的姿势。练习时准爸爸可站在准妈妈身后，防止准妈妈后仰。

下蹲运动

此动作可使骨盆关节更灵活，并增加背部和大腿肌肉的弹性。

具体方法为：

双膝跪于叠好的薄毯上，双手放在双膝前的地板上，臀部坐在脚后跟上，保持30秒。在双手的支撑下慢慢起身，保持平稳，然后小心蹲下，使脚掌着地，膝盖向外，双手合十置于胸前。一边吸气吐气，一边移动合十的双手，以手肘将膝盖撑开。

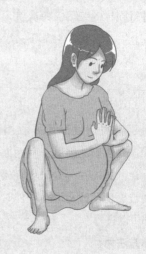

 注意

如果感觉下蹲有困难，可以扶着椅子练习，练习过程中动作要慢，并注意始终保持背部挺直。如果觉得完成动作有困难，可将双手撑地，身体前倾。

临产前的心理保健

临近分娩，很多准妈妈尤其是初产妇都会因为想到分娩时难以忍受的疼痛、担心宝宝是否健康等而感到恐惧、焦虑，如果再听到产房里其他妈妈撕心裂肺的叫声，准妈妈的这种焦虑、紧张的心理会更加严重。这种产前不良情绪对准妈妈的健康极为不利，甚至会影响分娩的顺利进行。因此，产前的心理保健十分重要。临产前，准妈妈及家人一定要多了解一些分娩知识，做足分娩准备，同时，以积极乐观的心态迎接宝宝的降临。

◆定期做产前检查，以排除胎儿畸形等情况。

◆了解正常分娩的程序以及分娩中各个产程的特点，做好产前心理准备，并积极与医护人员配合。

◆分娩前，准妈妈可通过参观、咨询及交流等途径熟悉分娩环境和工作人员，以减少入院分娩的紧张情绪。

◆正确对待分娩疼痛，并向过来人或医护人员学习减轻产痛的方法。

◆医务人员要向准妈妈讲解分娩的知识和安全问题，让准妈妈意识到怀孕、分娩都是自然的生理现象，并不可怕。

◆临产前及分娩过程中，准爸爸应给予妻子无微不至的关心和照顾，针对妻子思想上存在的一些不必要的疑虑，要耐心地解释，特别是在妻子分娩期，尽量不要外出，守在妻子身边，做好妻子的心理安慰工作。

◆准妈妈的母亲和婆婆，以及有过分娩经验的朋友，可以以"过来人"的身份多陪陪准妈妈，并"现身说法"以减轻准妈妈的精神负担，在生男生女的问题上，家人也不要过于在意，以免给准妈妈造成心理负担。

◆针对产前不良情绪，准妈妈也要学会自我调节，多学习一些孕产知识，增加对自身的了解，增强孕育宝宝的信心；多与同龄的妈妈交流，或者逛一些孕产育儿论坛，与其他准妈妈交流经验等；多做一些有利健康的活动，比如散步、绘画、唱歌等，既能起到胎教的效果，还能防止紧张和焦虑情绪。

准爸爸的陪产准备

分娩不是准妈妈一个人的事情，准爸爸也要参与其中，而且，准爸爸是产妇生产时的首选陪护人。

做好产前知识储备

在妻子的整个孕期，准爸爸应多翻阅一些孕产书籍或是逛孕产论坛，尽量多了解一些关于怀孕与分娩的知识。如果可以的话，准爸爸可以陪同妻子一起参加产前培训班。

提前做好产前的知识储备，能避免准爸爸在准妈妈的分娩过程中出现手足无措、紧张焦虑的现象，让准爸爸能更从容地做好助产工作，坦然面对妻子的分娩。

调整好自己的心态

准爸爸要调整好自己即将当爸爸的心态，要坚强、勇敢，对于妻子生产过程中所承受的疼痛不能逃避。唯有预先坚定自己的意志，在陪产时才不会退缩、怯弱、彷徨、不知所措。

有些准爸爸自身心理素质不够强大，面对妻子痛苦的生产过程容易被吓坏，所以，如果准爸爸觉得自己的心理无法承受妻子分娩时的强烈冲击，不要勉强自己陪产。

待产中帮助妻子放松

在宝宝娩出前，准妈妈通常会经历一段漫长而痛苦的等待。这时，准爸爸一定要照顾好妻子。比如，准备好充足的水和妻子平时喜欢吃的小点心，以随时补充能量；帮妻子准备好换洗衣物，协助妻子做好身体的清洁工作；多鼓励，多安慰，用直白的话语为妻子树立顺利生产的信心；阵痛来袭时，通过和她一起调整呼吸、说一些安慰的话、按摩妻子的不同部位、建议她换个姿势等方式来转移她的注意力，这也是准爸爸助产的工作重心。

除此之外，有些准爸爸还需要在医院陪妻子过夜，此时别忘了给自己准备一些物品，如换洗衣服、舒适的鞋以及食物等。

做好各项辅助工作

待产期间会有很多杂乱的事情需要准爸爸来处理，比如办理各种手续、帮妻子准备食物、打热水等。在整个产程中，准妈妈的身体可能会一直处于不适的状态，此时，准爸爸一定要时刻关注妻子的变化，并及时与医护人员沟通。比如，发现妻子不舒服时叫医生或护士来查看妻子的情况；宝宝出生后，咨询医生或护士什么时候可以开始哺乳，妻子什么时候可以开始进食等。每件事都会分散准爸爸的精力，因此，准爸爸一定要沉着应对，以妻子为中心，做好各项辅助工作。

分娩知识早知道

接近生产时，准妈妈要清楚了解分娩的相关知识，包括分娩的信号、生产的方式、生产流程以及分娩时可能遇到的问题和应对方法等，让自己在产前对分娩这件事做到心中有数，这样才能从容面对分娩，也更利于顺利生产。

留意分娩的先兆

随着预产期的临近，大多数准妈妈都能感觉到自己的身体发出的生产信号，一旦出现这些信号，说明产期已近。

▶ 胎儿下滑到骨盆

临近分娩时，准妈妈首先感觉到的变化通常是胎儿位置的改变。本来在妈妈肚脐眼附近活动的胎儿慢慢下滑进入妈妈的骨盆。接着，准妈妈能感觉到腹部有下坠感，即使是用肉眼从外面观察，也能看到肚子明显下垂。

▶ 胎动次数明显减少

胎儿进入妈妈的骨盆固定下来后，受到所处位置的限制，活动范围变小，动作也变少了，因此准妈妈可能会发现胎动明显减少了，1小时可能只会活动3次左右。但次数变少绝不代表胎动消失了，如果持续12小时感觉不到胎动，就应即接受医生的诊断，排除胎儿缺氧等异常情况。

▶ 阴道分泌物增多

即将临盆时，准妈妈的阴道和子宫颈部分泌的透明黏液会增多，而且越临近产期，分泌越多。这些黏液可以在胎儿通过产道时起到润滑作用，帮助顺利生产。准妈妈需随时检查阴道分泌物的颜色、气味有无异常，以便与阴道炎症区分开来。

▶ 胃部和胸部压迫感减轻

胎儿的下滑减轻了准妈妈子宫对胃和胸部的压迫，腹腔空间变大，很多准妈妈会感觉到腹部变得轻松了很多，连呼吸都变得畅快了。胃部的压迫感消失，食欲也有所恢复，这也是分娩的先兆。

▶ 如厕次数增多

当胎头下降，压迫到膀胱和直肠，很多准妈妈都会感觉小便之后仍有尿意，大便之后也不觉得舒畅痛快，导致上厕所的次数明显增多。

▶ 不规律宫缩

临近生产，准妈妈会感觉肚子时不时地发紧，一会儿变得硬硬的，一会儿又放松变软了，类似痛经一样的感觉，但是疼痛不明显，这是因为临近生产子宫变得敏感了。随着预产期的临近，这种不规律的宫缩会越来越频繁，出现的时间无规律，程度也时强时弱。不过通常转换一下体位，或行走片刻，或休息一会儿后，宫缩就会停止。

何时需要入院待产？

一般来说，准妈妈真正的分娩信号是见红、规律宫缩（腹部阵痛）和破水这3种。因此，当准妈妈出现这3种现象之一或者更多，甚至一起发生时，就应该尽快去医院，做好临产准备。

▶ 见红

如果准妈妈感觉"下面"黏黏的，内裤上有少量带血的黏液，这就是"见红"了。见红通常在临产前1～2天出现，此时子宫口正在逐渐张开，为分娩打开通道。见红是分娩的可靠信号，当准妈妈见红时，应立即去医院准备分娩。

▶ 规律宫缩

临产前准妈妈的腹部会出现规律的阵痛，此即规律宫缩，它的特点是：宫缩间隔时间规律，宫缩强度稳定增加，不管如何休息，宫缩持续不止。若是初产妇，当出现规律性的阵痛，且规律收缩阵痛约5分钟一次，疼痛感也逐渐增强时，就意味着分娩临近，可到医院待产了；若是经产妇，只要规律宫缩开始，就应到医院待产，尤其是有急产病史的孕妇，更应提高警觉。

▶ 破水

原本包裹胎儿的羊膜脱落，从宫腔中流出大量温暖液体的现象称为破水。破水是重要的产前征兆。一般的顺序是阵痛开始，子宫口张开，然后才是破水，但也有在预产期之前没有什么症状就突然发生破水的情况。破水的现象多发生在分娩前数小时或临近分娩时。一旦发生破水，准妈妈应尽量采取平卧姿势并尽快就医，入院待产，因为如果羊水流失过多，宝宝可能会出现缺氧的情况。

生产方式的选择

随着越来越多的孕妈妈意识到自然分娩的好处，自然分娩也成为了大多数孕妇的首选。但是，生产方式并不能完全按照自己的意愿来选择，还需考虑到产妇的身体情况与胎儿的大小等多方面的现实因素。所以，具体在选择分娩方式时，产妇及其家属应听从医生的建议。

▶ 优先选择自然分娩

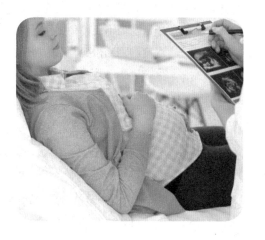

自然分娩是较为理想的、对母婴健康更好的一种分娩方式，这也是多数人优先选择自然分娩的原因所在。自然分娩即顺产，也就是阴道生产，是指在有安全保障的前提下，从阵痛（子宫收缩）开始，通过一定的呼吸和用力方式，将胎儿从阴道里产出来的分娩方式。自然生产时，产妇通常会在病房等待阵痛的持续发展，直到子宫口全开，就会被移至产房生产。待胎盘娩出后，医生会检查产妇阴道有无裂伤，对伤者施行缝合术。其间，医生可能会根据产妇的实际情况采取一定的干预措施，帮助产妇顺利生产，比如真空吸引，使用产钳、阵痛促进剂，做会阴侧切等。

自然分娩的优势

自然分娩的安全性高，对妈妈和宝宝都有一定的好处。

对妈妈的好处： 自然分娩出血少，住院时间短，并发症少。分娩阵痛会使子宫下段变薄，上段变厚，宫口扩张，产后子宫收缩力会更强，有利于恶露的排出，也有利于子宫复原。自然分娩时的分娩阵痛还会刺激妈妈的垂体分泌一种叫催产素的激素，这种激素不但能促进产程的进展，还可以促进妈妈产后乳汁的分泌，妈妈产后可立即哺喂母乳。自然分娩的妈妈更有一种心理满足感，对增进母子感情有一定的作用。

对宝宝的好处： 在自然分娩的过程中，随着子宫有节律的收缩、产道的挤压，胎儿的胸廓受到节律性的收缩，呼吸道内的液体大部分都被排出，使得出生后的婴儿肺泡弹力更足，容易扩张，有利于宝宝出生后更快地建立自主呼吸。此外，自然分娩的宝宝在经过产道时，会随着吞咽动作吸收附着在妈妈产道的正常细菌，对免疫系统的发育有益。

自然分娩也存在缺点

当然，自然分娩也不是十全十美的，仍然存在着一定的缺点与危险性。

◆产程较长，会有持久的阵痛。

◆胎儿在子宫内可能会发生意外，如脐带绕颈、打结等。

◆若胎儿过重、过大，可能会造成肩难产，从而导致新生儿锁骨骨折或臂丛神经损伤。

◆如果采取会阴切开术，会损伤会阴组织，容易造成产后感染。

◆胎儿无法顺利娩出时，需用产钳或真空吸引来帮助生产，可能会造成胎儿头部血肿。

◆如果羊水中产生胎便，可能造成新生儿胎便吸入综合征。

◆产后如果子宫收缩不佳，会引起出血。

◆造成一定程度的阴道松弛。

自然分娩需满足4个条件

并非所有的妈妈都能选择自然分娩，一般情况下，这种分娩方式只有在具备下列4个条件时才能选择。

产力

产力即将胎儿推挤出产道的力量，包括产妇的子宫收缩力、腹肌和肛提肌的收缩力以及膈肌的收缩力，其中子宫的收缩力是主要的产力。只有经过充分的宫缩，才能迫使宫口扩张全开，以利于胎儿的下降及顺利娩出。

产道

产道即分娩胎儿的通道，是一个形态不规则的椭圆形弯曲轨道，分骨产道和软产道。骨产道是指产妇的骨盆，骨盆的大小、形态直接影响到分娩；软产道是指产妇的宫颈、阴道及外阴，如果宫颈开口全、阴道没阻力，胎儿就能顺利通过，正常娩出。

胎儿

单胎还是多胎，胎儿的健康状况以及胎儿在子宫内的姿势、体态、位置，胎儿的大小等因素，都可能对分娩方式产生影响。

心理

产妇的精神状态对是否能顺利分娩起着非常重要的作用。在分娩过程中，产妇应正视宫缩带来的不适和疼痛，战胜对分娩的恐惧，对自己和胎儿有信心。

走出自然分娩的常见误区

很多准妈妈对自然分娩存在一些误解，这些误解导致她们虽然知道自然分娩的好处，身体条件也过关，但依然放弃自然分娩而选择剖宫产。这是非常遗憾的事情。

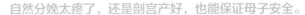

自然分娩太疼了，还是剖宫产好，也能保证母子安全。

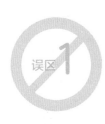

没有疼痛就没有生育，这简单而直白的定律确实会让很多女性望而生畏。不过每个妈妈的情况不同，身体和精神状况都会对产痛的剧烈程度和时间长短产生影响。一般来说，只要放松心情，学会转移注意力，在生产过程中配合医生，就能在一定程度上缓解疼痛。剖宫产虽然没有自然分娩那么疼，但麻醉过后的疼痛也是不可避免的，而且术后恢复也较慢。

如果顺产的时候没有生出来，还是要剖宫产。

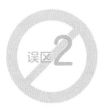

其实，在生产前，医生都会给准妈妈做详细的检查，然后根据准妈妈的实际情况对生产方式进行合理评估，以降低生产过程中的风险，准妈妈要对自己和胎宝宝有信心。

自然分娩时阴道及外阴会极度扩张，导致阴道松弛，影响以后的性生活。

自然分娩的确会使阴道及外阴扩张，不过产后通过锻炼骨盆肌肉就可以有效改善阴道松弛的现象。随着新妈妈身体的复原，激素水平的恢复，性功能自然也会随之恢复。

自然分娩会改变骨盆结构，不利于身材恢复。

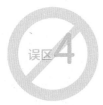

产后在保证膳食均衡的前提下，坚持适当运动，恢复身材并不难。而且，自然分娩虽然会让女性的骨盆和臀围看上去略宽，不过这也正好符合女性丰满的审美标准，并不会难看。

自然分娩时宝宝的头部会受到产道的挤压，智商会降低。

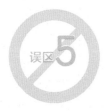

宝宝经产道时，头部会受到一定的挤压，生出来时头部可能会有点扁，但是慢慢就会长好，并不会影响智商。相反，剖宫产的宝宝未受产道挤压，呼吸道的黏液、水分等均滞留在肺部，容易引发宝宝吸入性肺炎、缺氧等危险，而缺氧则可能影响宝宝大脑的发育。

▶ 剖宫产的医疗指征及相关知识

虽然现今剖宫产手术及麻醉技术已经非常进步，但与自然生产比较，母亲死亡率、产后伤口感染及出血率都较高，产后复原期也较长，因此大部分妇产科医生仍将剖宫产运用在自然生产发生困难时，是为确保母子平安所采取的权宜措施。

剖宫产，指的是在难以经阴道生产或考虑到产妇意愿的情况下，采取将产妇肚子切开，把胎儿从子宫里取出来的一种手术。剖宫产又分为两种，一种为预定剖腹生产，即产妇被诊断为难以经阴道生产，预先拟定手术日期，进行剖腹生产；一种是紧急剖腹生产，即在进行阴道生产时，产妇与胎儿出现突发状况，而紧急剖腹生产。

剖宫产的优点	剖宫产的缺点
·当顺产有困难或可能对母婴有危险时，剖宫产可以挽救母婴生命 ·免去产前阵痛之苦以及顺产可能引起的大小便失禁的尴尬 ·减少妊娠并发症和合并症对母婴的影响，更适合高龄产妇及有生育功能性缺陷的人群 ·腹腔内有其他疾病，可在手术中同时处理	·手术时可能发生大出血及损伤腹内其他器官，术后可能发生合并症 ·可能发生子宫切口愈合不良、肠粘连等症 ·术后子宫及全身的恢复都比自然分娩慢 ·再次分娩时为了防止原切口创伤，需要再次剖腹 ·剖宫产会影响产妇体内激素调节，影响母乳分泌，使哺乳的时间推迟

必须选择剖宫产的情况

考虑到准妈妈的身体情况以及胎儿的状况，在某些特殊情况下，医生会建议准妈妈选择剖宫产手术分娩。

◆骨盆明显狭小或畸形阻碍产道。

◆子宫颈未全开而有脐带脱垂者。

◆准妈妈感染疱疹、梅毒等经阴道分娩可能传染给胎儿的疾病。

◆产前有前置胎盘、胎盘早期剥离、子宫破裂、前置血管等出血情况。

◆准妈妈患有妊娠高血压综合征，如无法控制或并发子痫时，经催产不成，宜采用剖宫产。

◆因准妈妈子宫收缩程度薄弱，子宫颈扩张不足，胎儿无法继续经阴道产出时宜采取紧急剖宫产。

◆胎位不正，如横位、臀位；多胎妊娠。

◆胎儿胎龄不满36周，体重低于2500克，可能不能承受自然分娩的压力。

◆胎儿体积过大，超过4千克，经阴道分娩易发生难产，采取剖宫产较安全。

◆胎儿出现宫内缺氧、宫内窘迫、胎心音发生变化等而出现危险状态时。

剖宫产手术前的准备

剖宫产手术前，准妈妈需要做好各方面的准备工作，以提高自己对麻醉的耐受力和手术的安全性，保证手术能顺利进行，术后更快恢复。

手术前准妈妈可能会有轻度焦虑，应积极纠正，增强自己迎接新生命到来的信心。积极进行身体检查，包括体温、脉搏、血压、病史、当前体检结果、血型、肝功能、艾滋病病毒、乙型肝炎、梅毒等，以掌握准妈妈和胎儿的健康状况。

在医生确定准妈妈的住院时间后，准妈妈要在约定手术时间的前一天住院，并按医嘱做好术前准备。一般有以下几点要注意：手术前一天晚上晚餐要清淡，午夜12点后不要再吃东西，以保证肠道清洁，减少术中感染；术前要测生命体征，听胎心音（胎心音在120～160次/分为正常）；确认身上没有饰品；做好备皮、取血等准备。

剖宫产的手术过程

下面让我们一起来了解下剖宫产手术的大致过程。

进入手术室后，为防止手术时被细菌感染，需要剔除阴毛和腹部的毛进行消毒。剖宫产后1～2天内产妇不能正常活动，因此要在手术前置入导尿管，然后进行麻醉。

手术时，医生通常会在腹部（耻骨上方3厘米处）切开一个10～12厘米大小的切口。为了减少疤痕，通常会采用横切，即切开腹壁后，横切子宫壁。

医生将手指插入切开部位，剥开子宫下部组织，用手确认胎儿的头部位置，然后抓住胎儿的头部，轻轻拉出。胎儿的头部首先产出，然后是肩部，接着整个身体产出。

胎儿产出后剪断脐带，使用吸管吸出胎儿口腔及呼吸道中残留的异物。

将胎盘、胎膜从子宫壁剥离后取出，然后检查子宫颈内是否有残留胎盘和胎膜的残留物。若无异常，开始缝合腹部的切口。

缝合手术部位分为几个阶段，从子宫颈到腹壁。首先缝合子宫颈，然后将子宫放回原位，整理皮下脂肪，接着一层一层认真缝合，缝合时应使用不需拆线的可吸收缝线。最后缝合外部皮肤，此时可根据医院配备和产妇要求决定所使用的缝线类型。

关于剖宫产的错误观念

很多妈妈对剖宫产也有一些错误认识，这里为大家分享有关剖宫产的常见错误观念，帮助大家了解更多的分娩真相。

头一胎剖宫产，第二胎一定要剖宫产。

很多时候，对于头胎是剖宫产的孕妇，医生建议第二胎采取剖宫产，是怕会造成子宫破裂，如果准妈妈生完头一胎后子宫瘢痕恢复较好，孕期注意锻炼，符合顺产的指标，依然可以实现自然产。

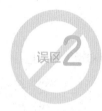

高龄产妇自然分娩时容易发生危险，产后也不容易恢复，一定要剖宫产。

高龄产妇也不一定得剖腹生产。只要骨盆大小、子宫收缩的强度都正常，有很多高龄产妇一样可以自然产。有时候因为年纪的关系，骨盆韧带肌肉柔软度不够，会造成产程比较久，但是这样的状况也不一定需要剖腹产，如果准妈妈能够坚持科学饮食、适量运动，再加上其它条件的配合，自然生产也是可行的。

既然已经选择剖宫产，不妨为宝宝选一个好的出生时间。

自然分娩符合人体的生理规律，剖腹产是不得已而为之。如果为了选择一个好日子，而盲目选择剖腹产和择时分娩，只会给发育尚未成熟或已成熟的婴儿带来危险，导致一些并发症的产生：提前生产可能影响孩子呼吸系统的发育，拖后生产则可能造成孩子缺氧、窒息等危险。

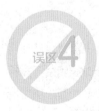

剖宫产手术后，妈妈的母乳中会残留麻药，不能给宝宝哺乳。

剖宫产手术都会使用麻醉药，很多妈妈都会担心，倘若麻药的药性未能发散完，宝宝吸吮母乳后肯定会影响健康，所以很多家属不征求医护人员的同意，就给孩子喂配方奶。其实这种做法是错误的，因为手术中使用的麻醉药在产妇清醒和肢体能够活动了以后，往往已经完成了基本的代谢，并不会影响母乳的质量。

自然分娩的全过程

产程是指从出现阵痛到胎儿娩出的全过程。自然分娩通常会经历3个阶段，也就是3个产程。了解生产的流程，可以让准妈妈避免慌乱，做好心理准备和应对措施。

▶ 第一产程

第一产程是指从子宫出现规律性的收缩开始，直到子宫口全开为止，是分娩最长的阶段。初次生产的妈妈往往需要经历12~18小时，经产妇（有生产经历的产妇）则需要6~8小时。

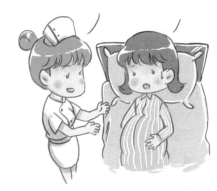

一般开始时，宫缩会持续约30秒，间隔5~6分钟。随着产程推进，宫缩的持续时间会越来越长，间歇时间越来越短。在宫口快全开时，每次宫缩持续时间可达1分钟甚至更长，间歇期为1~2分钟。由于子宫不断收缩，迫使胎儿逐渐下降，子宫颈口逐渐张开，直至子宫颈管消失、宫颈口全开时，直径可达10厘米。在这一阶段，胎儿的头部会以旋转的动作向骨盆底挤压。

医生可能会进行的处理措施

◆问诊，了解产妇阵痛开始的时间、阵痛间隔、目前状况及有无异常等。

◆问诊结束后，医生会做妇科检查，判断子宫张开的情况、产道的柔软度、有无破水等。

◆进入待产室后，会在产妇腹部安装胎儿监视装置，监测胎儿的健康状况，便于出现问题时及时处理。

◆阵痛间隔为10分钟以内时，开始对产妇进行灌肠，以免肠内的粪便影响分娩过程，让人尴尬且影响情绪。

◆因阵痛微弱而无法顺产分娩时，根据产妇情况对其注射阵痛促进剂。

产妇应该做的事

◆运用呼吸法或更换姿势等放松身体和精神。

◆利用宫缩间隙休息、保存体力，切忌烦躁不安、胡乱使力，过度消耗精力。

◆如果胎膜未破，可以下床活动，适当活动可以促进宫缩，利于胎头下降。

◆如果吃得下东西，可以适当吃一些高热量且易消化的食物，如粥、牛奶、蛋羹等，以保证有足够的精力来承担分娩重任。

◆膨胀的膀胱不利于胎先露下降和子宫收缩，应在保证充分的水分摄入前提下，每2~4小时主动排尿1次。

▶ 第二产程

　　第二产程是指从子宫口全开到胎儿娩出的时期，又称胎儿娩出期。第二产程时间最短。这个时期，子宫收缩更频繁有力，间隔时间较短，每次宫缩时间1分钟以上，阵痛间隔仅1～2分钟。此时，宫口开全，胎儿随着宫缩逐渐下降，当胎先露部下降到骨盆底部压迫直肠时，产妇便不由自主地随着宫缩向下用力，胎儿从完全开大的子宫口娩出。初产妇由于子宫颈口和阴道较紧，胎儿娩出需要1～3小时，经产妇通常可在1小时内完成。

　　在这一阶段中，产妇积极、正确地用力是十分重要的。出现宫缩时，产妇可两手紧握床旁把手，先吸一口气憋住，接着向下用力；在子宫收缩间歇尽量放松，平静地深呼吸，放松，喝点水，准备下次用力；当胎头即将娩出时，密切配合助产人员，不要再屏气向下用力，不要乱动臀部，避免造成会阴严重裂伤。如果产妇会阴部的伸缩性较差，医生可能会为产妇行会阴侧切术，或使用产钳助产。

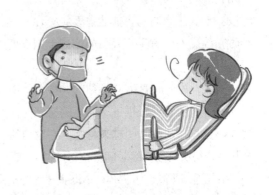

▶ 第三产程

　　第三产程是指从胎儿娩出直至胎盘娩出的过程。宝宝平安出生后，医生会剪断脐带，并确认宝宝的健康状态。妈妈的宫缩会有短暂停歇，在10～20分钟后，最多不超过半小时，又会以宫缩的形式排出胎盘，同时伴随一些血液流出，继而子宫收缩较紧，流血减少，分娩过程到此全部结束。

医生可能会进行的处理措施

◆如果胎儿娩出后45～60分钟胎盘仍未娩出，此时医生会帮助产妇娩出胎盘。

◆胎盘流出后，仔细检查胎盘和胎膜是否完整、子宫内有无残留、子宫颈管有无裂伤等情况。

◆注意观察产妇子宫收缩情况和产后出血量，以免出现产后大出血。

◆如无特殊情况，医生可能需要缝合会阴部位，约10分钟左右，这时产妇应尽量放松，配合医生缝合。

产妇应该做的事

在第三产程时，产妇要保持情绪平稳。如有头晕、眼花、胸闷等症状，或感觉肚子特别疼，要及时告诉医生。

▶ 第四产程

传统观念中，分娩通常分为3个产程，现在我们还有一个第四产程的概念，即从胎盘娩出到产后2小时之内。

胎盘剥离娩出后，子宫底位于肚脐和耻骨联合之间。由于子宫肌肉的强力收缩，促使因胎盘剥离而开放的大血管封闭，即宫缩如结扎血管般，达到控制出血的目的。若子宫肌肉收缩乏力，则将导致产后大出血。因此，分娩后1～2小时是个重要时刻，护理人员需仔细评估产妇的子宫肌肉收缩力及因分娩压力而造成的全身性反应，以预防产后大出血感染。

会阴侧切的相关知识

会阴，指的是从阴道口到肛门之间的长2～3厘米的软组织。宝宝的头直径约为10厘米，当他要从阴道口出来时，会阴处的皮肤会变软、变薄并最大化延展，以使胎儿娩出。由于每个妈妈的情况不同，有些人可能无法顺利延展或是要花很长时间才会充分延展。当出现这种情况时，为了让宝宝顺利产出，医生就会剪开会阴处，以使出口变大，这便是会阴侧切术。

▶ 为什么要做会阴侧切？

在自然分娩的过程中，由于阴道口相对较紧，会影响胎儿顺利娩出，再加上准妈妈用力不当、产程进展太快、胎儿过大等因素，在胎儿通过会阴时，很容易造成会阴撕裂。这种撕裂有时会很深，一直裂到子宫的穹窿部，甚至子宫下段，给缝合造成很大难度；还有的裂伤范围很大，可伤及会阴体、肛门括约肌甚至直肠全部裂伤，给母体造成极大的伤害。而且，如果让会阴部自然裂伤，那么伤口处就会像炸开般，形成多处不规则的裂伤，难以缝合。

为避免这种会阴的损伤，在分娩时，医生会根据产妇的实际情况采取会阴侧切的方法。会阴侧切的伤口边缘整齐，比裂伤便于缝合，创后愈合也更快。如果能及时行会阴侧切术，还能减少产后尿失禁等后遗症的发生概率。此外，会阴侧切还能缩短分娩时间，帮助胎儿顺利娩出。

▶ 需要会阴侧切的情况

通常接生者、辅助人员（如导乐）和在场的医生会根据产妇的实际情况综合考量，决定是否需要侧切。一般来说，有以下情况的准妈妈，医生会安排做会阴侧切。

◆会阴有炎症，使会阴和阴道充血水肿，组织脆性增加，缺乏弹性。

◆会阴体短，也就是自阴道口到肛门的距离过短，一旦发生裂伤，很容易累及肛门括约肌和直肠。

◆胎儿过大，阴道口相对于较大的胎头通过有一定困难。

◆当胎头拨露（宫缩时胎头露出于阴道口），宫缩时胎心下降，发生胎儿宫内窘迫，为尽快让胎儿脱离缺氧的危险，需要侧切。

◆胎头已达盆底，因为胎儿宫内窘迫或宫缩乏力，或第二产程延长，为尽快娩出胎儿，故给予侧切。

◆35岁以上高龄准妈妈以及患有妊娠高血压综合征、心脏病等合并症的准妈妈，为了免于长时间用力，故采取侧切缩短第二产程，减少对母体和胎儿的伤害。

▶ 会阴侧切怎么做？

会阴侧切的切开时间一般选择在两次宫缩之间，胎头在阴道口露出直径3～4厘米时。医疗人员会对会阴进行局部麻醉，然后剪开会阴，大概剪3～4厘米。在剪开时，医疗人员会将手放在会阴内侧与宝宝的中间，以剪刀将会阴剪开，不会伤及宝宝。剪开的部位可分为3种：一种是从阴道往肛门方向垂直切开，即"正中会阴切开"；一种是从阴道下方往斜下方切开，即"中侧会阴切开"；还有一种是从阴道侧边往斜下方切开，即"侧边会阴切开"。具体选择切开哪个部分，医生会根据产妇的实际情况判断。

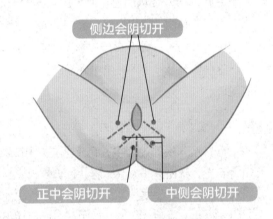

侧边会阴切开

正中会阴切开　中侧会阴切开

会阴切开的部位，在产后会进行缝合。缝合时麻醉还没有消退，因此也不会有疼痛感。在缝合时，若使用的是可吸收的缝线，缝合之后就不用管它，等待伤口愈合即可；如使用的是不可吸收的缝线，可在缝合后4天左右进行拆线。有些妈妈在出院后仍可能感觉缝合部位不太舒适，随着产后身体的恢复，这种不适感会逐渐消失。

助产器械，用还是不用？

在自然分娩的过程中，如果碰到胎儿下坠到子宫口附近，却迟迟不出来的情况，或为了安全起见需提早将宝宝生下来时，医生可能会根据准妈妈的实际情况，在满足一定条件的前提下使用辅助器械帮助顺利分娩。

▶ 真空吸引器

真空吸引器是由吸盘、管子、真空发生器和把手组成的一种助产器械，在使用时，通过真空吸引的负压，配合产妇的用力，用吸盘吸住胎儿的头部，将胎儿牵引出来。用真空吸引器助产的宝宝，一般头部会有一个凸起的肿块，在产后1周左右会自行消失。

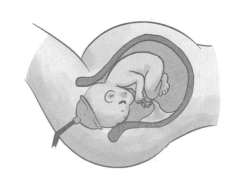

真空吸引器不占用骨盆的空间，因此一般不会造成产妇骨盆肌肉和神经的伤害，失血量也少。但也存在一些不足，如可能造成产道裂伤、会阴出血感染等。另外，胎儿出现皮下血肿、新生儿黄疸、新生儿视网膜出血的概率也较高。

▶ 产钳

产钳是用两个类似钳子的物品制成的金属器械。宝宝因为各种情况需要早点出来时，可在宝宝下坠至子宫口附近时，用产钳夹住宝宝的头部，配合妈妈使力的那一刻，将宝宝拉出来。

产钳助产通常是在很紧急的情况下使用的，比如产妇用力过久，已经疲惫无力时，或是第二产程延长，胎儿出现异常时。以产钳夹出的宝宝，头上会留有淡淡的夹痕，一般过几天就会消失，无须担心。但也可能造成胎儿胎头受力部位颜面受损、头皮下血肿、颅内出血等情况。对于产妇来说，产钳还可能造成产道裂伤，伤害到阴部的神经及骨盆底肌肉组织，从而造成大小便失禁或会阴出血感染等。

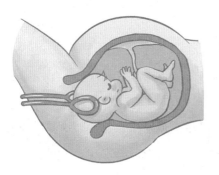

并不是所有宝宝生不出来的情况下都适合用产钳辅助生产。在使用产钳之前，必须确保准妈妈的宫颈口已开、破水、膀胱完全排空、胎头已固定在骨盆腔内、没有胎头骨盆不对称的问题、胎头的高低位置能充分掌握等。

缓解阵痛的小妙招

阵痛（即生产疼痛）是将宝宝从产道娩出时必经的。产妇不要一直想着"好痛""好难受"，而是要想着"马上就能见到宝宝了""和宝宝一起努力"，以积极的态度渡过阵痛的难关。下面这些小技巧或许可以帮助准妈妈缓解阵痛。

▶ 呼吸是好方法

呼吸是缓解阵痛的好方法。阵痛通常都是一阵阵的，不断反复进行。准妈妈在疼痛感减弱的时候应尽量放松，做深呼吸，想象自己将充足的氧气传递给宝宝；疼痛来临时，也别停止呼吸，而是深深吐一口长气。将意识集中在呼吸上，对于缓解阵痛的效果也不错。在具体操作时，可以配合医生和助产士的指令进行。

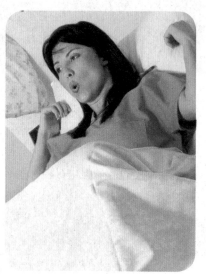

▶ 找到舒服的姿势

舒服的姿势能缓解疼痛，还能加快产程。有很多姿势都很有效果，比如盘腿坐、张开腿坐并靠在椅背上、横躺、趴着身体拱起来、站着两手撑墙壁等。准妈妈可以多方尝试，找到自己觉得轻松的姿势。随着生产的进行，疼痛的类型与位置都会改变，姿势也可以随之改变。

▶ 适当活动，转移注意力

在阵痛期间，准妈妈千万不要一味地躺在床上止痛或持续保持相同的姿势，这样容易让意识集中在疼痛上，身体也会一不小心就使力。产前适当活动，不仅能转移注意力，还能通过地心引力的作用，促进分娩。另外，准妈妈还可以吃点儿东西、补充一些水分，或者同助产士和同行的家人说说话，也能缓解阵痛和产前焦虑，转移不良情绪，对顺利分娩有利。

▶ 巧用音乐镇痛

研究发现，音乐的减压作用能直接作用于准妈妈大脑中的相应神经系统，使准妈妈产生兴奋、愉悦的感觉，并调整情绪和精神状态，消除其紧张感，减轻烦躁不安的情绪，使全身肌肉放松，呼吸、血压、心跳等保持在平稳状态。在播放音乐时，准妈妈的注意力会转移到音乐的节奏和旋律上，从而分散对阵痛的注意力。

拉梅兹呼吸法助分娩

拉梅兹呼吸法也称为心理预防式的分娩准备法，主要是通过对神经肌肉的控制、呼吸技巧训练的学习，让准妈妈在分娩时将注意力集中到对自己的呼吸控制上，从而转移疼痛，适度放松肌肉，并在发生阵痛时保持镇定，以达到缩短产程并使胎儿顺利娩出的目的。

▶ 练习前的准备工作

练习前，准妈妈可在地上铺一条毯子或在床上练习，室内可以播放一些舒缓的胎教音乐。在音乐声中，准妈妈可以选择盘腿而坐，让自己的身体完全放松，眼睛注视着同一点，想象着分娩的整个过程。

▶ 具体练习步骤

拉梅兹呼吸法通常会根据准妈妈子宫口的开放状态，使用不同的呼吸方法，分为5个步骤。

宫口开至3指左右，采用胸部呼吸法

子宫每5~6分钟收缩一次，每次收缩间隔30~45秒。准妈妈用鼻子深深吸一口气，随着子宫收缩就开始吸气、吐气，反复进行，直到阵痛停止再恢复正常呼吸。

宫口开至3~7指，用嘻嘻轻浅呼吸法

子宫收缩变得更为频繁，每2~4分钟就会收缩一次，每次持续45~60秒。准妈妈全身放松，尽量让自己的眼睛注视着同一点，用嘴吸入一小口空气，保持轻浅呼吸，让吸入及吐出的气量相等，保持呼吸高位在喉咙，就像发出"嘻嘻"的声音。当子宫收缩强烈时，需要加快呼吸，反之就减慢。

宫口开至7~10指，用喘息呼吸法

子宫每60~90秒就会收缩一次，每次收缩维持30~60秒。准妈妈先长长地呼出一口气，再深吸一口气，接着快速做4~6次的短呼气，感觉就像在吹气球，比嘻嘻轻浅式呼吸还要浅，可以根据子宫收缩的程度调节速度。

宫口全开时，用力推

当助产士看到宝宝头部时，准妈妈下巴前缩，略抬头，用力使肺部的空气压向下腹部，完全放松骨盆肌肉，立即把肺部的空气呼出，同时马上吸满一口气，继续憋气和用力，直到宝宝娩出。当胎头已娩出产道时，准妈妈可使用短促的呼吸来减缓疼痛。

宝宝头部娩出后，开始哈气

阵痛开始，准妈妈先深吸一口气，接着短而有力地进行哈气，如浅吐"1、2、3、4"，接着大大地吐出所有的气体，就像在吹一样很费劲的东西。

关于无痛分娩

对于很多害怕产痛的准妈妈来说，无痛分娩无疑是个福音。无痛分娩究竟是怎么一回事？准妈妈又该如何选择呢？

▶ 认识无痛分娩

无痛分娩，在医学上叫分娩镇痛，即使用各种方法使分娩时的疼痛减轻甚至消失。无痛分娩可以让准妈妈们不再经历疼痛的折磨，减少分娩时的恐惧和产后的疲倦，让准妈妈们在第一产程得到休息，积攒体力。当宫口开全时，就有足够的力量完成分娩。

无痛分娩的两大类型

无痛分娩包括非药物性镇痛和药物性镇痛两大类。非药物性镇痛包括导乐、呼吸减痛法、水中分娩等，其优点是对产程和胎儿无影响，但镇痛效果略差；药物性镇痛包括笑气吸入法、肌注镇痛药物法、椎管内分娩镇痛法等。其中，椎管内分娩镇痛是迄今为止所有分娩镇痛方法中镇痛效果较好的方法。

无痛分娩并非绝对无痛

出于安全的考虑，目前国内多数医院的分娩镇痛是在宫口开到2～7指时进行椎管内阻滞。这个过程并不是完全无痛的，由于精神状态极度敏感，不少准妈妈对于疼痛的敏感度也会增加。也就是说，无痛分娩的应用是让难以忍受的子宫收缩阵痛变为可忍受。

并不是每个妈妈都适合无痛分娩

无痛分娩虽好，但并不适合所有准妈妈。在采取无痛分娩前，准妈妈需要接受产科和麻醉科医生的检查、评估，由医生决定产妇是否适合采取无痛分娩。有阴道分娩禁忌、准妈妈凝血功能异常等情况都不适合采用无痛分娩，有麻醉禁忌证的准妈妈不可以采用药物性镇痛。另外，有妊娠并发心脏病、药物过敏、腰部有外伤史的准妈妈尤其应注意向医生咨询，由医生来决定是否可以进行无痛分娩。

▶ 无痛分娩的方式

无痛分娩的方式有很多种，准妈妈可以根据自己的实际情况和分娩医院的条件，与产科医生商议，选择适合自己的分娩方式。

硬膜外麻醉止痛法

硬膜外麻醉止痛法是医生在产妇的腰部硬膜外腔放置药管，阻断支配子宫的感觉神经，以达到减轻生产疼痛的方法。药管中麻醉药的浓度大约只有剖宫产的1/5，所以安全性较高。一般麻醉10分钟左右，疼痛就开始降低，效果比较理想，是目前大多数医院普遍采用的镇痛方法。

硬膜外麻醉止痛法非常适用于宫缩强烈、产痛严重的准妈妈。此种无痛分娩方式不仅镇痛效果较好，而且，期间准妈妈通常头脑清醒，可下地自由行走，并积极配合整个产程。需要注意的是，硬膜外麻醉应慎重选择麻醉施行时间，应做到麻醉药的药效在第二产程子宫颈全开后消退，因而对麻醉的技术要求较高，需要麻醉师的全程配合和监控。

水中分娩

水中分娩是由国外引进的新型分娩方式，是一种不需要使用任何麻醉药，只通过水的浮力就能减轻产痛、帮助准妈妈放松情绪、促进产程推进的方法。

水中分娩一般会在一间特殊的产房进行，在一只类似按摩浴缸的"分娩水池"内，待产准妈妈泡在经过特殊处理的温水中，水温保持在37℃～38℃，环境温度为26℃左右，水位应低于准妈妈的心脏。加好水后，当医生确定准妈妈的子宫颈已开至4厘米时，就会准许准妈妈进入水中待产，然后在助产士的指导下，慢慢娩出胎儿。

由于水的浮力作用，准妈妈的疼痛感会减轻很多，而且还可以随意变换自己感到舒服的姿势，如侧趴或跪卧在池边，因此可以缩短分娩时间，产后恢复也相对较快。另外，会阴部在水中浸泡时，其弹性会增加，因此可以让一部分产妇免受会阴切开的痛苦。一般情况下，水中分娩后只有阴道壁受轻微的伤，几乎感觉不到痛感。除此之外，由于水中的环境与母体子宫内的环境类似，胎儿离开母体后能更快适应新的外部环境。

水中分娩一个比较突出的缺点就是新生儿容易受到感染，为此，在整个产程中，需要换几次水。水中分娩还可能因为操作不当引发新生儿呛水或死亡等严重后果，因此对技术要求较高，准妈妈在选择医院时要慎重。水中分娩也并非人人都适用，这与胎儿的大小、位置等情况密切相关，具体还需经过医生的详细检查再决定。

导乐分娩

导乐分娩通常是由一位有分娩经验和良好沟通技巧的护士或助产士陪伴在产妇身边，讲解分娩的各个过程，从心理上给予产妇支持和安慰，暗示或鼓励其增强信心，使产妇消除紧张感，从而减轻产痛的一种分娩方式，这些专业人员就被成为导乐。

导乐分娩是一种自然的无痛分娩方式，无副作用。从入院到产后，导乐会全程陪同和指导准妈妈的分娩。

◆待产期间，为准妈妈讲解分娩常识，消除准妈妈的恐惧心理，并随时观察准妈妈出现的各种情况，及时通知医生。

◆进入第二产程，会向医生介绍准妈妈的基本情况，并协助医生做好分娩准备工作。

◆整个产程中，导乐会不断给予准妈妈心理上的支持，在宫缩间隙还会给准妈妈擦汗，喂准妈妈喝水、进食，帮助准妈妈保持体力，指导准妈妈如何用力、如何呼吸能减轻阵痛并顺利分娩。

◆产后，导乐会陪同新妈妈一起回到病房，进行母婴健康观察，并指导新妈妈与宝宝及时进行肌肤接触及哺乳。

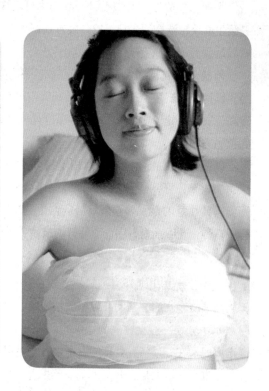

笑气吸入法

笑气就是一氧化二氮，是一种吸入性麻醉剂，无色、有甜味，是毒性比较小的吸入性麻醉药，对呼吸道无刺激，对身体也没有损害。一般吸入30～45秒钟就可以发挥镇痛作用。

用笑气镇痛，镇痛效果较好，能使准妈妈在分娩过程中保持清醒状态，可以很好地配合医生，帮助缩短产程。由于显效快，作用消失也快，没有蓄积作用，对母婴都没有副作用。笑气吸入还能提高准妈妈血液中的血氧浓度，对即将出世的宝宝十分有益。不过，笑气镇痛也存在一定的局限性，比如镇痛效果没有硬膜外麻醉好，还需要忍受一些产痛等，更适合有生产经验的妈妈。

生产时可能遇到的问题及应对

为了减轻在发生突发状况时的不安，让分娩顺利进行，准妈妈事先了解分娩时可能出现的问题和应对方法很有必要。

▶ 早期破水

正常分娩时，应该是阵痛持续一定程度之后，羊膜才会破裂，羊水流出。而有时，分娩阵痛来临之前，羊膜就破裂了，随后羊水流出，医学上将这种情况称为早期破水。早期破水很容易导致细菌侵入，伤害到胎儿。因此，发生早期破水以后，准妈妈应立刻赶往医院。如果没有发生阵痛，需实施诱导分娩，甚至需要进行剖宫产手术。

▶ 前置胎盘

胎盘在正常情况下附着于子宫体部的上壁。若胎盘的位置过低，覆盖了子宫颈内口的部分或全部，称为前置胎盘。如果是症状轻微的边缘性前置胎盘（胎盘附着于子宫下段，达子宫颈内口边缘，不超过宫颈内口），可以自然分娩；若出血严重，采取剖宫产比较安全。手术应由技术熟练的医生实施，术前要积极纠正贫血，预防感染，备血，做好处理产后出血和抢救新生儿的准备。

▶ 胎盘早剥

胎儿在出生之前胎盘提早脱落的情况，称为胎盘早剥。胎盘早剥可造成胎儿氧气不足，胎盘剥离的部位也会造成产妇大出血，这些都会危及母体和胎儿健康，是非常紧急的情况。若准妈妈临产前感觉腹部剧烈疼痛，并且这种疼痛没有规律性，毫无间断，或是出现腹部发硬、出血、胎动消失等症状，必须尽快就医，一旦确诊为胎盘早剥，应及时终止妊娠。

▶ 脐带绕颈

脐带是连接母体与胎儿的生命线。脐带缠绕在宝宝的颈部，称为脐带绕颈。脐带绕颈是较为常见的脐带异常情况之一，只要胎儿的各项指标无异常，通常是可以自然分娩的。但若胎儿在生产过程中，压迫到脐带，从而导致供氧不足、产程延长等，则需要以真空吸引和产钳帮助生产。如有必要，可进行剖宫产。

另一个较为常见的脐带异常现象是脐带脱垂。脐带脱垂是一种产科急症，是指胎膜破裂时由于胎先露部位没有完全占据整个产道空间，脐带便从旁边的缝隙脱出的情况。脐带脱垂易引发严重的宫内窘迫，甚至导致胎儿窒息死亡。此时，医生通常会根据产妇和胎儿的实际情况采取紧急处理措施，必要时进行剖宫产手术。

▶ 胎儿宫内窒息

正常的胎儿心跳频率应为每分钟120～160次，并呈现上下波动的曲线。如果胎儿的心跳频率每分钟超过160次或低于120次，就提示存在宫内缺氧的情况，可能会造成胎儿宫内窒息。此时，医生通常会先给产妇吸氧、输液，如果胎心音仍未恢复正常，应立即进行剖宫产。

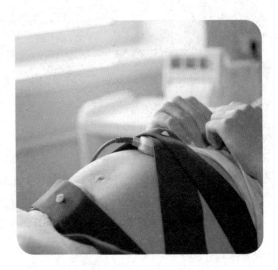

▶ 宫缩乏力

若准妈妈在分娩时，长时间阵痛微弱，甚至中途阵痛的次数还减少了，便属于宫缩乏力。宫缩乏力会严重影响分娩的顺利进行。若被诊断为宫缩乏力，首先要给予静脉补液，让准妈妈补充能量，促进体力恢复。此外，准妈妈还可以下床走走路、上下楼梯等，做一些轻度锻炼。有些医院会给产妇进行"人工破水"，即以人工的方式刺破包覆着宝宝的羊膜，使其破水，并诱发阵痛。若做了这些措施，阵痛还是无法增强，此时就必须考虑注射阵痛促进剂或进行剖宫产了。

▶ 产程迟滞

规律宫缩开始之后，初产妇在生产时间花了30小时以上、经产妇花了15小时以上者，称为产程迟滞。此时，若妈妈与宝宝没有异常状态，妈妈的体力也没有问题的话，可以继续自然生产。但若体力下降或有任何危急情况发生，则必须进行医疗处置以加速生产，如对产妇打阵痛促进剂、利用真空吸引与产钳助力分娩，或是采取紧急剖宫产手术等。

▶ 子宫破裂

子宫破裂指的是子宫体部或子宫下段于分娩期或妊娠期发生裂伤，这是一种严重的产科并发症。导致子宫破裂的原因有很多，包括多次人流手术使子宫壁变薄，巨大儿或多胞胎使子宫变得过大，子宫收缩过强、压力超标等。此外，有子宫肌瘤手术史或剖宫产手术史的产妇，伤口附近的肌肉会变得较为脆弱，也会加大子宫破裂的可能性。

子宫破裂会引起产妇外出血及腹腔内出血，对妈妈和宝宝的生命造成较大威胁，一定要及早处理。一般医生会采取剖宫产的方式帮助解决这一问题。

▶ 羊水栓塞

羊水栓塞是指在分娩过程中因羊水进入母体血液循环，引起肺栓塞、休克、弥散性血管内凝血等一系列严重并发症的产科危重症。羊水栓塞的患病率虽低，但病死率高，所以切不可掉以轻心，必须及早防范。

一般来说，当产妇出现寒战、呛咳、呼吸困难、休克与出血量不成比例、血液不凝时，应首先考虑羊水栓塞，边进行实验室检查，边抢救。当病情好转后，应迅速终止妊娠。宫口未开全者行剖宫产，盆腔留置引流管，以便观察出血情况；宫口已开者用产钳或真空吸引助产，产后密切观察子宫出血情况。

▶ 急产

急产通常是指产程少于3小时的分娩，它可能引起准妈妈产道撕裂或造成胎儿缺氧，因此一定要积极预防，尤其是经产妇，是急产的高发人群，更应注意防范。一般来说，对于经产妇来说，如果在产前诊断中发现胎儿体重较轻或有早产的可能，应该在分娩征兆或早产征兆发生时，尽快去医院，以便及时处理；初产妇则应充分了解分娩先兆，如出现见红、破水、规律宫缩等信号，应尽快入院。

如果在家中遇到急产的情况，准妈妈及家人一定要保持冷静，并做好处理措施。

对急产妈妈的处理

发生急产时，家人可尝试一手拿小毛巾压住准妈妈的会阴，另一手挡着胎儿并稍微向上引导，让胎儿慢慢挤出阴道口。这样可以避免胎儿冲出产道太快，导致产道和会阴被严重撕裂。分娩完成后，通常会有一股血流出来，继而胎盘自动娩出，同时伴随强烈宫缩。这时，可按摩妈妈腹部，将子宫推到肚脐以下，以免引起大出血。

对急产宝宝的处理

将脐带对折，用消过毒的绳子绑紧，阻断血流，再用消过毒的剪刀剪断脐带；清理好宝宝脸上的污渍，轻轻抓住宝宝的双脚倒提起来，轻拍其脚底或按摩背脊，帮助宝宝排出口鼻内的羊水，让宝宝哭出声音，保持呼吸通畅；为了防止宝宝着凉，应在清洁后尽快用大毛巾包裹住宝宝。

▶ 难产

难产是指分娩进行到一半时胎儿无法顺利通过产道娩出的情况。通常，难产分为两种情况：一种是肩难产，即胎头出来了，但肩膀却卡住了，此种情况容易导致新生儿锁骨骨折或臂丛神经拉伤；另一种是在胎位不正的情况下尝试自然分娩，胎儿的身体出来后胎头却被卡住了，这种情况比较少见。

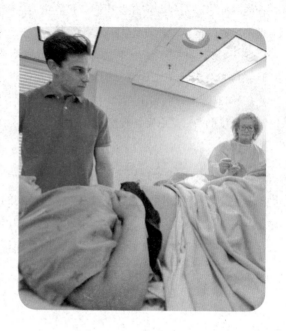

宫缩乏力、胎头骨盆不对称、胎位不正以及产妇的心理因素等都可能导致难产。出现难产时，医生通常会根据实际情况，采取加强宫缩，使用产钳、真空吸引等器械助产或转为剖宫产等方式帮助分娩。

▶ 子宫颈及会阴裂伤

宫颈指的是从内子宫口到外子宫口的部分。在分娩之前，准妈妈的子宫颈一直处于闭合的状态，分娩时，子宫颈会随着子宫的收缩，打开到直径10厘米左右，便于胎儿通过。如果胎头较大，胎儿的娩出过程较为急促，产妇在子宫口打开之前过度用力，或者医生在子宫颈全开之前就利用真空吸引与产钳助娩，就可能伤及子宫颈，造成子宫颈裂伤的情况。如果只是小面积裂伤，可能并无大碍；但若是大面积裂伤，则会有出血的症状，需及早进行缝合等处理。

在自然生产时，会阴也容易出现裂伤。若是轻微裂伤，可以进行简单的缝合处理；但若是较为严重的裂伤，则可能会伤及肛门及直肠，这时需要进行长时间的缝合操作。所以，一般在分娩时医生会根据产妇的实际情况，考虑到出现裂伤的可能性，必要时，可能会进行会阴切开处理。

▶ 产后出血

胎儿已经出生，胎盘也已产出，但子宫仍然出血的现象称之为产后子宫出血。导致产后出血的主要原因是胎盘流出后，没有正常进行子宫收缩。当存在巨大儿、多胎怀孕及羊水过多等情况时，容易导致产妇子宫壁松弛，加大产后出血的概率。出现产后出血的症状，应立即注射子宫收缩剂或按摩子宫底，以增强子宫的收缩力。病情严重时，应在输血的同时进行子宫切除术。

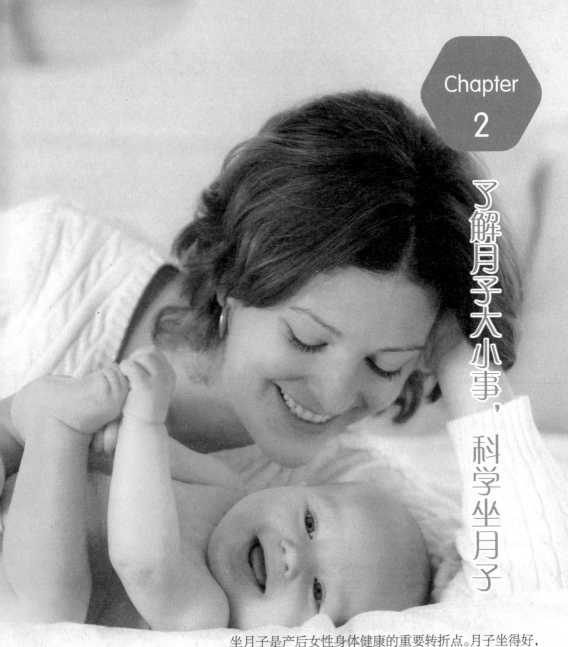

了解月子大小事，科学坐月子

坐月子是产后女性身体健康的重要转折点。月子坐得好，产后没烦恼，甚至能让新妈妈比产前更美、更健康。那么，究竟该如何安排产后 42 天的生活，才能真正达到产后调养的目的，使身体恢复到良好状态呢？本章将为你详细介绍月子大小事，教给你科学坐月子的秘方，让你轻松坐月子，健康复元气！

新妈妈月子期的生理特点

经过怀孕与分娩，新妈妈的身体会出现各种各样的"异常"表现，这难免会让妈妈担忧、着急，其实有时这些"异常"表现是正常的，无须担心！下面就来了解新妈妈分娩后的身体变化。

新妈妈产后身体与心理的变化

分娩之后，新妈妈的身心都会发生巨大的变化，尤其是生殖系统。这些变化大部分都是暂时性的，经过月子期的调养和恢复，都将逐渐恢复到孕前的状态。

子宫的变化

产后子宫的各对韧带都呈松弛状态，随后会随着子宫肌细胞和肌纤维逐渐收缩而变小，经过6～8周的时间恢复到原来的大小。子宫颈也会呈现松弛、充血、水肿的状态，一般1周后会恢复正常形状，4周后恢复到正常大小。除了子宫体由大变小之外，子宫内膜也需要一定的时间恢复正常，这个过程称为子宫复旧。

阴道的变化

产后阴道的变化主要包括内阴的变化和外阴的变化两大部分。产后新妈妈外阴体会出现轻度水肿，一般会在2～3周内自行消失，会阴部的轻度裂伤或会阴切口在4～5天内愈合；内阴的变化主要是阴道壁被撑开，导致肌肉松弛，张力减低，出现肿胀并有许多细小的伤口，分娩后1～2天排尿时会有刺痛感，1周左右可以自行恢复。

骨盆肌肉群的变化

分娩过程中，长时间的压迫与扩张，会使盆底肌肉和筋膜过度伸展，弹性降低，并有可能伴有部分肌纤维断裂，通常需要4～6周才能恢复到孕前状态。如果恢复不良，可能会出现膀胱控制能力减弱的情况，可进行产后盆底肌锻炼。

乳房的变化

分娩后2～3天，新妈妈的乳房会增大、变坚实，表面有时会显现出蓝色的血管，且局部温度增高，开始分泌乳汁。刚开始分泌的乳汁，颜色会有些发黄且量少，但营养价值高，易于吸收，不可挤掉。随着婴儿的吸吮，催乳素分泌更加旺盛，乳汁分泌也会越来越多，颜色也会变白。

产后 2 ~ 3 天，有的新妈妈腋下淋巴结会出现肿块且疼痛难忍。不要担心，这种肿块不是正常的乳腺组织，而是先天发育不良的乳腺组织，称副乳腺。由于平时没有乳汁分泌，副乳腺没有任何感觉。产后乳腺活跃，乳汁大量分泌，有时还会淤积成硬块，产生了疼痛感，才引起注意，发现腋下有肿块。这种肿块通常不需要治疗，实在疼痛难忍时可以用芒硝外敷，疼痛就会消失，肿块也会逐渐消退。

内分泌系统的变化

分娩后，新妈妈的内分泌系统也会出现相应的变化。产后新妈妈体内的雌激素和孕激素迅速下降，至产后1周时降至未孕时水平。一般未哺乳的新妈妈平均产后10周左右就可以恢复排卵，哺乳期的新妈妈则在4~6个月恢复。月经恢复时就说明身体已经开始排卵了，但月经周期可能会发生变化，经量也会比以前有所增多。出现这种情况时，可先观察一段时间，暂时不用治疗。如果一直不能恢复正常，则需在医生的指导下进行调理和治疗。

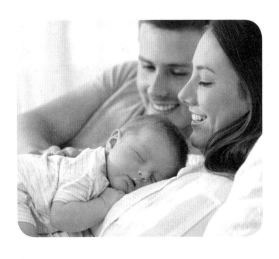

除此之外，由于激素水平的变化，新妈妈还容易出现内分泌失调的现象，引起面部黄褐斑、乳房肿块和子宫肌瘤，还可能导致免疫系统疾病、骨质疏松症等。

产后内分泌的变化是很微妙的，直接受到精神因素的影响，所以每个新妈妈都应该保持愉悦的心情坐月子，同时注意培养良好的饮食和生活习惯，使内分泌系统能够尽快正常运转。

泌尿系统的变化

妊娠时，子宫压力增大会导致肾盂、输尿管积水，一般在产后4~6周才能恢复。经阴道分娩后，膀胱受到胎儿通过的压力，以及尿道周围组织肿胀、血肿和会阴伤口疼痛的影响，容易使新妈妈对膀胱胀满的敏感度降低，易产生排尿困难或尿潴留，严重者甚至不能自行排尿而需要导尿。

呼吸与消化系统的变化

分娩后，随着腹腔压力的消失，横隔恢复正常运动，新妈妈由产前的腹式呼吸转变为分娩后的胸腹式呼吸，一般不会有呼吸困难的情形发生。

女性在妊娠期，受体内激素水平的影响，胃肠道的平滑肌张力降低，胃酸及胃蛋白酶的分泌量减少。产后，随着新妈妈的胃、小肠及大肠恢复到孕前的正常位置，消化系统会逐渐恢复正常功能，但由于腹压功能降低，肠蠕动缓慢，常有肠胀气的现象。再加上此时新妈妈的食欲欠佳，进食相对较少，而体内的水分排泄比较多，肠内容物较干燥，腹肌及盆底较松弛，容易发生产后便秘。

▶ 血液循环系统的变化

分娩之后，子宫压迫腹腔静脉的现象消失，静脉回流增加，大量血液从子宫进入体循环，所以产后3天内新妈妈的血容量会明显增加，心脏负担加重，易诱发心力衰竭。因此，凡有妊娠合并心脏病者，无论是顺产还是剖宫产，均应特别注意产后3天的变化。此后血容量会逐渐减少，血细胞比容基本保持稳定。

▶ 全身体型的变化

从整体上来看，多数女性在产后都会觉得自己胖了一圈，腹部依然呈现隆起，如同怀孕，腹肌松弛、下垂，臀部宽大，手臂、腿部也都堆积了大量的脂肪。

▶ 皮肤的变化

产后随着雌激素和黄体酮的下降，黑素细胞刺激素也随之下降，怀孕期间所出现的色素沉着现象，如乳晕、乳头及面部的褐斑，下腹部的黑中线等都会逐渐消失。

▶ 产后心理的变化

很多新妈妈在产后会出现情绪不稳的现象，可能在这一分钟觉得很高兴，到了下一分钟又会觉得难过和沮丧。产后心理变化主要表现在：情绪不稳、暗自哭泣、郁郁寡欢、注意力不集中、焦虑、失眠、食欲不振等。这些变化通常会在产后3~6天发生，持续大约1周。如果情绪异常现象持续，就要引起重视，多和家人沟通交流，必要时找医生谈谈自己的情况，及时疏导。

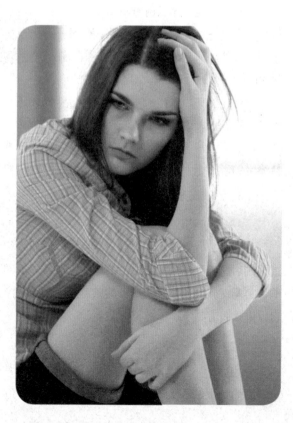

产后正常的生理现象

新妈妈在月子里身体可能会出现一系列的不适，其中有很多都是正常的生理现象，随着身体的慢慢恢复这些不适就会逐渐消失。

▶ 呼吸变慢

产后呼吸缓慢主要是因为新妈妈产后腹压降低，膈肌下降，由孕期的胸式呼吸变成胸腹式呼吸，这样就会使呼吸变深、变慢，每分钟为15次左右。同时，新妈妈在产后的脉搏跳动也会变得缓慢，每分钟为60～70次。不过，新妈妈不必担心，这种现象一般在产后1周左右就可以恢复正常了。

▶ 体温略高

产后24小时内，由于体力消耗、精神紧张等情况，体温有轻微升高是正常的，但不会超过38℃，且经过充足的休息后就会慢慢恢复正常。若产后10天内，体温高于38℃且症状持续2天以上，就可能是产褥热，需告知医生及时治疗。

▶ 头晕

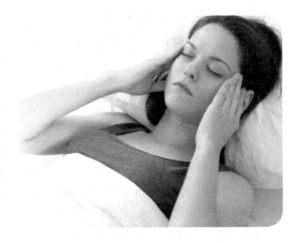

分娩之后的前两天，新妈妈感觉头晕目眩是正常的，尤其在变换姿势和下床走动的时候，感觉更明显。这是因为，随着怀孕的终止，新妈妈全身血液总量和全身体液会发生变化，心血管系统需要时间来适应和代偿。这时，新妈妈一定要注意动作缓慢，一点点地改变姿势，在起床或走路，以及抱宝宝的时候，可以寻求帮助，并注意多休息。

▶ 出汗多、排尿多

不管在夏天还是冬天，新妈妈在分娩后总会比正常人出汗多，尤其是睡着和刚醒时。这时由于孕期水分潴留，需在产后排出体外。另外，产后新妈妈的甲状腺功能比正常人亢进，产后体内脂肪、糖、蛋白质等代谢旺盛，因此多汗。产后多汗的现象，一般在产后1周内会自行好转。新妈妈可以穿棉质衣物来吸汗，多用毛巾擦汗，用温水擦洗身体，注意勤换衣物，注意保暖，不要受凉。

除了汗多之外，妊娠后期潴留的水分还会经过肾脏由尿液排出，所以产后几天，特别是产后24小时内，排尿也会增多。许多新妈妈产后会多喝汤水，这也是尿多的原因之一。

▶ 产后宫缩痛

生完孩子后，子宫必须继续收缩直至恢复到原来的大小，这期间疼痛是不可避免的。另外，子宫收缩还能压迫子宫壁上的血管，控制产后出血。这种因子宫收缩而引起的下腹部阵发性疼痛，一般在产后1~2天出现，持续2~3天会自然消失。

初产妇因为子宫肌纤维较为紧密，子宫收缩不甚强烈，易复原，而且复原所需的时间也较短，疼痛不明显；经产妇由于多次妊娠，子宫肌纤维经多次牵拉，较为松弛，复原较难，疼痛时间相对延长，且疼痛也较初产妇剧烈些。

如果新妈妈腹痛时间超过1周，并表现为连续性腹痛，伴有恶露量大、色暗红、有血块、有秽臭气味，则可能是盆腔炎症引起，需请医生检查治疗。

▶ 会阴及伤口疼痛

自然分娩的新妈妈在生产时会阴被拉伸到极限，可能会出现瘀青和撕裂，若做过会阴侧切，可能会更疼。

感觉伤口疼痛时可以试着调整姿势，并注意经常更换姿势。新妈妈还可以请医生或护士指导如何进行会阴护理。热敷可以增加血液流动，促进伤口愈合；冷敷会让新妈妈感觉不到疼痛，减少肿胀。这两种措施对于护理受伤的会阴都是必需的。为了防止感染，还需每隔几小时换一次卫生巾，保持会阴清洁。

▶ 恶露排出

在分娩后，随着子宫内膜的脱落，含有血液、坏死子宫膜等组织经阴道排出，称为恶露。产后恶露的排出会持续一段时间。在产后刚开始的几天，恶露多为红色，量大概相当于月经量较多时候的量，可能有凝块。到了第一周末，恶露量应该减少，颜色也由浅红慢慢变成咖啡色，质地变稀薄。在接下来的几周里，这种分泌物会慢慢转变为白色或黄色。

在恶露持续期间，需使用专用护垫，并注意勤换。若有异常，如出血一直都是鲜红色且量大、排出大的凝块或大股鲜红的血、有异味或出现头晕、脸色苍白、心跳很快等症状时，需及时看医生。

▶ 便秘与痔疮

在刚分娩完的一周内，新妈妈普遍进食较少，再加上肠蠕动弱，或害怕疼痛，很多新妈妈妈容易出现产后便秘，严重者还会引发痔疮。此时要注意调节，主动排便，多吃能促进肠道蠕动的食物，适量运动，相信会有所改善。

产后身体变化对照表

	自然产妈妈	剖宫产妈妈
第1周	·体重减轻大约5千克 ·子宫从肚脐处降至耻骨位置，并逐渐缩至成人拳头大小 ·分娩3小时后出现红色血性恶露，量略多，偶有血块及蜕膜组织，可持续3~4天 ·产后2~3天开始分泌乳汁 ·下腹偶有阵发性疼痛，会阴侧切的新妈妈伤口疼痛会在4~5天后逐渐消退 ·分娩后第1天就可以适当进食，不过本周新妈妈的食欲可能会不太好	·手术后3~4小时，会出现红色血性恶露，产后3~4天恶露就会明显减少，由红色转为褐色 ·麻醉消失后手术部位会有剧烈疼痛，到第3天左右疼痛会有所减轻 ·可能会有乳汁分泌不畅的问题，需每天坚持按摩乳房 ·需等到排气才能进食，期间要用湿毛巾不断湿润嘴唇 ·由于手术后遗症，可能出现贫血、轻微低烧的症状
第2周	·乳汁开始正常分泌，但不宜吃太多下奶食物，以免引起胀奶 ·子宫收缩至鸡蛋大小，并逐渐降入骨盆内 ·恶露量变少，颜色逐渐变为浅红直至咖啡色 ·由于尿量增加、出汗和乳汁的分泌，体重仍有所下降	·手术部位基本愈合，但还是可能出现发炎症状，仍需每天查看伤口 ·恶露量变少，颜色逐渐转为咖啡色 ·身体变得更灵活，可以适当活动了 ·有些产妇会在这时期出现产后忧郁症
第3周	·恶露逐渐变成白色或黄色，比较黏稠，类似白带，但比白带多 ·子宫继续收缩，位置已经完全进入盆腔，宫颈口还没有完全闭合 ·心情比较轻松，有产后忧郁的产妇，情绪会逐渐稳定	
第4周	·大多数新妈妈的恶露已经很少，甚至结束 ·子宫的体积、功能仍在恢复中，子宫颈在本周会完全恢复至正常大小，如果仍有出血，很可能是恢复不良，需咨询医生 ·会阴部的伤口和手术部位的伤口基本愈合 ·乳汁分泌较多，若乳汁少可适当吃些催乳食物	
第5周	·恶露此时已经全部排出，阴道分泌物开始正常分泌 ·子宫进一步恢复，其重量已经从分娩后的1000克左右减少为大约200克 ·自然产妈妈的阴道再次形成褶皱，外阴部恢复到原来的松紧度，骨盆底肌肉逐渐恢复，接近孕前的状态；剖宫产妈妈则没有这方面的烦恼	
第6周	·没有哺乳的妈妈本周可能已经恢复月经，哺乳妈妈则可能会迟些 ·自然产妈妈的宫颈口已经恢复并闭合到产前程度 ·妊娠纹逐渐变淡，腹壁松弛状态也逐渐改善	

坐月子常识与产后休养指南

传统观念认为女人产后要坐月子，这样身体才能恢复正常；现代医学也证明坐月子对产妇身体确实有好处，可以调理体质和增强免疫力等。那么，月子到底该怎么"坐"才能既调理身体，又照顾好宝宝呢？

女人产后为什么要坐月子？

传统观念认为，妇女经过生产时的用力与出血、体力耗损，身体处于"血不足，气亦虚"的状态，需要一定的时间才能恢复到怀孕前的生理状态。这段时间的调养正确与否，关系到日后的身体健康。如果能抓住这个机会调整体质，或治疗某些生产之前身体上的症状，按照正确的方法坐月子，好好地补充营养、充分休息，就能带给产妇往后几十年的健康身体。

在现代医学的理念中，坐月子被称为"产褥期"。在产褥期内，新妈妈的乳房要泌乳，子宫要复原，身体内的各个系统要逐渐恢复正常，这些都取决于坐月子期间的调理和养护。另外，新生宝宝刚刚来到母体外的世界，需要一个适应期，必须对其特别照护。

因此，产后必须坐月子，并且要坐好月子。

月子要"坐"几天才合适？

很多人一听到坐月子，便会理所当然地联想到产后需要一个月的时间来休息调养。其实，这个观点是不完全正确的。胎儿及胎盘娩出后，新妈妈的身体内各器官、各系统逐渐恢复到怀孕前的状态，通常需要6周的时间。因此，一般把产褥期也就是坐月子的时间定为产后的6周，即产后42天。

当然，由于每个人的体质、营养状况和精神状态各不相同，而且还受到自然分娩、剖宫产等分娩方式的影响，所以，坐月子具体时间的长短也会有所不同。早产妈妈、高龄产妇、多胎妈妈或分娩过程中出现大出血、难产等情况的新妈妈可以适当延长坐月子的时间。

坐完月子后，新妈妈一般还需要3个月到半年的调养，这段时间称为产后康复期。产后康复期的调养重点是使身体恢复到产前的健康状况。

哪种坐月子方案比较好？

很多人都会选择由自己的婆婆、妈妈来照顾坐月子，或者请月嫂，也有些妈妈会到坐月子中心，由专人帮忙打理月子生活。新妈妈可以根据自己的身体状况、经济条件等来选择适合自己的方式，重点是要让自己和宝宝得到科学的照顾。

▶ 请老人在家照顾坐月子

请婆婆或妈妈照顾月子，是比较传统的方式，也是多数新妈妈的选择。这种坐月子的方式可以节省日常开支，环境也是新妈妈所熟悉的，可使新妈妈感到安心和舒适。而且长辈经验丰富，在照顾新妈妈和宝宝上可以帮不少忙。

请老人在家照顾坐月子有诸多好处，但由于婆婆或妈妈相距自己坐月子时，通常差了二三十年，难免会有各种禁忌事项及养育方式的差异，很容易造成两代人之间、两家人之间的矛盾。这时候，就需要大家以更加理性和宽容的态度对待对方，至于观念上的差异，应尽量采取彼此能接受的方式沟通。另外，新爸爸在母亲和妻子之间也要扮演好黏合剂和调停者的角色，不能偏袒某一方使矛盾激化升级。

▶ 请月嫂上门照顾坐月子

考虑到要减轻父母、产妇的负担和专业育儿的需求，很多人会选择请月嫂上门照顾坐月子。通常情况下，月嫂工作集保姆、护士、营养师、厨师、保育员、保洁员的工作性质于一身。月嫂选择得好与不好，直接关系到宝宝和新妈妈的身心健康。因此，当新妈妈和家人一致决定要请月嫂照顾坐月子后，关键就在于如何选择一名让自己满意又合格的月嫂了。

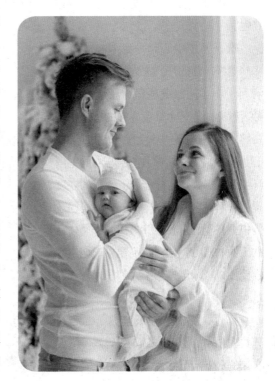

首先，通过正规的家政公司选择月嫂，并查验家政公司的相关资质和月嫂的从业资格；其次，明确自己的要求，月子期你希望月嫂服务哪些项目，可以和家政公司沟通，以便选择符合相关需求的月嫂；再次，面试月嫂，一方面与月嫂沟通月子期自己的需求，另一方面了解月嫂的

人品和专业性；如果试工满意后确定了月嫂人选，一定要与她签合同，并写清服务的具体内容、收费标准、违约或者事故责任等，避免产生纠纷后合法权益得不到保障。

在此基础上，新妈妈在月子期要不断配合家政公司对月嫂的服务进行考核，采用合理的方式与月嫂沟通，及时解决月嫂服务中的一些问题。同时，产妇及其家人也应以宽容的心态对待月嫂，尽管月嫂有专业的经验，但难免也会有所疏漏。

确定要请月嫂的新妈妈，建议在怀孕6个月时就开始寻找。许多有口碑、经验丰富的月嫂，通常很早就被预定了，早一点选择，可以找到比较理想的月嫂。最晚也应在产前2个月确定及签约，才不会面临找不到好月嫂的窘境。

▶ 在月子中心坐月子

月子中心，就是为新妈妈提供产后恢复服务的场所，也称为月子会所。月子中心不仅设有供产妇休息起居的套房，还有其他各种功能房，比如哺育室、早教室、阳光房等。除了这些设施外，月子中心还为新妈妈配有专业医师、营养师、护士，为母婴提供专业的护理和月子餐。这样有助于新妈妈更快地恢复，一些职场妈妈也能以良好的状态重新投入工作。

月子中心凭借其更周全、更专业的服务受到越来越多产妇及其家人的欢迎，面对众多的月子中心，又该如何选择呢？

选择月子中心时一定要多比较，多向曾经入住的产妇家人打听情况，了解月子中心的服务项目，了解其保健师、营养师等是否具备专业的母婴护理资格，以便选择一家有资质的月子中心。同时，还可以对月子中心内的室内环境卫生、餐点口味、服务人员的态度提前了解，以供选择。另外，新妈妈还需根据自身需求和经济条件，选择住宿的天数和服务，选择时不要忘记地点的重要性，可以选择两家人都往来方便的地点。

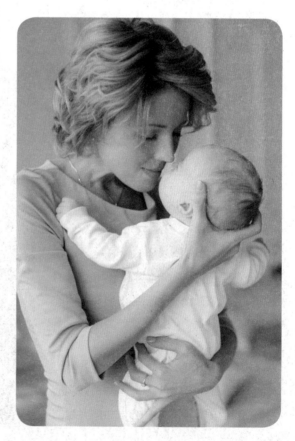

不过，相对于在家坐月子而言，入住月子中心消费较高，新妈妈可结合自家的经济状况综合考量。

新妈妈月子期的休养指南

想要坐好月子，除了掌握基础知识之外，还要掌握一些基本的休养原则。根据这些原则从饮食、生活护理等方面进行调养，可以减少产后不适的出现，加快身体恢复的速度。

▶ 营造合适的休养环境

新妈妈产后休养的环境要安静、清洁、空气流通且阳光充足。新妈妈月子期大部分时间在居室内度过，不清洁的环境容易影响身体健康。所以，家人应在新妈妈出院前给家里来一次彻底的大扫除，做好房间地板、家具、寝具等的清洁消毒工作，并彻底通风换气。新妈妈坐月子期间，房间应保持合适的温度与湿度，随时预防寒、热、湿的侵袭。

▶ 充分休息，适度活动

产后新妈妈要充分休息，保持充足的睡眠，避免疲劳，累了就要躺下休息，以保养和恢复元气。但坐月子并不是要妈妈一直躺在床上，这样反而不利于身体的恢复。新妈妈应该适当下床活动。一般，顺产新妈妈在产后24小时就应该起床活动，活动的强度不要太大，时间不要太久，做些轻微的活动即可，这样有利于加速血液循环和恢复体力，还能增加食欲，促进肠道蠕动和恶露排出。

▶ 合理安排月子饮食与营养

新妈妈因产后脾胃虚弱，必须注意饮食调理，不但要进食高营养、易消化的食物，还需要多吃新鲜蔬菜、水果。既要防营养不良，也要防营养过偏、过剩。另外，新妈妈还需根据自己身体的实际情况进行饮食调理。比如，产后乳少的妈妈宜多吃些催乳的食物，身体弱者宜搭配一些药膳，并忌食过咸、过酸、生冷及辛辣刺激性食物。在产后有些新妈妈会出现不适症状，比如便秘、贫血等，饮食要有针对性。

▶ 做好月子里的卫生护理

由于产后代谢旺盛，新妈妈的身体处于"分解代谢"过盛的状况，许多代谢后产生的身体垃圾都要排出体外，加上新妈妈出汗很多，头发、衣服时常处于潮湿的状态，尤其在室内温度较高时，这样的情况更为明显。如果个人卫生清洁做不好，加上产后恶露不断排出、产后泌乳等，身体就容易产生异味、滋生细菌，因此，产后的卫生清洁十分重要。

坐月子期间，新妈妈的头发、身体要经常清洗，衣服要勤换洗，常用温水刷牙、漱口，定期修剪指甲等，并注意伤口的护理，以保持清洁和卫生。

▶ 保持产后精神愉快

产后新妈妈由于身体不适和照顾宝宝的压力，再加上产后体内激素水平下降，容易引起情绪波动和心情变差。因此，在月子期内，新妈妈要学会调节情绪，尽快适应生活中的各种变化。当出现情绪波动时要学会克制，并保持平和的心态；出现不良情绪，应及时与家人、朋友进行沟通与交流，及时寻求帮助。丈夫和家人也要对新妈妈给予足够的关心和照顾，分担照顾宝宝的工作，让新妈妈感到安心，从而减少情绪低落发生的概率。

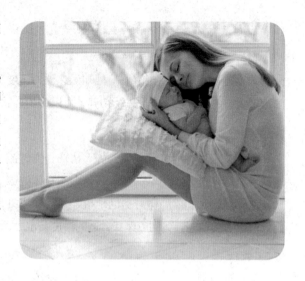

摒弃错误的月子老观念

月子期不能洗澡、不能洗头，也不能外出；月子里要多补补，多喝红糖水，多吃鸡蛋……这些都是较为常见的月子老观念，不过，它们真的正确吗？新妈妈到底要怎么坐月子才能尽快恢复健康？

▶ 月子妈妈不下床

老一辈的观念常常认为，月子里的新妈妈必须卧床休息，并且要在床上躺一个月才能出房门。

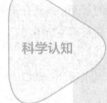

科学认知

产后适当的卧床休息的确很重要，但这并不等于就完全不下床。事实上，无论是自然分娩还是剖宫产，新妈妈在产后都应尽快下床活动，以促进全身的血液循环。一般来说，自然分娩的妈妈，产后6~8小时就可以坐起来，感觉身体恢复较好时还可以下床走动；会阴侧切的妈妈则可以稍微晚一些下床活动；剖宫产的妈妈术后应平卧休息8小时，而后可以翻翻身、采取侧卧，术后24小时可以坐起，48小时后可以在床边活动。至于下床活动的时间，可以根据新妈妈的身体情况而定。

▶ 捂月子，不见风

传统观念认为，新妈妈刚生完孩子身体虚，不能见风、受凉，不管是冬季还是夏季，门窗必须关得严严实实，更不能外出，长衣、长裤、帽子一样都不能少，捂得严严实实。

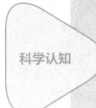

科学认知

月子里确实要注意防风防寒，但也不能"捂月子"。

长期待在一个房间，如果空气不流通，更容易生病。产后新妈妈的房间应每天开窗通风30分钟，保证充分的空气对流和充足的光照。只要母婴不置身于对流风中，不直接对着风吹，通风时适当保暖，不会受"风寒"。

坐月子时可以比平时多穿一点，但也没必要捂得太多、太严，尤其是夏季，更不要穿太多，以免影响汗液蒸发，导致产后中暑。

▶ 月子里不能洗头、洗澡

传统观念认为，产妇在分娩后全身皮肤的毛孔和骨缝都张开了，如果月子里洗澡、洗头，会使风寒侵袭体内，日后出现月经不调、身体关节和肌肉疼痛。

科学认知

产后是可以洗头、洗澡的，但要做好保暖措施。

老一辈的观念中，之所以认为产后不能洗头、洗澡，主要是担心产妇受凉，这主要是受到以前家居环境和条件的影响，但现在一般没有这样的影响了。现在基本上各家都有洗浴条件、暖气设施也配备完善，不管是在哪个季节，只要伤口愈合了，都可以洗头或是洗澡。相反，如果一直不洗头、洗澡，容易滋生细菌，不利于产后恢复。

不过，月子里洗头、洗澡也不能太频繁。一般来说，月子里前几天不宜洗头，应过一段时间再洗，隔五六天洗一次即可。洗头时注意要用温热水，不能吹风，清洗干净后及时把头发擦干、吹干，梳理整齐。产后1~2天不能马上洗澡，但可以用温水擦身，产后3~4天可以用温水淋浴，但要保证浴室温度适宜，洗澡后尽快擦干身体、及时穿好衣服，避免感冒受凉。

▶ 月子里不能刷牙、梳头

"生个孩子掉颗牙"。传统观念认为，月子里刷牙漱口会动摇牙根，伤及牙肉，造成牙齿过早松动、脱落或牙齿流血等。月子里也不能梳头，否则容易导致头痛、脱发等。

科学认识

产后也应与平时一样，每天刷牙，每天梳头。

产妇月子里每天进食大量的糖类、高蛋白食物，如果不刷牙，会使这些食物的残渣留在牙缝中，容易形成龋齿或牙周病，并引起口臭、口腔溃疡等。刷牙可以帮助清洁牙齿，预防许多口腔疾病。梳头可以刺激头皮血液循环，使头发长得更好、不易脱发。有些新妈妈会出现头发脱落的现象，这与激素水平的变化有关，并不是梳头导致的。

注意，产后刷牙要选择软毛的牙刷，梳子的齿也不要过于尖利，梳头发时不要使劲拽。如果新妈妈感觉牙齿松动或头发脱落严重，需要去看医生。

▶ 产后早喝催奶汤

老观念认为，为了让宝宝尽快喝上充足的奶水，产后应该早点儿喝催奶汤。

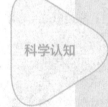

科学认知

产后应尽早让宝宝吸吮乳头，催乳汤应根据妈妈的身体情况，比如乳汁的分泌量等来饮用，不宜过早，也不宜过多。

过早喝催奶汤，乳汁下来过快、过多，新生儿一下吃不了那么多，容易造成浪费，还会使新妈妈乳腺管堵塞，出现乳房胀痛、乳汁淤积，引起乳腺炎等疾病。

但催奶汤也不能喝太迟，太迟乳汁下来过慢、过少，也会使新妈妈因无奶而心情紧张，泌乳量进一步减少，形成恶性循环。一般在分娩后三周可以适当吃些鲤鱼汤、猪蹄汤等下奶的食物，如果新妈妈乳汁过少，可以加大食用量或采取按摩催奶等方法，促进乳汁的分泌。

如果新妈妈身体较好，乳汁分泌量较多，可适当推迟喝催乳汤的时间，量也可相对减少。

▶ 月子里要多多进补

分娩后，新妈妈体力消耗大、身体比较虚弱，而且还担负着哺乳重任，因此，传统观念认为，月子期应该好好补补。

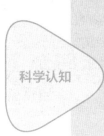

科学认知

新妈妈要补，但不可滋补过量。如果月子期过分强调滋补，天天大鱼大肉，很容易导致营养摄入过量，新妈妈体内脂肪囤积，产生肥胖，不仅不利于产后体型恢复，对身体健康也不利。对于宝宝来说，新妈妈乳汁中脂肪含量增多，如果宝宝消化能力好，容易使宝宝体重超标；若是宝宝消化能力不好，则容易使宝宝出现腹泻，长期慢性腹泻容易使宝宝营养不良，影响其正常的生长发育。因此，产后新妈妈应该根据自身的身体情况合理、均衡膳食，不挑食，如果要进食中药等补品，一定要提前咨询医生，再决定补什么，怎么补。

▶ 多吃鸡蛋，多喝红糖水

鸡蛋可以补血，红糖水可以调养周身气血，两者均是滋补身体的好食品。传统观念认为，月子里鸡蛋吃得越多越好，红糖水也多多益善，会使产妇元气恢复得更快。

科学认知

鸡蛋中充足的营养可很好地为新妈妈的身体补充能量，但鸡蛋也并非多多益善。如果因为新妈妈体质虚弱，就进补大量的鸡蛋，身体一下无法吸收完全，很容易导致体内蛋白质过剩，增加肾脏和消化系统的负担。一般而言，新妈妈在分娩后的几个小之内不要吃鸡蛋，坐月子期间每天吃两个鸡蛋为宜。

新妈妈分娩以后体力大减、元气受损，阴道还会流出恶露，适当饮用红糖水，有利于子宫早日复原，同时有助于排出恶露，促进乳汁分泌。但饮用红糖水一定要注意适时、适量。一般产后前5天，是血性恶露的排出时间，可以饮用红糖水；当恶露变成黄色或白色的浆性恶露，就可以停用了。否则，会因为红糖的活血化瘀作用而使血性恶露的排出时间延长，导致新妈妈失血量增加，延缓身体的恢复速度。

▶ 月子里不能吃水果

传统观念认为，水果属于生冷食物，产后新妈妈身体弱，容易受凉，不宜吃水果。否则，会伤到新妈妈的肠胃，还会导致乳汁减少、月经不调等。

科学认知

水果中含有丰富的维生素、矿物质、纤维素、果胶和有机酸等成分。新妈妈月子期间适当吃些水果，不仅可以增加食欲，预防便秘，还可以促进泌乳。不过水果虽好，也不能胡乱食用，新妈妈由于身体的原因，吃水果要注意以下几个方面的问题：

◆在产后刚开始的几天，脾胃虚弱，不要吃太多偏寒凉性的水果，如西瓜、梨等，也不要吃刚从冰箱拿出来的水果。

◆可以在饭后半小时或两餐之间吃水果，且量不要太多，以免增加消化道的负担。

◆为了避免水果温度过低，可以切成块后用开水烫一下再吃，但不要煮沸，以免破坏其中的营养素。

◆吃水果时一定要注意清洁，彻底洗净或去皮后再吃，以免发生腹泻。

新爸爸也要参与"坐月子"

新爸爸在新妈妈的产后恢复中发挥着重要的角色。月子期，新爸爸要多安慰和关心新妈妈，多参与照顾宝宝的工作，并主动承担家务，以减轻新妈妈的负担，使其身心都得到放松，更利于产后恢复。

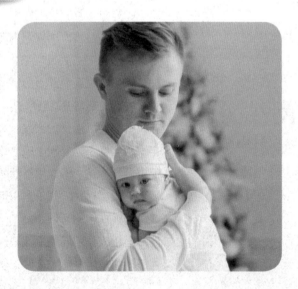

▶ 协助新妈妈调养身体

分娩后，新妈妈的体力消耗极大，对身体进行调养是非常有必要的。不过产后饮食也有很多需要注意的地方，比如产后的前几天不能食用过于油腻、滋补的食品，也不能大吃大喝，这时新爸爸一定要合理安排新妈妈的饮食，并时刻叮嘱新妈妈相关的饮食宜忌。

有些新妈妈产后乳房较为柔软，乳汁分泌不十分顺畅，这多是产后虚亏、气血不足引起的。此时，新爸爸应注意调整饮食，鼓励妻子多吃营养丰富的汤类食物。当新妈妈出现乳房胀痛时，可以用毛巾为她热敷乳房，并轻轻按摩，使乳汁通畅。

▶ 和新妈妈多沟通，理解新妈妈

月子期，新妈妈在感情上非常脆弱，对周围的刺激也异常敏感，这时，丈夫或其他家人的言语、态度、行为都很容易引起新妈妈情绪的波动，严重者甚至出现产后抑郁症。为预防这一现象的发生，新爸爸一定要做好新妈妈情绪的放松和疏导工作。

例如，给宝宝和妻子同样多的赞美，告诉妻子当爸爸的感觉是如何美妙，以及宝宝的到来对自己的影响等。同样地，作为丈夫，新爸爸也要多倾听新妈妈的诉说，鼓励新妈妈宣泄内心的喜悦或苦闷，并给予其更多的关心和体贴，千万不要对妻子漠不关心，甚至与她争吵、埋怨她。

▶ 安排好月子期的亲友探访

新妈妈出院回家后，肯定会有很多亲朋好友前来探访。亲友的探望会给新妈妈带来欣慰，有利于其精神的恢复，但是也可能给新妈妈带来不利。新妈妈刚刚分娩，抵抗力弱，长时间地面对这么多人，肯定会感到特别劳累；宝宝刚刚脱离熟悉的母体环境，对外界的适应力和抵抗力也比较差，很容易生病。为了母婴的健康与安全，新爸爸就要主动出面了。新爸爸可以向亲朋好友说明具体情况，取得他们的谅解，让他们过段时间再来探望。若来探望，也应控制好时间，每次不宜超过半小时，要给新妈妈尽量多的时间休息。

▶ 不断学习，参与照顾新生儿

育儿不是新妈妈一个人的事，新爸爸也要参与照顾新生宝宝，这对其成为一名好父亲也非常重要。新爸爸平时可以多读一些育儿方面的书或看一些视频，也可以从已有孩子的家庭取经，尽可能多地了解育儿知识。在生活中，应积极主动帮助妻子给宝宝洗澡、换尿布、冲奶粉，并承担其他家务。这样一来，可以让新妈妈得到更多的休息，也有助于整个家庭氛围的和谐。

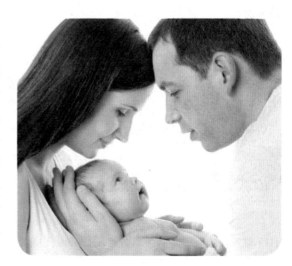

月子特别护理——顺产妈妈

经历了漫长的分娩疼痛，顺产妈妈终于迎来了小宝贝的降临，接下来就安安心心坐月子吧。一般来说，顺产妈妈月子期间身体恢复较快，做过会阴侧切的妈妈可能会稍慢，但只要经过科学的护理，通常可以较好地恢复至孕前的状态。

分娩后不宜马上熟睡

每一位顺产妈妈都是"超人"。经历过漫长且痛苦的分娩过程，宝宝降生后，新妈妈可能感到非常疲劳，此时很想好好睡一觉。但是产科专家建议，分娩后不宜立即熟睡，应当取半坐卧位闭目养神，以消除疲劳、安定神志、缓解紧张情绪。闭目数小时后，新妈妈就可以美美地睡上一觉了。

观察出血量，定时量体温

顺产新妈妈产后24小时内失血量超过500毫升即可诊断为产后出血。产后出血多发生在分娩后两小时内是分娩后的严重并发症，可导致休克、弥漫性血管内凝血，甚至死亡，所以，顺产的新妈妈在分娩后仍需留待产房内，进行观察。另外，产妇也可以在上厕所时自行观察卫生护垫上的分泌物，若出血量较多，应及时告知医生。

顺产的妈妈在分娩后，要定期测量体温，尤其是在产后的24小时内。因为此时新妈妈的体力比平时差很多，又伴有子宫出血，且子宫口松弛，阴道极易滋生细菌，并蔓延到生殖道或侧切伤口，引起盆腔炎和产褥感染，导致发热。另外，个别妈妈乳胀也可能引起发热，随着乳汁的排出，体温将会下降。如果新妈妈测量发现自己的体温一直居高不下，一定要及时告知医生，采取降温措施。

分娩后4小时内主动排尿

产后尿液滞留在体内不利于身体恢复，因此，顺产的新妈妈在产后4小时要主动排尿。有些新妈妈产后第一次排尿时，阴部会有疼痛感，这是正常现象，不用太担心，也不可因此而放弃排尿。

新妈妈在下床排尿前要放松精神，选择自己习惯的排尿体位，动作要慢，建议使用马桶。小便完后要注意做好伤口的清洁工作，尤其是有会阴侧切的新妈妈。

如果新妈妈没有尿意，照顾者可以让她听听流水声，或在她的脐下、耻骨上方放置热水袋，轻轻按摩膀胱部，以促进血流循环，消除膀胱壁和尿道水肿，鼓励排尿。

及时补水

顺产的新妈妈在分娩后要及时补充水分。首先，在分娩的过程中，新妈妈会流失一部分血液，再加上产后进食过少，体液不足，多喝水能为身体补充所需的水分；其次，胎头下降会压迫膀胱、尿道，使得膀胱麻痹、腹壁肌肉松弛，排不出尿，但膀胱过度充盈会影响子宫的收缩，导致产后出血，因此要多喝水、多排尿。

注意多休息

分娩会消耗新妈妈大量的体力和精力，特别是对于顺产的新妈妈来说，要靠自己的力量把胎儿娩出体外，因此，分娩后首先要做的就是多休息，以确保体力的恢复。

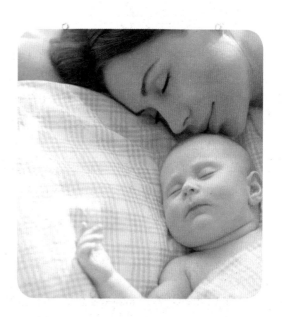

现在很多医院都实行母婴同室，每隔3～4小时，新妈妈就要喂一次奶，再加上给宝宝换尿布、哄睡等重任，都会影响产后的休息，此时家人要多帮忙照顾妈妈和宝宝。

尽早下床活动

顺产的新妈妈在身体条件允许的情况下，应尽早下床活动。因为分娩后长时间卧床，会使肠蠕动减缓，导致肠胀气、食欲不佳，不利于恶露的排出和伤口的恢复，还可能患上下肢静脉栓塞。一般来说，产后6～8小时新妈妈即可坐起来，适当活动一下；在身体恢复较好的情况下，产后12小时可自行排便；分娩后第2天就可以下床走动。会阴侧切的准妈妈可以适当推迟下床的时间，量力而行。

产后60分钟内开奶

宝宝一降生就已经具备了觅食、吮吸和吞咽反射。产后60分钟内，妈妈和宝宝都处于分娩后的兴奋期，顺产的妈妈在此时可以在护士的指导下进行开奶，让宝宝早接触、早吸吮乳头。新妈妈可以找一个舒服的姿势，将乳头放在宝宝的嘴巴附近，用乳头触碰宝宝的小嘴，宝宝就会本能地含住乳头，进行吮吸。尽早哺乳，不仅能让宝宝品尝到乳汁的甘甜，给宝宝留下深刻的记忆，还能促进胎便的排出，对以后的哺乳也有益。

对于新妈妈来说，产后尽早开奶，则能有效促进刺激乳汁分泌，从而产生源源不断的奶水。需要提醒的一点是，产后刚开始的几天分泌的乳汁对新生儿的消化吸收和生长发育很有好处，新妈妈千万不能浪费。

关注恶露流出量

产后新妈妈都会有恶露排出，恶露持续的时间因人而异。正常的恶露有血腥味，但不臭。一般在产后的3～7天为血性恶露，开始时量较多，色鲜红，含有血液，有时还会伴有小血块、黏液或坏死的蜕膜组织。随着子宫的修复，恶露颜色会变淡，出血量也会慢慢较少。恶露在产后2～3周时会转变为白色或淡黄色，分泌物中含有大量的白细胞、坏死的蜕膜组织和表皮细胞，不再有血液排出。

如果顺产的新妈妈排出的血性恶露持续2周以上，且量多，呈脓性，有臭味，或者伴有大量出血的情况，就是异常情况，应该及时就医，以防出现宫内感染或子宫复原不良的情况。

保持会阴清洁

顺产妈妈和剖宫产妈妈都要注意会阴的清洁，每天都要用清水清洗。进行过会阴侧切的顺产妈妈还要注意护理伤口，防止月子期感染病菌。

新妈妈清洗会阴部位时，要使用专用的清洗盆和毛巾，水温以37℃为宜，不需要添加其他药物，每天可以清洗2次，清洗后用毛巾及时擦干。大小便后也要用温水冲洗会阴，冲洗时水流不可太大，以免造成保护膜破裂。擦拭时可以用柔软的消毒卫生纸由前往后擦。新妈妈平时可以使用卫生护垫，这样能让外阴不直接接触未消毒的内裤，并保持外阴干燥，但是要注意勤更换，刚开始可以每小时更换一次，之后2～3小时更换一次即可。

会阴侧切伤口的护理

侧切伤口是指在产妇顺产的过程中，为了让生产顺利而在会阴处切开的一种斜形切口。顺产过程中，产妇承受着较大的风险，而侧切能有效减小软产道的阻力，加快生产速度，并且可以防止产妇会阴撕裂，保护盆底肌肉。

很多顺产新妈妈身上都会有侧切伤口，那么产后应该如何护理这里的伤口呢？新妈妈不妨看看下面的内容。

◆用温水轻轻清洗阴部伤口缝合处，每天2～3次，在清洗之后轻柔地擦干。

◆大小便后可以用一个消过毒的瓶子装满水，用喷射出来的水流冲洗伤口，洗完后，用消毒棉由前向后擦干。

◆要购买带有柔质网面的优质卫生巾，至少每4个小时换一次卫生巾，记得换之前和之后都要洗手。

◆在睡觉的时候，新妈妈要避免不恰当的姿势影响伤口愈合。如果伤口在左侧，新妈妈应该采取右侧卧位；如果伤口在右侧，就要采取左侧卧位。

◆新妈妈坐立时，身体的重心应该偏向没有伤口的一侧，这样可以避免压迫伤口。拆完线之后的几天内，要避免做下蹲的动作。

◆产后有些新妈妈会有便秘症状，此时排便不可屏气用力，以免引起会阴扩张，不利于伤口愈合。

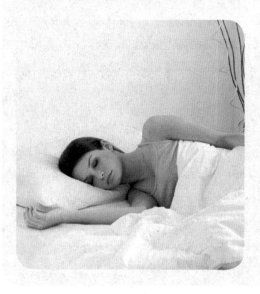

◆顺产妈妈产后都会感到会阴疼痛，为了减轻疼痛，使会阴伤口尽快愈合，可以适当做一些盆底肌肉锻炼，促进会阴部的血液循环，加速伤口愈合，缓解产后疼痛。

◆伤口恢复不佳者可采取熏蒸治疗，每天2次，坚持2～3周。

◆月子期间不要提举重物，也不要做任何耗费体力的家务和运动。

◆当会阴伤口明显疼痛或出现异常分泌物时，应警惕伤口是否感染，必要时请医生检查。

如何减轻会阴疼痛

会阴部皮肤内神经密布，非常敏感。因此，如有伤口，必然会疼痛。

倘若会阴伤口的缝线因局部组织肿胀而嵌入皮下，则疼痛更加令人不安。此时可用50%硫酸镁溶液热敷，可减轻疼痛，也有利于消肿。

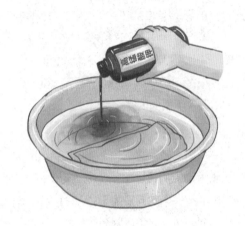

如果出现会阴伤口疼痛剧烈，且局部红肿、触痛及皮温升高，乃是伤口感染现象。此时必须应用抗生素控制感染，局部红外线照射可消炎退肿，减轻疼痛，促进伤口愈合。如果炎症不消退而局部化脓就必须提前拆线，敞开伤口以引流脓液。

一般来说，拆除缝线后，会阴伤口疼痛应当减轻。倘若伤口愈合良好，仅是由于皮下缝线引起周围组织反应而局部有硬结、肿胀与触痛时，出院后可用1：5000浓度的高锰酸钾溶液坐浴，每日2次，每次15分钟左右。现在很多医院采用的是可吸收缝合线，这样可以减少致敏反应，在一定程度上减轻会阴疼痛。

产后阴道的护理

顺产的新妈妈在分娩的过程中，经过挤压和撕裂，阴道中的肌肉会受到不同程度的损伤，这种损伤一般会在产后3个月内得到修复。在此期间，新妈妈可以做一些锻炼，加强弹性的恢复，使阴道更紧实。

锻炼方法
◆在小便的过程中，有意识地中断排尿，停留几秒钟后再继续排尿。如此反复，经过一段时间的锻炼后，可以提高阴道周围肌肉的张力。
◆在有便意的时候，屏住大便，并做提肛运动。经常反复，能促进会阴部的血液循环，帮助恢复。
◆走路时，有意识地绷紧大腿内侧及会阴部肌肉，然后放松，重复练习。

月子特别护理——剖宫产妈妈

剖宫产妈妈的恢复时间相对顺产妈妈要长一些，坐月子也与顺产妈妈稍有不同，尤其是在刚刚分娩完的一段时间内，需要特别照护，大概1周后就可以保持与顺产妈妈一样的生活方式坐月子了。那么，剖宫产妈妈月子期有哪些需要特别注意的呢？

密切关注阴道出血量

剖宫产时，子宫出血较多，因此，新妈妈及家人在术后24小时内应密切关注阴道出血量，一旦发现超过正常的月经量，要及时通知医生。

术后 24 小时内卧床休息

剖宫产妈妈在术后的24小时内应保持卧床休息的状态。一般来说，术后6小时，可去枕平卧，将头偏向一侧；6小时后，宜采取侧卧的睡姿。此外，还应在家人的帮助下多变换体位，勤翻身，这样可使麻痹的肠肌蠕动功能尽快恢复，促进肠道内气体排出，缓解腹胀等不适。

术后 6 小时内禁食

剖宫产妈妈在术后6小时内应全面禁食。这一方面是为了避免麻醉刺激，防止发生呕吐或窒息，另一方面，新妈妈在进行剖宫产手术时，由于肠管受到刺激，肠胃功能被抑制，蠕动减慢，消化系统还未恢复，过早进食会增加胃肠道的负担，导致产气增多，不利于产后恢复。

少用止疼药物

麻醉药作用消失后，剖宫产妈妈会感到伤口疼痛，并且会逐渐变得强烈，新妈妈切不可因此而乱服止疼药。药物虽能暂时减轻疼痛，但会影响肠道功能的恢复，也会推迟哺乳的时间。所以，为了产后能尽快恢复，并使宝宝尽早喝上母乳，新妈妈应暂时忍耐一会儿。

坚持补液

剖宫产妈妈在术后3天内应坚持输液，补充水分，纠正脱水状态，防止血液浓缩，形成血栓。所输液体有葡萄糖、抗生素，还可以防止感染、发热，促进伤口愈合。

拔导尿管后及时下床排尿

在术后24～48小时，剖宫产妈妈的膀胱肌肉就会逐渐恢复收缩排尿功能，输尿管就可以拔掉了。拔管后，新妈妈要在4小时内自行排出尿液，无论有无尿意都应主动排尿，以降低导尿管保留时间过长引起尿道细菌感染的危险性。

术后尽早活动

剖宫产妈妈术后不可长时间卧床，可以在术后24小时，等麻醉消失后进行适当的运动，例如在家人的帮助下，下床慢慢走动一会儿。如果新妈妈的身体较为虚弱，无法下床，可以在床上坐起来，活动下腿部，或者改变下姿势。每天可活动三四次。产后适当活动，能促进身体的血液循环，防止血栓形成，还能有效促进排气，有利于肠胃蠕动，防止肠粘连。

注意查看剖宫产术后伤口

剖宫产的伤口比顺产者更大、更深，需要较长一段时间才能彻底恢复。一般在手术后，医护人员会定期给产妇检查伤口，并进行换药，新妈妈及家人也要注意查看伤口，检查敷料上有无渗血，保持敷料的干爽。新妈妈在做咳嗽、呕吐等动作时，要用手压住伤口两侧，以免出现伤口缝线断裂等意外。尤其是伴随肥胖、糖尿病、贫血的新妈妈，更要注意。若是伤口不小心受到感染，出现红肿、灼热、剧痛、渗出分泌物等情形，应及时告知医生。

观察体温、脉搏和血压

剖腹产术后，产妇一般都有低热，体温维持在38℃左右，这是手术损伤的刺激和术后身体对伤口处出血的吸收所致，属于正常现象。术后家人应注意观察产妇的体温，每天可测量1~3次，如果出现持续高烧不退，应立即找医生处理。

剖宫产术后产妇的脉搏、血压均应较术前低。因此，除了测量体温外，家人还应每天为产妇测量脉搏和血压，若出现脉搏加快而血压却明显偏低的情况，应考虑是否还有源发或继发的出血存在，要立即去医院进行检查和处理。

尽早开奶

有些新妈妈担心过早哺乳会影响伤口愈合，因为哺乳需要抱着宝宝，一不小心就会触碰到伤口。其实只要采取正确的哺乳方式（如侧身哺乳），就能减少身体活动对伤口的牵扯，减轻疼痛。尽早为宝宝开奶，对剖宫产妈妈产后恢复是极为有利的。因为哺乳会加快子宫收缩，减少子宫出血，从而促进子宫恢复。剖宫产妈妈子宫收缩本来就要慢一些，因此更要尽早开奶，让宝宝多吸吮乳头。

剖宫产术后瘢痕的养护

对于剖宫产的新妈妈来说，分娩后腹部必定会有伤口，而瘢痕就是手术后伤口处留下的痕迹，一般呈白色或灰白色，光滑、质地坚硬。在手术刀口结疤2~3周后，瘢痕开始增生，此时局部会发红、发痒、变硬，并突出于皮肤表面。瘢痕增生期持续3个月至半年，到时纤维组织增生会逐渐停止，瘢痕也逐渐变平变软。

除了采用医疗技术防止瘢痕的产生外，剖宫产妈妈在月子期的护理也十分重要：

◆保持伤口清洁。手术后，新妈妈要让家人帮忙，经常擦拭伤口周围的皮肤，保持周围皮肤洁净干爽，防止细菌感染，勤换衣服，出汗后尽快擦拭干净。术后也要勤换药，但是要由医生来操作，自行操作容易引起感染。

◆避免剧烈运动。一般拆线后，新妈妈就可以出院了，在家可以适当做运动，但是要注意动作幅度不宜太大。

◆不要过早揭掉伤口结痂。伤口结痂后，新妈妈不要过早地揭掉，否则会使停留在修复阶段的表皮细胞被带走，严重的会撕脱真皮组织，使伤口出现刺痒，瘢痕体质的新妈妈更容易出现瘢痕。

◆拒绝抓挠伤口。痛痒难耐时，可以在医生的指导下涂抹一些外用的药物，但要跟医生提前声明是否哺乳。切不可用手抓挠或用水烫洗，这样只会加剧局部刺激，使结缔组织发生炎性反应，进一步引起刺痒。

月子里的生活细节

月子里的日常生活料理，不仅关系到新妈妈能否在月子期尽快调理好身心，更会影响到新妈妈日后的健康，同时也关系到今后能否顺利地抚育宝宝，所以，一定得妥善处理。

出院前的准备

产后新妈妈和宝宝要出院了，离开专业的医生、护士，缺乏经验的新妈妈难免会感到紧张。那么，出院前，新妈妈需要做些什么呢？

▶ 向医护人员咨询

对自己不懂的问题，在出院前要详细咨询医护人员，比如，出院后个人卫生的注意事项有哪些、平时日常起居要注意什么、如何预防月子病、什么时候来医院检查等。此外，新妈妈还要咨询好哺乳方面和宝宝护理的相关知识。例如，怎么给宝宝洗澡、怎么给宝宝穿脱衣服、什么时候给宝宝打疫苗、母乳喂养应该注意什么等。

▶ 准备好出院回家的物品

出院前，家人还要准备好新妈妈和宝宝需要用到的物品。

◆如果出院时天气比较寒冷，要给新妈妈准备一身棉质的对襟内衣，这样便于途中给宝宝喂奶。

◆由于新妈妈身体还未完全复原，因此衣服应该要宽大一些。

◆为防止风吹，可适当加一件风衣或宽大的外套，准备帽子和围巾。

◆新妈妈穿的鞋子一定要柔软舒适，建议穿平底鞋。

◆给宝宝穿的内衣尽量选择柔软的纯棉质地，不要有太硬的纽扣、拉链等配饰，以防硌到宝宝。

◆回家途中要备几条纸尿裤或纯棉的尿布，以防宝宝尿了及时更换。

◆新生儿一般不用穿鞋，只要用一块小方被包裹起来就可以了。天气寒冷时要用小棉被，做好保暖措施，另外要注意不要包得太紧，以免宝宝不舒服。

准备好适宜静养的居室

良好的家居环境可以保障新妈妈月子期的卫生，还能让新妈妈心情愉悦，加快产后恢复，预防不良情绪的发生。为了让新妈妈能安心坐月子，家人要为新妈妈回家前做好以下各项准备。

▶ 保持居家环境干净、整洁

产后新妈妈身体抵抗力差，伤口容易受到细菌感染，如果生活在不洁净的环境中，引起产后不适症的概率就更大。新妈妈休息的房间宜宽敞，并且阳光充足，适当的阳光照射有利于防止细菌滋生。新妈妈出院前，家人可以先将房间打扫干净和消毒，月子期，新妈妈居住的房间也要经常清理打扫。

▶ 室内温度、湿度适宜

新妈妈居住的房间要注意保持合适的温度，一般室温宜保持在20℃～25℃。室内的湿度也不可忽视，相对湿度宜保持在55%～65%。在干燥的冬季，家人可以在新妈妈房间放上加湿器，以增加空气湿度。需要注意的是，加湿器应经常清洗。

▶ 定时通风，避免对流风直吹

有些老人认为，新妈妈在月子期不能见一点风，以免受凉，为此整天将门窗紧闭，其实这样的做法是不科学的。新妈妈居住的环境要经常通风换气，保持室内空气流通，这样才能减少空气中病原微生物的密度，防止新妈妈和宝宝感染病毒。一般宜每天通风两三次，每次20～30分钟。室内通风换气时，新妈妈和宝宝都不能让对流风直吹，应暂时待在其他房间，防止受凉感冒。

▶ 休养环境宜安静

为了给新妈妈提供一个良好的休息环境，家人可以提前向亲戚朋友打好招呼，让他们晚点来家里探望新妈妈和宝宝，可以等过了月子期再来。如果有亲戚来探望，时间也不宜过长，以免打扰新妈妈休息。

新妈妈在休息时，家人尽量不要大声说话，如果室外环境太嘈杂，可以在新妈妈的房间安装隔音装置，保证妈妈和宝宝的睡眠不被噪音影响。

▶ 室内灯光要适宜

室内的灯光对新妈妈的夜间睡眠有很大的影响。新妈妈卧室的灯光宜选用暖色调，如果卧室其他灯光太亮，睡前可以只保留台灯或壁灯。

保证每天 8 ~ 9 小时的睡眠

分娩后新妈妈的身心会极度劳累，再加上有了宝宝之后，新妈妈每天都要围着宝宝转，比如喂奶、换尿布，宝宝哭闹时抱一抱宝宝，和宝宝说说话。这些事情都要由新妈妈来承担或参与，增加了疲劳的程度，所以新妈妈一定要好好休息，每天保证8 ~ 9小时的充足睡眠。

新妈妈在睡前可以将尿布、奶瓶等宝宝用得着的东西放在床边，宝宝哭醒后，新妈妈就可以立即给他换尿布和喂奶，这样可以减少宝宝夜间哭闹的时间，使新妈妈能够尽快再次入睡。新爸爸或其他家人也应尽量体贴新妈妈，一些生活小事尽量代劳，避免新妈妈过于劳累。

对于有失眠症状的新妈妈来说，可以让家人多准备有助于安眠的食物，睡觉前也可以泡泡热水脚，或者喝一杯温牛奶来改善睡眠质量。

根据宝宝的生活规律调整作息

有了宝宝，产后新妈妈再不能一觉睡到天明，即使在后半夜也会被宝宝吵醒几次。为了保证充足的休息时间，新妈妈要根据宝宝的睡眠和吃奶时间适当调整自己的作息时间。宝宝睡了，新妈妈就要抓紧时间休息。这样宝宝醒来时，新妈妈就有充足的乳汁喂养宝宝，也有精力照顾宝宝了。

多种睡姿交替，有利于产后恢复

新妈妈产后卧床休养时必须注意躺卧的姿势，因为子宫位置的固定是依靠周围韧带和盆底肌肉、筋膜的张力来维系的。由于怀孕时子宫逐渐增大，这些韧带也随之被渐渐拉长。分娩结束后子宫迅速回缩，而韧带却有点像失去弹性的橡皮筋一样很难较快恢复原状。再加上盆底肌肉、筋膜在分娩时过度伸展，甚至撕裂，使得子宫在盆腔的活动度增大，很容易随着体位而发生变化。

为了防止发生子宫向后或向一侧倾，新妈妈在产后较长时间的卧床休息中，要不断调整躺卧姿势。一般来说，睡眠时可采取仰、侧卧交替的睡姿；如果身体没有异常情况，在产后第2天便可开始俯卧，每天1 ~ 2次，每次15 ~ 20分钟，这样有利于子宫恢复到产前的状态。

另外，新妈妈在月子里也可以适当做一些加强盆底肌肉弹性的缩肛运动，能防止子宫向后倾倒，且有利于恶露排出。

坚持母婴同室，和宝宝分床睡

医学研究发现，新生儿对亲人，尤其是对妈妈的抚爱有一定的警觉和反应能力。产后坚持母婴同室，能通过妈妈和宝宝的情感交流，增进母婴感情，培养新生儿的良好性格，还能刺激新妈妈的泌乳系统，解除下丘脑的抑制，使泌乳量增加，对母乳喂养更有利。

不过，妈妈要和宝宝分床睡，且睡在单独的褥子里，露出口鼻。有些初为人母的产妇喜欢把宝宝搂在怀里睡或者干脆抱着睡，这样很容易压到宝宝，若未能及时发现，很可能误将被褥遮盖了婴儿口鼻，引起新生儿窒息。另外，同床睡还会影响妈妈和宝宝的睡眠质量。因此，我们建议妈妈和宝宝从一开始就养成同室不同床的习惯。

月子里穿着有讲究

产后新妈妈的身形还未恢复到孕前状态，加上需要哺乳和护理伤口，衣着除了要保持洁净外，还要穿得舒服。

▶ 着装应宽松、舒适、厚薄适中

新妈妈的衣着应该宽大舒适、厚薄适中，并随着季节变化增减衣服。贴身的衣服可以选择舒适的棉制品，这种材质的衣服吸汗性和透气性好。夏天，新妈妈宜穿着单衣、单裤、单袜，天气炎热时不一定要穿长衣长袖，只要不受风即可，切不可捂得太严实，以免引起中暑；冬天，新妈妈宜穿棉衣或羽绒服，穿厚棉线袜或羊绒袜，只要室内不漏风，新妈妈就不用戴帽子或包裹头巾。

▶ 坐月子也要戴文胸

新妈妈不能因为哺乳不方便而放弃佩戴胸罩，佩戴合适的胸罩能够起到支撑胸部的作用，有利于促进胸部血液循环，避免乳汁淤积而产生乳腺炎，增加乳汁的分泌，保护乳头免受擦伤，还能防止乳房下垂。尽量选择透气性好的纯棉文胸，另外。新妈妈的胸部会随着乳汁分泌的多少而发生变化，应及时更换大小合适的文胸。

▶ 忌穿紧身衣物

新妈妈产后都会有一定程度的发胖，为了使身材看起来更苗条，有些新妈妈会穿紧身衣，这是一种错误的做法。月子期衣服太紧会影响全身的血液循环，容易使乳房受到压迫，从而影响哺乳。

▶ 宜穿软底鞋

月子期新妈妈要备一双合适的鞋。如果只是在室内随便走走，可以穿一双柔软的、带一点跟的棉拖鞋；如果需要外出活动，宜穿舒适的运动鞋或休闲鞋。不管是哪种情况，都应选择里外柔软的鞋子，不可以穿高跟鞋，以防产后出现足跟、足底痛，以及下腹酸痛等毛病。

▶ 根据实际情况使用束缚带

月子期是否需要使用束缚带应根据实际情况决定。一般来说，哺乳的妈妈不宜使用束缚带，因为使用束缚带容易使肠道蠕动减慢，并影响食欲，不利于乳汁的分泌。束缚带也不可绑得太紧，以免使腹压增高，引发子宫脱垂、尿失禁等。

衣物宜勤换、勤洗

产后新妈妈皮肤排泄功能特别旺盛，为了排出体内多余的水分，汗液会增多，贴身衣物经常会被汗湿，休息时床单也会被汗湿。而哺乳的新妈妈因为乳汁分泌，经常会弄湿胸罩，恶露的分泌使内衣裤也不能保持洁净。因此，新妈妈要勤更换衣物和床单，内衣应每天换一次，以免细菌滋生，引起产后感染。

注意月子里的眼睛保养

经历了分娩之后，产后新妈妈处于五脏虚损、精气不足的状态，坐月子时，千万不可忽视对眼睛的护理。因为眼睛一旦失去养分，不仅会影响外观，还会影响到其正常的生理功能。

▶ 控制看电视、上网的时间

新妈妈在月子期可以适当看电视、上网，但是要注意控制时间。一般在产后第1周尽量不要看电视、上网，1周之后每次看电视或上网的时间也不宜超过1小时。

月子期长时间用眼，会对眼睛造成不利影响，容易产生双眼疲劳、视觉模糊，严重的会导致视力下降。眼部肌肉如果长时间处于紧张状态，还容易出现头痛、恶心、眼睛胀痛等不适。

新妈妈在看电视或上网的过程中如果感到眼睛不适，就应该立即停止用眼，可以看一会儿电视后闭上眼睛休息一会儿，或者按摩一下眼睛、眺望一下远处，看完电视或上网后多看看绿色植物。新妈妈看的电视节目也应该是轻松愉快的，不宜看容易使人产生紧张感的节目，以免引起情绪波动，增加产后抑郁的概率。

看电视时，电视机的高度要合适，以略低于水平视线为宜。新妈妈与电视机要保持一定的距离，这样可以减轻眼睛的疲劳，电视机不要放在卧室，以免影响宝宝和新妈妈休息。上网的时候，新妈妈也不可离电脑太近。

新妈妈看电视和上网时，不可抱着宝宝，因为宝宝听到电视机里发出的声音后会影响休息。而电脑有一定的辐射，电脑屏幕会对宝宝眼睛产生刺激。因此，新妈妈千万不可抱着宝宝看电视和上网。

▶ 不要长时间读书看报

产妇在生产后经过一段时间的休息，可使因妊娠引起的各种生理负担减轻或消失，体力逐渐恢复到妊娠以前的状态。如果产妇体力已完全恢复，当然可以读书看报。但前提是产妇在孕期没有合并妊娠高血压综合征，且血压正常，眼底没有病变，也没有其他疾病。阅读时应注意以下事项：

姿势正确

阅读姿势要正确。产后刚开始的几天建议采取半坐姿势看报读书，不要躺着或侧卧阅读，以免影响视力。

适时适量

阅读时间不宜太长，以免引起视力疲劳；尤其晚上不能看得太晚，否则会影响睡眠，睡眠不足会使乳汁分泌量减少。

亮度适中

光线不要太强，以免刺眼，但也不要太暗，影响阅读，保持亮度适中即可。

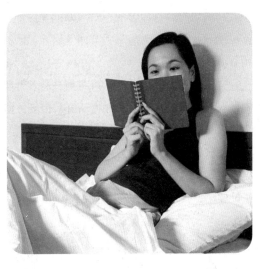

▶ 不要立即戴隐形眼镜

受体内激素的影响，新妈妈产后结膜杯状细胞和其他腺体的分泌会减少，导致泪液分泌减少，泪膜的均匀分布受到破坏，如果产后立即戴隐形眼镜，势必会影响佩戴的舒适度和眼部健康。

▶ 避免伤心流泪

月子期的新妈妈应尽量避免伤心流泪，这是因为，产后女性血流不足，各器官能分配到的血液会比平时少，如果眼睛经常流泪，就会造成血液循环不良，使眼睛等身体各器官更容易疲劳。此外，经常伤心，对新妈妈的情绪调节也不利，甚至可能引发产后抑郁症。

月子里避免碰冷水

大量数据显示，很多新妈妈们产后都落下了风湿病和关节痛的毛病，这与月子期间碰冷水不无关系。众所周知，产后碰冷水是产后休养的大忌，会严重影响到产妇的身体恢复。女性子宫本身就很怕冷，产后身体格外虚弱，一旦碰凉水，势必会影响产后康复的进程，还会增加今后患风湿病的概率。所以，月子期间一定不能碰冷水，应做好保暖防寒措施。

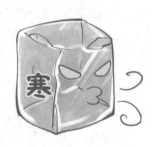

慎用空调和电扇

新妈妈产后身体虚弱，对风寒的适应能力差，如果不慎被风直吹或者室内温度太低，都可能导致习惯性头痛、关节痛等病症。因此，一般情况下，不建议新妈妈居住的房间使用空调、电扇。

如果是在盛夏坐月子，可将窗户斜着开半扇，让自然风斜着吹进来，这样既可保持室内通风，又可使室内空气保持新鲜。但要注意，对流风不能吹到新妈妈和宝宝。如果不能避免，可以在房间通风时让新妈妈和宝宝暂时去另外的房间。如果开窗通风效果不大，可将电扇打开对着墙扇风，以使室内空气得以流通，也可以将空调调到稍低于常温的温度，但不能调得太低。无论是电扇还是空调，都不能对着新妈妈和宝宝吹，待室内温度降下来了就要关掉，不能吹太久。

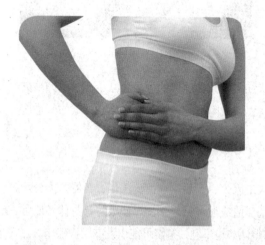

做好腰部和双脚的保暖

产后的新妈妈由于身体虚弱，非常容易受凉，特别是腰部，从怀孕起就承受着较大的负担，更容易受到风寒的侵袭。因此，在坐月子期间，要重点做好腰部的保暖。天气变冷时，应及时添加衣物，避免冷风直吹，引起或加重腰痛。

月子里新妈妈还要做好脚部的保暖，因为脚部的穴位很多，尤其是脚底还有一个保健要穴——涌泉穴。涌泉穴是足少阴肾经的源头，而肾怕寒凉，因此要想保持肾脏健康，就要做好双脚的保暖工作。月子里，如果在冬天和春天寒气较重的时候，新妈妈下床活动，应穿上袜子，这样有助于防风防寒；如果是在夏天，可以不穿袜子，直接穿柔软的能包住脚跟的布拖鞋即可，注意一定不要让脚暴露在风下，更不要光脚在地板上走。另外，建议经常用温水洗洗脚，这样不仅可以保持足部卫生，还有助于体内血液流通。

避免月子期劳累

妊娠期间，准妈妈为了给胎儿输送营养已经消耗了大量精力，在经历了艰辛的分娩历程后，新妈妈的身体状况更是非常虚弱、疲乏。产后的新妈妈生殖道的伤口和肿胀充血情况需要调整恢复，各个脏器处于待调理休养的状态，体内的内分泌也将经历一场重大调整，因此这时的新妈妈需要充分休息，不能过于操劳。然而产后新妈妈往往肩负着照顾新生宝宝的重担，为不时醒来哭闹的宝宝喂奶、换尿布，这让新妈妈感到筋疲力竭。研究表明，疲倦是造成产后情绪低落与抑郁的主要因素。因此，如果新妈妈过度操劳，就会导致睡眠不足，从而引起心情烦躁，严重者将可能导致产后抑郁症，这对宝宝的生长发育也十分不利。

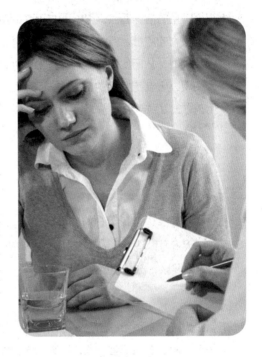

为了不让新妈妈太劳累，家人要多为新妈妈提供帮助。比如晚上，让新妈妈早点入睡，家人先照顾宝宝，等到夜间宝宝要吃奶的时候，再将宝宝抱到新妈妈身边哺乳，然后再由家人安抚宝宝入睡。白天时，家人可以帮助新妈妈给宝宝换尿布、洗澡等，尽管不要让新妈妈为过多杂事儿操劳。

哺乳妈妈用药需慎之又慎

处于哺乳期的新妈妈，用药必须要慎重。因为大多数药物可以通过血液循环进入乳汁，影响宝宝健康，甚至可能抑制宝宝的骨髓生长等。处于哺乳期的新妈妈，如果在此期间必须用药，则必须按照医嘱，并严格遵守如下原则：

◆避免应用禁用药物，如必须应用，应停止哺乳，宝宝改为人工喂养。

◆哺乳妈妈必须用药，但该种药物对宝宝的安全性未能证实时，应暂停哺乳，改为人工喂养。

◆哺乳期应减少不必要的用药，以避免药物不良反应影响母婴健康。

◆确定哺乳妈妈用药指征，并选择疗效好、半衰期短的药物。使用剂量大或疗程长的药物时，应检测宝宝的血药浓度。

◆根据医生的指导适当调整哺乳与用药的时间，避免在乳汁中药物浓度较高时哺乳，增加宝宝吸收的药量。新妈妈可在哺乳后马上服药，并尽可能推迟下次哺乳时间，至少要间隔4小时，从而使更多的药物排出体外，尽量降低乳汁中的药物浓度。

◆密切观察宝宝吃奶后的反应。

◆用药方式以局部用药或口服用药为好。

月子里洗澡注意事项

产后洗澡能促进体内代谢物的排出，缓解肌肉和神经的疲劳。一般而言，顺产妈妈在产后2~5天就可以洗澡了，恢复较好的剖宫产妈妈产后2周左右就可洗澡。但是为了保障月子期妈妈的健康，洗澡也要注意以下方面：

◆新妈妈洗澡宜采用淋浴，不宜用盆浴，以免污水进入阴道，引起感染。

◆每次洗澡的时间不宜过长，以5~10分钟为宜。

◆洗澡时要用弱酸性的沐浴用品清洗外阴，注意不要冲洗阴道内部。

◆洗澡后，应先将身体擦干，穿好衣服后再出浴室，防止受凉。

◆新妈妈不宜在饥饿或饱腹时洗澡，洗澡后可以适当进食，以补充消耗的体力。

◆新妈妈洗澡时应避免大汗淋漓，因出汗太多易致头昏、胸闷、恶心欲吐等。

◆夏天温度较高，洗澡时的水温也应该保持在37℃左右，不可贪图凉快，洗澡时要注意保持空气流通。

◆冬天洗澡时，浴室温度要适宜，可将浴室温度调至26℃左右后再进去。洗澡时水温也不宜过高，避免出汗过多，引起头晕等不适。

◆沐浴后在全身擦上保湿润肤乳。目前市场上的润肤乳有很多种，新妈妈可以根据自己的皮肤类型选择合适的产品。

月子里洗头、梳头有讲究

有的新妈妈人认为月子里洗头容易感冒着凉，因此长时间不洗头。这种做法是不对的，因为全身不洁净只会增加患病的风险。此外，新妈妈要纠正月子期不能梳头的错误观念。月子期正确梳头，可以刺激头皮，对头皮起到按摩的作用，并促进局部的血液循环，防止脱发。梳头还可以清理头发中的污垢，保证新妈妈的个人卫生，并具有提神的作用。

▶ 洗头的注意事项

不管是在哪个季节坐月子，如果伤口愈合良好，产妇是可以洗头的，但要注意方法：

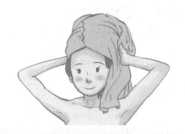

◆新妈妈洗头时不要忘了清洗头皮，可以用手指轻轻按摩，不可用力。

◆洗头的水温要适宜，以37℃为宜。

◆月子期的洗发产品要安全、无刺激，不宜使用化学添加剂过多的洗发用品。

◆洗头后要及时用洁净的干毛巾擦一下，然后用吹风机将头皮、头发吹干，以免着凉。新妈妈不要太晚洗头发，以防头发未干透就睡觉，引起头痛。

▶ 梳头的讲究

月子期梳头虽好处多，但也要注意方法，用对方法才能起到好的效果。

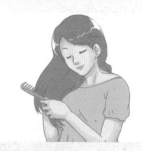

◆新妈妈不宜使用新梳子，因为新梳子较为尖利，容易刺痛头皮。

◆新妈妈可以早晚各梳一次头，不要好几天才梳一次，以免头发打结，梳头时引起头皮和头发损伤。

◆梳头时不可用太大的力气，要顺着头皮轻轻梳理。

◆新妈妈的头发出现打结时，应该从发梢梳起。

◆新妈妈可以备两把梳子，一把在头发打湿后使用，另外一把在头发吹干后使用，这样可以有效减少细菌的传播。另外，梳子应该经常进行清洗，避免头发上的脏物长时间保留，滋生细菌。

新妈妈刷牙、漱口的方法

月子里新妈妈进食高蛋白、高糖食物较多，如果不刷牙，就不能及时清除食物残渣及其他酸性物质，容易在口腔中滋生大量细菌，腐蚀牙齿，从而引起牙周炎、齿龈脓肿等口腔疾病。月子里的新妈妈身体比较虚弱，新陈代谢正处于调整阶段，因此，刷牙漱口与平时不一样，要注意讲究方法。

▶ 产后刷牙要用温水

产后不可轻易碰冷水，因为新妈妈产后身体虚弱，对寒冷刺激较为敏感，牙齿对冷水的刺激也格外敏感，所以产后刷牙宜用温水。

▶ 产后头 3 天指刷法

产后前3天，新妈妈可以采用指刷法，即将右手食指洗干净，或者将纱布缠在手指上，挤上牙膏，将手指当作牙刷按照上下方向在牙齿上来回擦拭。这种刷牙方式可以活血通络、坚固牙齿、避免牙齿松动。

▶ 细致刷牙，轻柔呵护

月子里的其他时间，刷牙前要用温水将牙刷泡软，可以使用特质的月子牙刷，月子牙刷是用海绵或软毛制成的，可以减少牙刷对牙龈的伤害。刷牙时动作要轻柔，不能横冲直撞，宜采用竖刷的方式。刷牙的顺序应是上牙由上往下，下牙由下至上，咬合面上下来回刷，并且保证牙齿的内外侧都要刷到，早晚各刷一次，这样才能保持牙齿的清洁。

▶ 漱口有方

月子期，新妈妈不仅要刷牙，而且还应该漱口，这样才能更好地清理食物残渣，避免牙齿受到腐蚀，还可以有效防止牙龈炎、牙龈出血、牙齿松动等。

漱口方法	具体做法	适用范围
温水漱	含入一大口温水，闭目，鼓起腮部，让温水充分接触口腔各个部位，同时利用水的冲击力反复冲击口腔内部，使食物残渣被卷入水中，片刻后吐出，重复几次	饭后
盐水	将3克盐放入口中，再含入温水，待盐慢慢融化，并利用腮部的力量使盐水来回冲洗口腔	早上刷牙时
药液水	用中草药煎水或将中草药用沸水浸泡，待药液变温后去渣含漱	有口臭、牙龈炎等症状的情况下

四季坐月子起居要点

不同的季节气候有差别，月子期间的护理方式也有所不同，根据季节变化坐月子，合理安排月子期的生活，才能更好地调理身体。

▶ 春季月子期呵护

春季气候不稳定，也是传染病多发的季节，新妈妈和宝宝都要做好防护工作，避免感染疾病。一般需要注意以下几点：

- ◆春季气候转暖，每天可以多开窗、开门，使室内空气流通。
- ◆春季昼夜温差大，新妈妈要注意保暖，睡觉时要关窗，避免受凉。
- ◆坐月子期间减少探望人员，春季流行病高发，频繁接触外来人员容易造成新妈妈感染。

▶ 夏季月子期呵护

夏天天气炎热，新妈妈出汗较多，但也不能贪图一时凉快而做一些不利于产后恢复的事。新妈妈夏季坐月子需注意以下几点：

- ◆新妈妈容易出汗，尤其要注意产后卫生，身体恢复较好的情况下，要勤洗头、洗澡。
- ◆天气炎热时，可以使用空调或风扇降温，但新妈妈不能直接对着吹。
- ◆新妈妈不可贪凉，不能吃冷食，也不要用冷水洗脸、洗手。
- ◆可以准备两套短袖衣服在白天换着穿，准备两套长袖衣服在夜间换着穿。衣服要宽松、吸汗，利于散热。

▶ 秋季月子期呵护

秋季干燥，天气多变，灰尘较多，除了要注意室内温湿度的变化，还要注意防风润燥。新妈妈应该做到以下几点：

- ◆秋季早晚温差大，衣服需要多穿一件，睡觉前要检查门窗是否关严，以免夜里受凉。
- ◆在干燥的天气，新妈妈要多喝水，保持呼吸道和肺部的正常湿度。
- ◆家里要时常开窗透气，新妈妈和宝宝要注意避免吹过堂风。
- ◆秋季适合户外活动，在月子期的后两周，如果新妈妈身体恢复较好，可以适当外出。
- ◆新妈妈切忌接触冷水，以免引起腹痛及日后月经不调等。

▶ 冬季月子期呵护

冬季天气寒冷，虽少出门，新妈妈在家也要注意防寒。有以下事项需要注意：

◆冬季空气干燥，注意增加室内湿度，必要时可以使用加湿器。

◆天气寒冷，经常会使用取暖用品，因此房间要经常通风换气，每天至少应开窗15分钟左右，开窗时妈妈和宝宝可以先转移到别的房间里。

◆新妈妈可以根据室内温度选择合适的衣服，可以选择宽松的棉质睡衣，舒适，也便于哺乳。

高龄妈妈的月子护理经

高龄妈妈不仅怀孕较为困难，产后身体也会比普通妈妈更虚弱，出现产后并发症的概率会更高，为了保证高龄妈妈恢复身体，月子期的照顾更应该考虑周全。

▶ 高龄妈妈需要静养

高龄产妇中选择剖宫产的新妈妈较多，产后需要长时间静养才能使身体恢复，因此月子期的休养环境应该安静，空气要流通，且不被外界所打扰。高龄妈妈在静养的同时，家人也应该鼓励她适当走动，在手术6小时后，应该多翻身，这样可以促进瘀血的排出，同时减少感染，防止发生盆腔静脉血栓炎和下肢静脉血栓炎，但是不能长时间行走或者站立。

▶ 密切观察身体变化

高龄妈妈在孕期更容易出现妊娠高血压、妊娠糖尿病等疾病，产后也更容易出现贫血等疾病。因此，月子期家人要注意观察高龄妈妈的身体变化，一旦发现异常情况，要及时就医。

▶ 多替高龄妈妈分担，多多陪伴

高龄妈妈身体新陈代谢慢，恢复速度也慢，月子期生病容易落下病根，家人应多分担照顾宝宝的责任，避免高龄妈妈因身体疲劳而引起疾病。

高龄产妇由于年龄较大，再加上体内激素的变化，产后较育龄期的产妇更可能发生抑郁症。所以高龄产妇家人要多陪在她身边，给予产妇更多的关心和呵护，多陪高龄妈妈说话，让其释放心中的压力和不良情绪。当家人发现高龄妈妈的情绪不稳定时，一定要尽力安抚她，并精心照顾好宝宝，让妈妈放心。

▶ 高龄妈妈要保证阴道卫生

高龄妈妈的恢复能力较差，阴道自净能力和免疫力下降，容易出现妇科疾病。因此，在月子期要每天清洗会阴，保证阴道的卫生，提高免疫力，降低产道感染的风险。

二孩妈妈坐月子要更花心思

生完二胎宝宝，细心的二胎妈妈会发现，自己的身体情况和生完大宝时并不完全相同。第一次坐月子积累的经验可以在此时继续发挥作用，但并不是简单地复制流程。相较于第一次坐月子，这次你需要更多的精心护理。

很多年轻的妈妈往往在月子期间非常容易忽视大宝，一方面二宝的到来分散了她们的注意力，另一方面刚生完孩子确实需要忙碌的事情有很多，自己的身体也需要恢复。这样就很容易让大宝有一种被孤立感，大宝的情绪也因此容易变得激烈起来。因此，二胎妈妈的月子可不能再像生大宝时那样过了。

坐月子期间，妈妈除了要好好调养身体之外，还要合理安排时间，不仅要安排好时间照顾二宝，更要抽出时间多陪陪大宝。一般来说，二宝在月子里基本上就是吃了睡、睡了吃，对于妈妈的"陪伴需求"相对不多，所以，妈妈除了给二宝喂奶之外，很多事情都可以交给家人来做，自己则可以多陪陪大宝，和他谈谈心，并告诉他，妈妈一直都会喜欢他。

月子期间，爸爸的协助也很关键。坐月子的妈妈肯定是很忙碌的，而且自身身体也需要调养，这时爸爸一定要抽出更多的时间来分担妈妈肩上的担子，多照顾新妈妈和两个孩子。

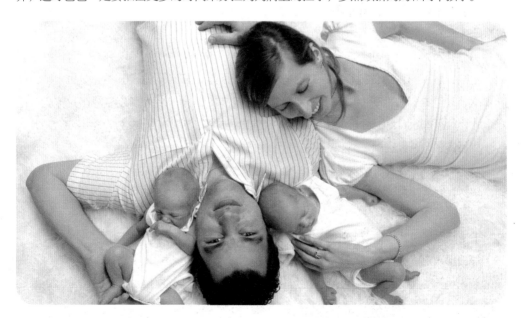

新妈妈的月子饮食

产后新妈妈的身体非常虚弱，既要恢复自身的生理功能，同时还要哺乳，因此，需要摄取充足的热量和各种营养素，同时还要照顾到尚未完全恢复的肠胃功能，在饮食上要注意的方面很多，新妈妈要做到心中有数。

新妈妈月子里的饮食重点

合理的膳食搭配不仅可以让新妈妈尽快恢复，还可以保证有充足的乳汁进行哺乳，下面让我们来看看月子期有哪些饮食重点。

▶ 月子饮食 4 要点

月子期的饮食主要有以下4个要点，新妈妈要把握好原则，合理进食。

饮食要清淡、细软、易消化

产后的饮食应以精、杂、稀、软为主要原则。具体地说，就是指饮食要"精炼"、食物品种要多样、水分要多一些、食物要细软易消化。因为新妈妈刚刚生产完，身体还很虚弱，肠胃消化功能也没有完全恢复，很多新妈妈产后还有牙齿松动的情况。过硬的食物一方面对牙齿不好，另一方面也不利于消化吸收，因此新妈妈的饭要煮得软一些，少吃油炸或坚硬带壳的食物。

另外，新妈妈月子期的饮食要清淡，少吃或不吃重口味的食物，以免影响身体健康。如，辛辣、酸涩的食物会刺激新妈妈虚弱的胃肠，引起便秘等不适；摄入过多甜食，会影响食欲，并造成脂肪堆积而引起产后肥胖；摄入过多的盐分，会使水分滞留在身体里，造成水肿；含辛香味的食物可通过乳汁进入宝宝体内，影响宝宝的健康发育，等等。

少量多餐，荤素搭配

新妈妈虽然需要比平常摄入更多的热量，为宝宝提供足够的乳汁，但是饮食搭配要均衡，切勿太油腻，否则不仅胃口会变坏，还可能造成宝宝脂肪泻，大便呈泡沫状。

新妈妈在月子期以一日六餐为宜，早中晚三餐中间加餐两次，再加一顿夜宵。少食多餐对于新妈妈来说非常重要，既可保证自身的健康，也能保证母乳的充足。

每日摄入热量要合理

新妈妈虽然因为哺乳消耗了大量的能量，但是也不能任意地增加饮食。通常，新妈妈产后每天需要2700～2800千卡热量，饮食量大致应比怀孕前增加30%左右。月子里，为了自己跟宝宝的健康，新妈妈要按时吃饭，粗细粮搭配，菜谱也要考虑营养的均衡，尽量多样化，不挑食、不偏食。

温和进补，重质不重量

很多新妈妈在宝宝一落地时就开始进补各种催乳汤水，事实上，产后两三天大多数新妈妈乳腺管还没完全畅通，因此不要急着喝催奶汤。不然奶水有了，乳腺管还没通，容易胀奶，患乳腺炎等疾病。产后进补，要注意温和和循序渐进，以便身体能更好地接受。

▶ 月子期间需重点补充的营养

月子期间，产妇一方面要修复生产过程中身体的损伤，一方面要分泌乳汁，还要补足孕期可能出现的营养储备亏空，对各种营养素的需求水平是非常高的，几乎达到女性一生当中的最高水平。

适当增加蛋白质的摄入

在怀孕分娩的过程中，女性自身丢失的蛋白质较多；分娩后，如果哺乳，蛋白质也会随着奶水流失。蛋白质不足，既影响母体健康，也影响泌乳质量。所以，月子里需要较多的蛋白质，一般哺乳妈妈每天比普通人要多摄入20克蛋白质。

增加钙和铁的摄入

月子里的新妈妈都需要补钙，因为妈妈本人和婴儿都需要钙，通常情况下，哺乳期的新妈妈普遍都会发生骨密度低下的情况，为此，新妈妈每天应补充1200毫克钙。

铁是血液中血红蛋白的主要构成成分。孕期胎儿需要吸收铁元素来满足自身的身体要求。在此过程中，孕妇会损失自身的一部分铁元素。在生产的时候，又会出现失血的情况，铁元素进一步流失。因此，产妇需要补充大量的铁元素，以补给自身的亏空。多吃些含铁丰富的食物是不错的选择。

保持适当的能量摄入

月子期大鱼大肉的饮食会令新妈妈身材变形，营养过剩，月子餐一定要控制能量的摄入，具体的摄入量要视是否哺乳来决定。如若不哺乳，就不需要额外补充能量，按正常的劳动强度摄取能量就可以；如若是哺乳妈妈，则每天要比正常人多增加500千卡的能量，以保证乳汁的供应。

保证摄入必需脂肪酸

新妈妈要注意摄取必需脂肪酸，尤其是哺乳妈妈，饮食中的脂肪含量及脂肪酸组成，会影响乳汁的质量，密切关系到宝宝的健康。

不可缺少的水溶性维生素

新妈妈膳食中的B族维生素和维生素C的摄入量要充足，因为这些水溶性维生素可以通过乳腺转移至乳汁，但转换率很低，如果B族维生素和维生素C摄入不足，就满足不了新妈妈的需求。

▶ 月子期不同阶段的饮食重点

月子里的饮食安排很有讲究，新妈妈需要根据身体恢复的状况，分阶段摄取合理的食物。

产后第1周，以"排"为主

本周主要是将新妈妈体内多余的水分、毒素以及恶露排出体外，由于刚生产完身体较为虚弱，胃口差，一定不能吃大补的食品，如果强行吃下，只会让胃口更加糟糕。此时新妈妈宜注意清淡饮食、荤素搭配，烹饪过程中尽量少放盐、酱油等调味料，保证口味清淡和营养均衡。同时，可以适当进食用麻油炒的菜，因为麻油能降低人体胆固醇水平，与一般食用油相比不易长脂肪，还能加速恶露排出。

红糖、鸡蛋、小米、芝麻等是适合在产后第1周食用的食材，它们营养丰富，易于消化，非常符合新妈妈的营养需求。

产后第2周，补血为主

进入月子的第2周，新妈妈的伤口基本上愈合了。排出了恶露，经过上一周的精心调理，胃口明显好转。这时可以尽量多吃补血的食物，调理气血，补足生产时的亏空。苹果、梨、香蕉等水果富含铁质，动物内脏更富含铁元素，是较好的补血剂。

产后第3～4周，催奶好时机

宝宝长到半个月后，吃奶量比刚出生时多了不少，很多新妈妈开始担心母乳不够吃，这个时候就可以开始吃催奶食物了。汤类食品非常适合用来催奶，也是传统的补奶方法。现代科学证明，坚果中富含蛋白质、维生素和钙、铁、锌等矿物质，特别适合作为新妈妈的营养食品。将坚果粉碎后冲水喝，不用添加其他成分，就是很好的催奶食物。

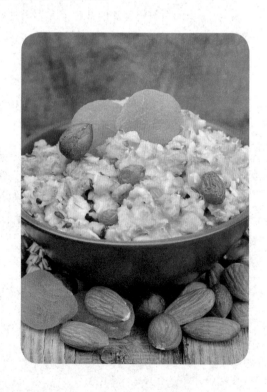

产后第5～6周，适当进补

新妈妈的身体此时已经渐渐恢复，此阶段的饮食主要以增强体质、滋补元气为主。可适当多吃一些富含蛋白质、维生素A、维生素C、钙、铁、锌、硒的食物，能有效增强体质。

▶ 根据身体情况，按需搭配月子餐

坐月子期间，新妈妈的饮食应科学合理地进行搭配。考虑到每个人的情况不同，新妈妈要结合自己的需要来选择月子餐。

生产方式不同，月子餐搭配不同

顺产妈妈第一餐补充糖类有利于恢复体力，蛋白质可以快速修复身体，维生素C和铁为必需的营养素，可以帮助身体补血。产后1周内注意多吃少渣饮食，避免硬便和便秘；不吃辛辣和刺激性食物；适当吃一些粗粮；伤口愈合前要少吃鱼类。

剖宫产妈妈通常术后6小时内禁食禁水，6小时后可以喝一点水，以刺激肠道蠕动。待胃肠功能恢复后可以吃流食，但不要进食牛奶、豆浆、鸡蛋、红糖水等胀气食物。

哺乳与否的搭配

哺乳的新妈妈要注意多食汤汁类食物，如鸡汤、排骨汤、鱼汤等，这些汤品对促进乳汁分泌很有好处。

非哺乳的新妈妈饮食以促进产后恢复为主，在不影响身体恢复的前提下，可以适当控制饮食，挑选有利于瘦身的食材。

根据体质进行搭配

寒性体质的新妈妈，可以食用一些温补的食物或药物，达到养血补气的目的，如麻油鸡、四物汤等；补充营养时不能太油；食用水果时尽量吃温热性质的，如荔枝、龙眼、苹果等。

热性体质的新妈妈，滋补的食品注意不要太热，可以吃些山药鸡、黑糯米、鱼汤等；蔬菜类可选丝瓜、冬瓜、莲藕等；汤类可以选择如木瓜、鱼尾煲花生汤，通草、北芪煲猪脚等。

中性体质的新妈妈，可以食补与药补交叉进行，没什么特别的问题。如果补了之后口干、口苦或长痘，就停一下药补，可以吃些降火的蔬菜。

患病的饮食搭配

有便秘的新妈妈，应增加蔬菜、水果的摄入量。此外，每日清晨起床后可以喝一杯淡盐水，对缓解便秘有好处。

患有贫血的新妈妈，要格外重视补气血和调养身体，应尽量多吃一些含铁的食物，同时还可以在医生的指导下服用一些补血的药物。

孕期患有妊娠高血压综合征的新妈妈，产后饮食要注意控制盐的摄入量，以便使血压尽快恢复正常。

产后水肿的新妈妈睡前要少喝水，饮食要清淡，不要吃过甜、过酸或过咸的食物，以免加重水肿。补品也要适当控制，以免加重肾脏负担，不利于水肿的消退。

不同的季节，不同的饮食方案

新妈妈春季坐月子要注意多喝水，可以适当地吃一些当季的瓜果蔬菜；夏季坐月子饮食一定要讲究质量，食物要少而精。有时候天热难免胃口不佳，不必刻意强迫自己吃东西，可以采取少食多餐的方法；秋季正是滋补的季节，除了进补一些汤水，还应当加入一些滋阴的食物，如银耳汤，以对抗秋燥；冬季坐月子，饮食一定要禁寒凉，多吃一些温热的食物，如果要吃水果，可以将之切块后用水稍煮一下，连渣带水一起吃。

产后不挑食，胜过"大补"

产后新妈妈每天所需热量为2700~2800千卡，蛋白质80克。虽然每个人的情况并不完全相同，但还是应比怀孕前的饮食量增加30%左右。

因此，新妈妈完全没有必要"大补特补"，只要饮食合理、营养丰富就可以了。菜谱要考虑营养的均衡性，做到不挑食。主食要比怀孕晚期增加一些，还要多吃富含蛋白质的食物。过度地加强营养只会造成体重的增加，太多的补品不仅新妈妈身体承受不了，大量的营养还会进入乳汁中，影响新生儿的身体健康。

饭前先喝汤，更利于消化

月子餐少不了汤汤水水，关于喝汤，有很多讲究，特别是喝汤的时间。一般来说，不建议新妈妈边吃饭边喝汤，或以汤泡饭，以及吃过饭后再来一大碗汤，这样会阻碍食物的正常消化和吸收。特别是饭后喝汤，会冲淡食物消化所需要的胃酸，月子餐本来就比平时吃得多，需要大量的胃酸，此外，米饭、面食、肉食等淀粉及含蛋白质成分高的食物一般需要在胃里停留1~2小时，甚至更长时间，才能被完全消化。

产后喝肉汤有讲究

月子期的各种汤品，如猪蹄汤、瘦肉汤、鲜鱼汤、鸡汤等含有丰富的水溶性营养，对新妈妈产后体力恢复和乳汁分泌有显著的促进作用。但新妈妈喝肉汤也是有学问的。如果产后乳汁迟迟不下或乳汁很少，就应早喝点肉汤，以促进下奶；反之则应晚喝肉汤，以免过多分泌乳汁造成乳汁瘀滞。有人给新妈妈做汤，认为越浓、脂肪越多，营养就越丰富，以致做出含有大量脂肪的猪蹄汤、肥鸡汤等，实际上这样做很不科学。肉汤过浓，脂肪含量高，乳汁中的脂肪含量也就越多。含有高脂肪的乳汁不易被新生儿吸收，往往会引起新生儿腹泻，损害身体健康，而且会让新妈妈发胖，可以在烹饪时撇去浮油，或者在煮鸡汤之前去除鸡皮。

科学补充盐分

过去，在月子里吃的菜和汤里不能放盐，认为放盐就会没奶，这是不科学的。盐中含有钠，如果新妈妈限制钠的摄入，影响了体内电解质的平衡，就会使食欲受到影响，进而影响到乳汁的分泌，阻碍宝宝的身体发育。但是如果盐吃多了，也会加重肾脏的负担，对肾脏不利，还会使血压升高。因此，月子里的新妈妈不能过多吃盐，但也不能完全"忌盐"，应该科学地补充盐分。

月子里的饮食禁忌

女人坐月子时不是什么都能吃的，不管是刺激性强的食物还是主要的调味料，或是营养价值较高的人参等，因为不合理的饮食不管是对产妇本身还是对母乳喂养的胎儿，都是百害而无一利的。

▶ 忌寒凉性食物

由于分娩消耗大量体力，产后新妈妈的体质大多是多虚、多瘀的。中医主张月子里的饮食以温补为主，忌食寒凉性食物，否则易伤脾胃，使得产后气血不足，难以恢复。需要注意的是，寒凉性食物不仅包括物理意义上冷的食物，如冷饮、冰激凌等，还包括性寒凉的食物，如螃蟹、苦瓜等。

▶ 忌辛辣燥热食物

产后新妈妈大量失血、出汗，同时组织间液也较多地进入血循环，故机体阴津明显不足，而辛辣燥热食物均会伤津耗液，使新妈妈上火，口舌生疮，大便秘结或痔疮发作，而且会通过乳汁使婴儿内热加重。故月子里的妈妈要忌辛辣燥热的食物。

▶ 忌坚硬、粗糙食物

新妈妈脾胃功能尚未完全恢复，如果饮食过于坚硬、粗糙，人体很难消化吸收，不利于新妈妈产后恢复。此外，坚硬、粗糙的食物在口腔咀嚼时对牙齿也是一个挑战，因为产后新妈妈的牙齿容易松动，所以，月子期不要吃坚硬、粗糙的食物。

忌过多进食味精

味精的主要成分是谷氨酸钠，一般情况下，成人摄取谷氨酸钠是无害的。但是，哺乳的新妈妈应尽量少吃味精。因为味精中所含有的谷氨酸钠会通过乳汁进入婴儿体内，从而与婴儿血液中的锌发生特异性结合反应，生成不能被机体吸收的谷氨酸，而锌却随着尿液排出体外，使婴儿患上缺锌症，不仅易出现味觉差、厌食，而且还可造成其智力减退、生长发育迟缓等不良后果。对12周以内的婴儿来说，这种影响特别大。

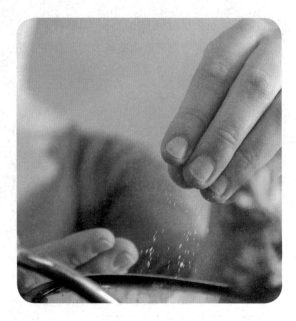

忌过于油腻的食物

产后新妈妈胃肠胀力及蠕动力均较弱，过于油腻的食物，如肥肉、板油、花生米等应尽量少食，以免引起消化不良。同样地，油炸食物也比较难以消化，新妈妈也不应多吃。并且，油炸食物的营养在油炸过程中已经损失了很多，比其他食物营养成分要差，多吃并不能给新妈妈增加营养。

新妈妈饮食宜清淡，尤其在产后5～7天之内，应以米粥、软饭、蛋汤、蔬菜等为主，不要吃过于油腻的食物，如鸡、猪蹄等。产后1周左右，若脾胃消化功能正常，可适量进补鱼、肉、鸡、猪蹄、排骨等食物。

忌过于酸咸的食物

新妈妈身体各部位都比较虚弱，需要一个恢复的过程，如果摄入过酸的食物，会损伤牙齿，日后留下牙齿疾病的隐患；过咸的食物则容易使水分积聚在体内，造成水肿。咸味食物中还含有钠离子，会增加新妈妈的血液黏稠度，间接影响新陈代谢，造成血液循环减缓。此外，有一部分咸味食物有一定的回奶功效，会影响哺乳。

不过，食醋中含有3%～4%醋酸，若仅作为调味品食用，与牙齿接触的时间很短，所以不至于在体内引起什么不良作用，还可以促进食欲，因此醋可以作为月子餐的调味品食用，不必禁食。

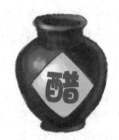

▶ 忌产后立即服用人参

有的新妈妈产后急于服食人参，想补一补身子，其实这是有害无益的。人参含有多种有效成分，这些成分能对人体产生广泛的兴奋作用，其中对人体中枢神经的兴奋作用能导致服用者出现失眠、烦躁、心神不安等不良反应。而刚生完孩子的新妈妈，精力和体力消耗很大，需要卧床休息，如果此时服用人参，反而会因兴奋而难以安睡，影响精力的恢复。

另外，人参是补元气的药物，能促进血液循环，加速血的流动。这对刚刚生完孩子的新妈妈十分不利。因为分娩过程中，内外生殖器的血管多有损伤，服食人参，有可能影响受损血管的自行愈合，造成血流不止，甚至大出血。因此，新妈妈在生完孩子的一个星期之内，不要服食人参，而分娩7天以后，新妈妈的伤口已经基本愈合，此时服些人参，有助于新妈妈的体力恢复。但也不可服用过多。人参属热物，会导致新妈妈上火或引起婴儿食热。其实，新妈妈食用多种多样的食物来补充营养是较为科学的进补方法。

▶ 忌产后立即吃老母鸡

在生活中发现，不少产妇产后即使立即进补老母鸡，再加上其他营养丰富的食品，仍会出现奶水不足的情况，不能满足婴儿的营养需求。这是因为新妈妈在分娩以后，血中雌激素与孕激素水平大大降低，这时只有催乳素才能发挥作用，促进乳汁的形成。母鸡肉中含有一定量的雌激素，因此，产后立即吃老母鸡，会使产妇血中雌激素的含量增加，抑制催乳素的效能，以致不能发挥作用，从而导致产妇乳汁不足，甚至回奶。雄激素具有对抗雌激素的作用，公鸡肉中含有少量雄激素，因此，产后可以吃公鸡，促进泌乳。

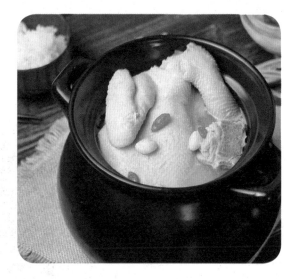

当然，这里只是忌产后立即吃老母鸡，是指产妇产后7～10天以内不宜吃，分娩10天以后，在乳汁比较充足的情况下，可以炖老母鸡吃，这对增加产妇营养、增强体质是大有好处的。

▶ 忌大麦及其制品

大麦及其制品，如大麦芽、麦乳精、麦芽糖等食物具有回乳作用，所以产后仍在哺乳期的新妈妈应忌食。

▶ 忌易过敏食物

对于产前没有吃过的食物，新妈妈在产后也不要轻易尝试，特别是对于过敏体质的新妈妈来说，如果不慎吃了一些容易过敏的食物，可能会引起不良的过敏反应，影响自身的身体恢复和宝宝的生长发育。

▶ 不宜饮用茶水

产后新妈妈需要补血养身，而茶叶中的鞣酸会影响食物中铁元素的吸收，很容易让新妈妈患缺铁性贫血。大量的鞣酸还会抑制乳汁分泌。另外，茶叶中的咖啡因也可能通过乳汁进入宝宝体内，影响他的神经系统和心脏。所以，在月子期乃至整个哺乳期新妈妈都不宜饮用茶水。

▶ 不宜多吃巧克力

很多人认为，对于产后身体虚弱的新妈妈来说，吃几块巧克力无伤大雅，而且还能起到补充能量、恢复体力的作用。另外，产后情绪不佳的新妈妈吃上几块巧克力对改善心情也有帮助。但是，结果往往与期望的相反。如果刚生完产的新妈妈无节制地吃巧克力，会影响食欲，使身体发胖，而却缺乏必需的营养素，这当然会影响产妇的身体健康。研究证实，如果新妈妈过多食用巧克力，对婴儿的发育也会产生不良的影响。这是因为巧克力所含的可可碱会渗入母乳并在婴儿体内蓄积，损伤神经系统和心脏，并使肌肉松弛，排尿量增加，导致婴儿消化不良、哭闹不停、睡眠不稳。所以，产妇不宜多吃巧克力。

▶ 不宜多吃腌制食品

首先，蔬菜、肉类等在经过长时间的腌制之后，其中的营养成分几乎被破坏殆尽，对新妈妈来说即便摄入不同种类的腌制食品，其营养还是不够的；其次，腌制食品为了保证成品味道鲜美和不腐败，会在制作过程中添加大量的盐分，新妈妈大量摄入会加重水肿，甚至导致产后高血压，盐分过高的腌制食品还会刺激新妈妈的肠道黏膜，严重的会导致胃溃疡；此外，腌菜中含有的亚硝酸盐会在胃酸的作用下转化成致癌物。所以，新妈妈不宜多吃腌制食品。

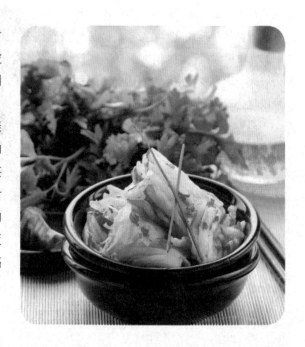

月子餐常用食材推荐

产后新妈妈在坐月子和哺乳期的饮食都有一定禁忌，很多食物不是想吃就能吃的。那么产后新妈妈吃什么好呢?

▶ 红糖

红糖因没有经过高度精练，几乎保留了蔗汁中的全部成分，它还含有维生素和微量元素，如铁、锌、锰、铬等，营养成分比白砂糖高很多。新妈妈月子吃适量红糖对产后恢复有益。

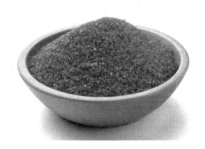

首先，红糖具有祛风散寒的功效，可驱散新妈妈体内的寒凉；其次，红糖富含的铁具有补血作用，尤其适合产后失血过多的新妈妈；再次，红糖具有活血化瘀、镇痛的作用，对于产后瘀血导致的腰酸、小腹痛、恶露不净等具有不错的改善效果；此外，红糖有健脾暖胃化食的功效，可增进新妈妈食欲、促进消化。

新妈妈摄取红糖时需要注意以下几点：

◆红糖不宜直接食用，可将其煮成红糖水。由于红糖中杂质较多，因此应先将红糖放在容器中隔水蒸45分钟，经高温消毒后再给新妈妈饮用。

◆服用红糖不可过量，时间也不可过长，否则会增加血性恶露，如果是在夏天服用，还会使新妈妈出汗增多，导致体内水分不足。

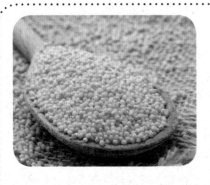

▶ 小米

小米是月子期传统的滋补食物，中医认为，小米具有养心安神的功效，能帮助产后的新妈妈稳定情绪、促进睡眠，预防产后抑郁。小米中富含维生素 B_1、维生素 B_2、蛋白质、铁和钙等营养素，膳食纤维素含量也很高，可帮助新妈妈恢复体力，并能刺激肠蠕动，增进食欲，滋阴养血。月子期食用小米，可将之熬成小米粥，小米粥不宜煮得太稀，也不可完全以小米作为月子里的主食，不然会营养不均衡。等产后新妈妈的肠胃功能恢复后可以将小米搭配其他谷类食用，做到粗细搭配，更加营养。

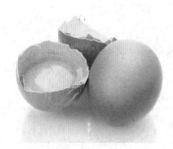

▶ 鸡蛋

鸡蛋的营养价值很高，含蛋白质丰富且利用率高，还含有脂肪、卵磷脂、卵黄素、钙、铁及维生素A、B族维生素、维生素D等，脂肪极易被人体消化吸收，并且卵磷脂和卵黄素在维护神经系统的健康中发挥着重要作用。产后吃鸡蛋，有助于体力的恢复和婴儿的生长发育。需要注意的是，鸡蛋虽然营养，但不可多吃，否则可能会导致体内蛋白质过剩，从而造成生理失调，增加肝、肾的负担。月子里长期大量吃鸡蛋还会引起消化不良，甚至导致胆固醇增高，诱发胆囊炎。一般情况下，新妈妈每天吃2~3个鸡蛋就足够了。

▶ 生姜

在中国传统习俗中，新妈妈有产后喝姜汤的习惯，所以姜也被称为"月子姜"。生姜中所含的成分与其他食物所含的营养成分有所不同，并不以维生素、矿物质等见长，它比较有代表性的成分是姜烯、姜油醇以及姜油酚。这些成分使生姜具有极强大的杀菌力，能中和自由基、抗氧

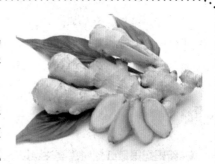

化，还能促进胃酸分泌，帮助消化，增强新陈代谢，对缓解妊娠高血压有效。另外，中医认为，生姜有疏风散寒、祛风保暖、健胃止呕的功效，能促进血行，因此，对产后体虚血弱、风多血少、肢体恶寒的新妈妈十分有益。

新妈妈摄取生姜时需要注意以下几点：

◆生姜属于辛温之物，因此新妈妈每次吃姜不宜过多。如果恶露突然增多或颜色变鲜红，应暂时停止吃姜或减少姜的摄取量。

◆生姜表皮中含有大量的营养成分，食用时应尽量少去皮，避免损失营养。

◆为产后新妈妈炖汤、炒菜时，都可配生姜食用。

▶ 胡麻油

很多人误以为胡麻油就是香油，其实香油是以芝麻味主要原料提炼而成的，而胡麻油是由胡麻榨取而来的。胡麻油的主要成分是维生素A、维生素E、油酸、亚油酸等不饱和脂肪酸。这些不饱和脂肪酸在胡麻油中的含量极高，进入人体内可转化为前列腺素，从而促进新妈妈的子宫收缩，调节体内脂质代谢，预防血栓形成。新妈妈适量摄取胡麻油还可促进产后恶露排出和子宫复旧。

▶ 鸡肉

鸡肉营养丰富，是新妈妈月子里不可缺少的食物。中医认为，鸡肉具有温中散寒、补虚益气、健脾胃、活血脉、强筋骨的功效，尤其适合产后有营养不良、贫血、虚弱、畏寒怕冷、乏力疲劳等症状的新妈妈食用。鸡肉富含磷脂类，是人体磷脂的重要来源之一，而磷与钙是一对好

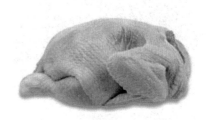

搭档，适当补磷，有助于钙的吸收，可预防新妈妈缺钙；鸡肉的蛋白质含量较高，而且容易被人体消化吸收，可增强体力、强壮身体；鸡肉含有大量维生素A，对保护视力、维护皮肤及黏膜健康具有不错的效果。

新妈妈摄取鸡肉时需要注意以下几点：

◆乌骨鸡的调理功效更为显著，如果条件允许，新妈妈可选择乌骨鸡。

◆煲鸡汤时，如果在汤中加些党参、枸杞、西洋参、黄芪等中药，滋补效果更好。

◆鸡皮脂肪含量较高，如果新妈妈摄入过多脂肪，可能会使乳汁中脂肪含量过高，从而导致宝宝腹泻。因此，煲鸡汤时，建议先去皮，出锅前再将汤面上的油撇去。

◆由于鸡肉与鲫鱼性味不和，因此喝鸡汤时要与鱼汤隔开。

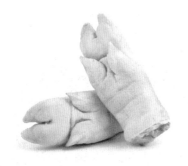

▶ 猪蹄

猪蹄含有大量的胶原蛋白，对哺乳期新妈妈能起到催乳和美容的双重作用。另外，新妈妈摄入适量猪蹄还有利于减轻中枢神经过度兴奋，对焦虑状态及产后神经衰弱、失眠等也有改善作用。

▶ 鱼肉

鱼肉味道鲜美，还含有丰富的蛋白质、钙、维生素A、维生素D等营养成分，对新妈妈产后恢复大有裨益。如果产后需要催乳，首选鲤鱼、鲫鱼，鲤鱼能促进新妈妈子宫收缩，还能催乳、利尿；鲫鱼易于消化吸收，对产后新妈妈来说，具有补虚下乳的作用。

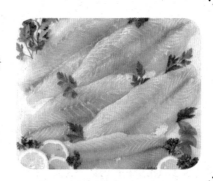

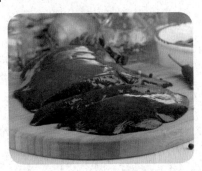

动物肝脏

中医有"以脏养脏"的说法，在妊娠、分娩过程中，新妈妈的肝脏发生了很大变化。产后急需调养以恢复功能，而动物肝脏具有养血补肝、清心明目、补益五脏的作用，是产后新妈妈理想的补血食材，适量食用可调节和改善产后贫血者造血系统的生理功能。动物肝脏含有大量的维生素A，可维持生殖功能，保护眼睛，维持正常视力，防止眼睛干涩、疲劳。而产后新妈妈生殖器官伤害大，正好可以通过摄取动物肝脏来修复。另外，哺乳妈妈适量摄取动物肝脏，对宝宝的视力发育具有较好的促进作用。

新妈妈摄取动物肝脏时需要注意以下几点：

◆肝脏是动物体内的毒物中转站和解毒器官，如果直接烹饪食用，在肝脏内残留的毒素会进入新妈妈体内，影响母婴健康。所有，买回来的新鲜肝脏不要急于烹饪，而应把肝脏在水龙头下冲洗10分钟，再放在水中浸泡30分钟，再烹饪。

◆动物中的胆固醇含量很高，过多摄入可能会导致动脉硬化。因此，新妈妈食用动物肝脏应适量，患有高血压、高胆固醇血症、肝病、冠心病的尽量不要食用动物肝脏。

甲鱼

甲鱼，又称为鳖，富含动物胶、胶原蛋白、维生素D等营养成分，能够增强身体的抗病能力及调节人体内分泌的功能，也是提高母乳质量、增强新生儿免疫力及智力的滋补佳品。虽说甲鱼对于产后新妈妈有很好的补益功效，但是，甲鱼也不能多吃，产后便秘者不宜吃甲鱼。

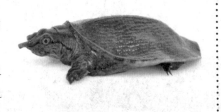

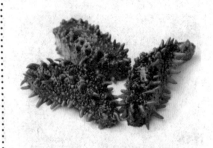

海参

海参是一种优质滋补品，它具有高蛋白低脂肪的优点，能滋阴补肾、养血益精，还有提高记忆力、延缓性腺衰老、防止动脉硬化以及抗肿瘤等作用，非常适宜产后体虚和产后便秘的新妈妈食用。要提醒新妈妈的是，海参一次不可以吃太多，以免滋补过量，适得其反。

▶ 牡蛎

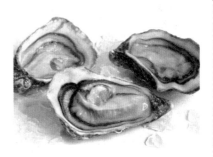

牡蛎含有丰富的钙质，可预防产后骨质疏松，还能随母乳进入宝宝体内，从而起到强化宝宝骨骼的作用；牡蛎中含有丰富的锌，不仅能提高新妈妈的抵抗力，还有助于促进宝宝成长，提高宝宝的免疫力；牡蛎中含有的叶酸和维生素B_{12}，可在体内制造红细胞，不仅能预防新妈妈产后贫血，还能防止口腔发炎；牡蛎中含有多种氨基酸及海洋生物特有的多种活性物质，可促进新妈妈的新陈代谢，有助于产后恢复；牡蛎中含有丰富的牛磺酸，可促进大脑发育，因此哺乳妈妈多吃牡蛎，可增进宝宝的智力发育；此外，牡蛎还能促进脂肪的消化和吸收，防止新妈妈产后发胖。

新妈妈摄取牡蛎时需要注意以下几点：

◆牡蛎肉通常可以生吃，但产后的新妈妈一定要做熟后再吃，否则可能引起腹痛、腹泻、呕吐、发热，甚至导致感染性腹泻、急性肠胃炎、痢疾等疾病。

◆脾胃虚弱的新妈妈禁吃牡蛎。

◆牡蛎肉不宜与糖同食，因此喝完红糖水后要间隔一段时间再吃牡蛎。

▶ 海带

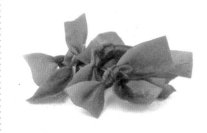

海带富含膳食纤维和碘，其中，膳食纤维能促进胃肠蠕动，防止产后便秘；碘则是制造甲状腺素的主要原料，哺乳的新妈妈适当吃些海带，可增加乳汁中碘的含量，有利于新生儿身体的生长发育，还可预防因缺碘引起的呆小症。

▶ 莲藕

莲藕是去瘀生新的理想食物，其清淡爽口，能清热凉血、益血生肌，所以对产后恶露不尽、伤口不愈合有较好的疗效。此外，莲藕还具有健脾益胃、润燥养阴等功效，非常适合产后胃口不佳的新妈妈食用。

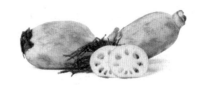

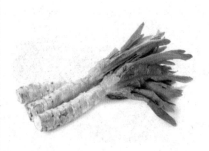

莴笋

中医认为，莴笋有清热、利尿、活血、通乳的功效，很适合产后小便不利和泌乳不足的新妈妈食用。莴笋中钙、磷的成分含量丰富，有助于产后新妈妈补钙。哺乳的新妈妈适量食用莴笋，能通过乳汁将钙、磷等成分传递给宝宝，从而促进宝宝的骨骼与牙齿发育。

黄花菜

黄花菜又称金针，具有利尿消肿、清热止痛、补血养身、健脑益智的作用，尤其适合产后有腹部疼痛、小便不利、面色苍白、睡眠不佳等症状的新妈妈食用。

新妈妈摄取黄花菜时需要注意以下几点：

◆黄花菜含膳食纤维较多，肠胃功能不良的新妈妈不宜多吃。

◆黄花菜不能食用鲜品，以免中毒。

◆食用干品时，可在食用前用清水或温水进行多次浸泡后再食用，以去掉残留的有害物，如二氧化硫等。

黑木耳

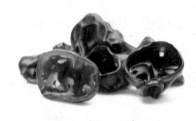

黑木耳脆爽可口，营养价值极高，产后新妈妈可以适量多吃一些。黑木耳中钙、铁含量极高，新妈妈常吃能预防产后贫血，保持肌肤红润、容光焕发，还能促进宝宝的骨骼发育；黑木耳中的特殊胶质是膳食纤维的一种，能吸附人体消化系统的灰尘并将其排出体外，帮助新妈妈预防产后便秘，还能防止发胖，促进身材恢复；黑木耳中含有一种多糖体，可减少血液凝结，有助于减少动脉硬化，保护心脏。这种多糖体还具有免疫特性，可增强妈妈和宝宝的免疫功能；黑木耳还具有清肺、润津、去瘀生新的功效，经常食用，可预防新妈妈肺部疾病。值得注意的是，鲜木耳含有毒素，不能食用，因此新妈妈切不可吃鲜木耳，以免中毒。干黑木耳不宜用热水发，因为热水的温度较高，会使黑木耳中的胶质水解形成果胶酸，降低营养价值，失去脆感。

▶ 银耳

银耳的营养价值极高，适合产后食用。银耳中含有一种重要的有机磷，具有消除肌肉疲劳的功能。银耳还能提高肝脏解毒能力，起到保肝作用。银耳富有天然植物性胶质，加上它的滋阴作用，长期服用可以润肤，帮助新妈妈祛除脸部妊娠斑。此外，银耳中的有效成分酸性多糖类物质，还能增强人体的免疫力，调动淋巴细胞，加强白细胞的吞噬能力。

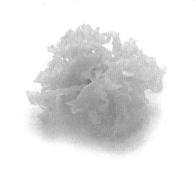

▶ 红枣

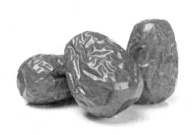

红枣含有蛋白质、胡萝卜素、维生素B_2、维生素C、铁、钙、磷等营养成分，能满足产后新妈妈的营养需求。中医认为，红枣具有益气补血、健脾养胃、补虚生津、调理血脉的作用，尤其适合产后脾胃虚弱、气血不足、倦怠乏力、心绪烦乱的新妈妈食用。新妈妈产后食用红枣，可以增强人体免疫力，对产后贫血、气血虚弱具有较好的调养作用，可帮助新妈妈恢复精力与神气。另外，红枣还能在一定程度上缓解产后烦躁的情绪，预防产后抑郁。食用红枣的方法很多，可生食、可煮、可蒸，还能制作甜羹，或者加入到各种补汤中。值得注意的是，食用红枣不可过量，否则会有损消化功能，引起胃酸过多、腹胀、便秘等症。由于红枣味甜，多吃容易生痰生湿，因此产后腹胀、浮肿的新妈妈不适合食用红枣，以免因水湿积于体内而导致情况变得更严重。

▶ 红豆

红豆利尿、消肿、催乳的功效显著，很适合产后新妈妈食用。红豆中富含钾元素，可以促进体内多余盐分和代谢废物尽快排出体外，对新妈妈产后小便不利、浮肿具有不错的改善效果。红豆还含有大量的维生素B_1，能促进碳水化合物的代谢，防止糖分转化为脂肪在体内堆积，因此可预防新妈妈产后肥胖。红豆皮中含有皂素，有抗氧化、活化细胞、净化血液和血管的作用，因此，在食用时尽量不要去皮。

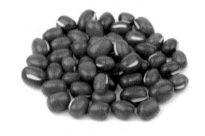

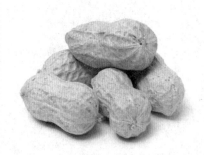

▶ 花生

花生是一种高营养食物，富含蛋白质、不饱和脂肪酸，不含胆固醇，且易被人体消化吸收，产后新妈妈食用有益。花生富含油酸、亚麻酸、卵磷脂等营养成分，具有健脑功效，新妈妈适量吃花生，不仅对自身的脑部保健具有积极意义，还能通过哺乳将这些健脑成分传递给宝宝，从而促进宝宝的脑发育；花生中的植物性脂肪含量较高，进入人体后可润滑肠道，预防或缓解新妈妈产后便秘；花生红衣能抑制纤维蛋白的溶解，增加血小板的含量，养血、补血，所以，产后新妈妈吃花生时建议不要去皮，这样可以改善因失血过多而导致的贫血。

新妈妈摄取花生时需要注意以下几点：

◆花生和猪蹄是一对黄金组合，两者都有极好的催乳效果，因此哺乳新妈妈可常喝猪蹄花生汤。

◆花生不可过多食用，以免增加胃肠负担，导致消化不良，甚至造成产后肥胖。

▶ 芝麻

芝麻分为两种，白芝麻和黑芝麻。其中，黑芝麻的补益效果更佳，产后新妈妈可适量摄取。中医认为，黑芝麻具有补肝养肾、补血益精、润肠通便的功效，新妈妈适量食用对产后体虚、便秘、缺乳等症状具有不错的改善效果，还可以预防产后钙流失。另外，黑芝麻中富含不饱和脂肪

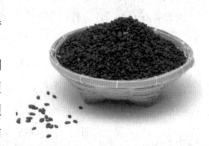

酸，对智力发育有益，新妈妈适量摄取黑芝麻，可使不饱和脂肪酸随乳汁进入宝宝体内，从而促进宝宝的脑发育。

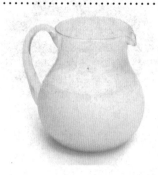

▶ 牛奶

牛奶营养丰富，容易吸收，对人体骨骼、视力、皮肤和肠胃蠕动都有益，新妈妈可以喝牛奶补充营养。但是要注意，产妇生产后，容易产生便秘，如果喝牛奶，可能会导致便秘的加重。所以，最好产后2周后再喝牛奶。

➤ 燕麦

中医认为，燕麦具有益气补虚、健脾养心、敛汗的多重保健功效。月子里的新妈妈食用适量燕麦，可改善产后体质虚弱、多汗、盗汗、缺乳、便秘、水肿等症状。燕麦中含有丰富的矿物质，如钙、铁等，这些对于产妇身体恢复以及预防贫血有着非常好的效果。新妈妈吃燕麦的时候

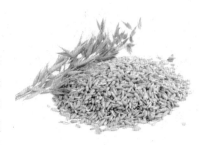

要多喝水，因为燕麦中含有丰富的膳食纤维，多喝水能够有效促进新陈代谢，预防及改善产后便秘。

➤ 木瓜

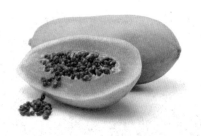

木瓜中所含的木瓜酶对女性的乳腺发育十分有益，新妈妈在产后食用，有很好的催奶效果，因此，乳汁缺乏的新妈妈可以适当多吃一些；木瓜酶能消化分解人体内的蛋白质、脂肪，有利于促进肠胃对食物的消化和吸收，产后新妈妈的肠胃功能较弱，可吃些木瓜；木瓜还具有淡化脸部色斑的作用，产后适量食用，能美容养颜；另外，木瓜能清除体内的过氧化物，产后食用能帮助身体净化血液。值得注意的是，木瓜不能和胡萝卜一起食用，否则会破坏营养。过敏体质的新妈妈应慎食木瓜。胃寒、体虚的新妈妈也要少吃，否则容易导致腹泻。

➤ 当归

中医认为，当归具有补血活血、润肠通便的功效，适用于产后血虚引起的头晕、乏力、耳鸣、心悸等症，可改善产后血行不畅引起的腹痛、关节麻木等症状，对产后气血生化不足或气虚运行迟缓以及血虚肠燥引起的产后便秘也有不错的辅助疗效。当归还具有镇静、镇痛、抗炎作

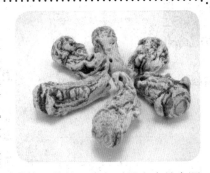

用，可缓解各种产痛，并能在一定程度上预防产后感染。此外，当归对子宫也具有调节作用。值得注意的是，当归具有类激素的刺激作用，一旦摄入过多，会通过乳汁影响婴儿正常激素水平的代谢，因此，产后食用要控制好量。

月子期食谱推荐

月子调养重在饮食，科学营养的月子餐，能使新妈妈又好又快地恢复元气、调理身体。下面推荐了 40 余道月子餐，新妈妈快来试试吧！

▶ 产后第 1 周饮食推荐

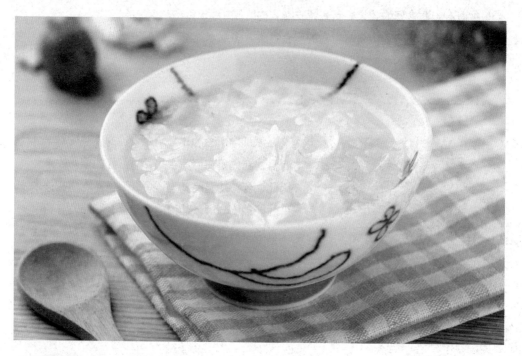

银耳百合粳米粥

原料 水发粳米、水发银耳各 100 克，水发百合 50 克

做法：

1 砂锅中注入适量清水烧开，倒入洗净的银耳。
2 放入备好的百合、粳米，搅拌匀，使米粒散开。
3 盖上盖，烧开后用小火煮约 45 分钟，至食材熟透。
4 揭盖，搅拌一会儿，关火后盛出煮好的粳米粥。
5 装在小碗中，稍微冷却后即可食用。

小米鸡蛋红糖粥

原料 水发小米 200 克，鸡蛋 1 个

调料 红糖 50 克

做法：

1 把鸡蛋打入碗中，用筷子打散、调匀。
2 砂锅注水烧开，倒入洗净的小米，拌匀。
3 盖上盖，用小火煮 40 分钟至小米熟软。
4 揭盖，倒入适量红糖，拌匀，煮至红糖溶化。
5 倒入备好的蛋液，用锅勺搅拌匀，煮沸。
6 将煮好的粥盛出，装入汤碗中即可。

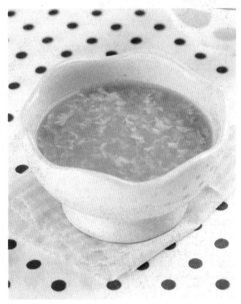

生化汤

原料 生化汤汤料包 1 包（当归、川芎、桃仁、烤老姜、炙甘草）

做法：

1 将当归、川芎、桃仁、烤老姜、炙甘草用清水洗净，置于清水中泡约 8 分钟。
2 砂锅中注入适量清水，放入泡好的药材。
3 盖上盖，烧开后转小火煮约 60 分钟；揭盖，盛出煮好的药汁，待用。
4 砂锅中再次注入适量清水，盖上盖，烧开后转小火续煮约 60 分钟。
5 关火后揭盖，盛出煮好的药汁。
6 饮用时将两次煮好的药汁混合均匀即可。

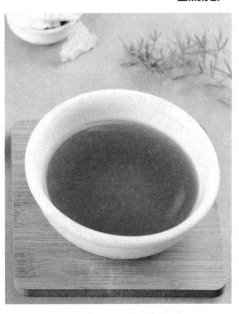

▶ 产后第 2 周饮食推荐

牛奶粥

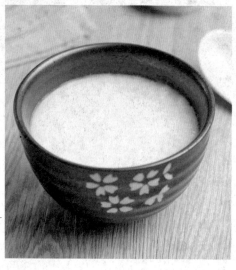

原料	牛奶 400 毫升，水发大米 250 克
调料	白糖适量

做法：

1 砂锅中注入适量的清水，大火烧热。
2 倒入牛奶、大米，搅拌均匀。
3 盖上锅盖，大火烧开后转小火煮 30 分钟至熟软。
4 掀开锅盖，持续搅拌片刻。
5 将粥盛出，装入碗中即可。

木瓜银耳汤

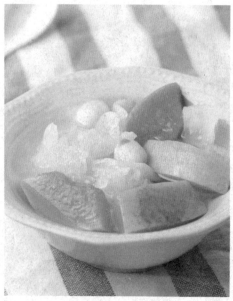

原料	木瓜 200 克，水发莲子 65 克，水发银耳 95 克，枸杞 30 克
调料	冰糖 40 克

做法：

1 洗净的木瓜切块，待用。
2 砂锅注水烧开，倒入木瓜、银耳、莲子，搅匀。
3 加盖，用大火煮开后转小火续煮 30 分钟至食材变软。
4 揭盖，倒入枸杞，放入冰糖，搅拌均匀。
5 加盖，续煮 10 分钟至食材熟软入味。
6 关火后盛出煮好的甜品汤，装碗即可。

红豆山药羹

原料 水发红豆 150 克，山药 200 克

调料 白糖、水淀粉各适量

做法：

1 将洗净去皮的山药切粗片，再切成条，改切成丁，备用。
2 在砂锅中注入适量清水，倒入洗净的红豆。
3 盖上盖，用大火煮开后转小火煮 40 分钟。
4 揭开盖，放入山药丁。
5 盖上盖，用小火续煮 20 分钟至食材熟透。
6 揭开盖，加入白糖、水淀粉，拌匀。
7 关火后盛出煮好的山药羹，装入碗中即可。

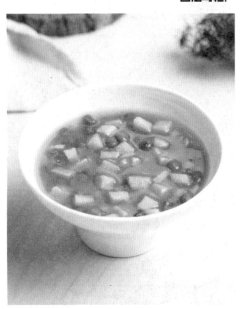

大米莲藕豆浆

原料 水发黄豆 80 克，水发绿豆 50 克，莲藕块 85 克，水发大米 40 克

调料 白糖 10 克

做法：

1 将浸泡好的黄豆、绿豆、大米装碗，加入清水，搓洗干净，用滤网过滤，沥干。
2 把洗好的材料和莲藕倒入豆浆机中，注入清水至水位线，开始打浆。
3 待豆浆机运转约 15 分钟，即成豆浆。
4 将豆浆机断电，取下机头，把煮好的豆浆倒入滤网中，滤取豆浆。
5 倒入碗中，加入白糖，拌匀，捞去浮沫，待稍微放凉后即可饮用。

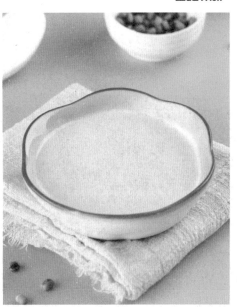

▶ 产后第 3 周饮食推荐

蒸豆腐苹果

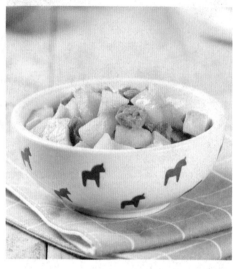

原料　苹果 80 克，牛肉 70 克，豆腐 75 克

做法：

1　将豆腐切小块；苹果去皮，去核，切丁；处理好的牛肉切粒。
2　炒锅烧热，倒入牛肉，翻炒转色，倒入豆腐、苹果，注入清水，稍稍搅拌。
3　盖上盖，大火煮至沸腾收汁；揭开盖，将煮好的食材盛入碗中，待用。
4　电蒸锅注水烧开，放入食材，调转旋钮定时蒸 10 分钟，取出即可。

南瓜花生蒸饼

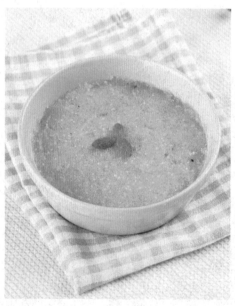

原料　米粉 70 克，配方奶 300 毫升，南瓜 130 克，葡萄干 30 克，核桃粉、花生粉各少许

做法：

1　蒸锅上火烧开，放入南瓜，蒸至其熟软。
2　将放凉的南瓜压碎，碾成泥；洗好的葡萄干剁碎，备用。
3　将南瓜泥放入碗中，加入核桃粉、花生粉，放入葡萄干、米粉，分次倒入配方奶，拌匀，制成南瓜糊。
4　取一蒸碗，倒入南瓜糊，放入已上火烧开的蒸锅中，用中火蒸约 15 分钟至熟。
5　揭开锅盖，关火后取出蒸好的食材即可。

菠菜芹菜粥

原料 水发大米 140 克，菠菜 60 克，芹菜 35 克

做法：
1 将洗净的菠菜切小段，洗好的芹菜切丁。
2 砂锅中注入适量清水烧开，放入大米，拌匀，使其散开。
3 盖上盖，烧开后用小火煮约 35 分钟，至米粒变软。
4 揭盖，倒入切好的菠菜、芹菜，拌匀，煮至断生。
5 关火后盛出煮好的芹菜粥，装在碗中即成。

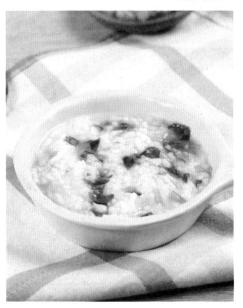

生姜红糖水

原料 姜片 50 克

调料 红糖 40 克

做法：
1 锅中倒入清水烧开。
2 倒入洗净的姜片，慢火煮 5 分钟。
3 倒入红糖，拌匀，煮化。
4 将煮好的生姜红糖水盛出即可。

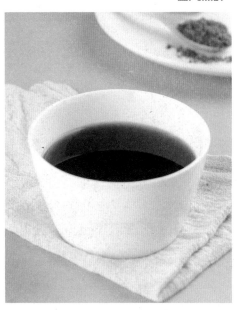

▶ 产后第 4 周饮食推荐

鲜香菇烩丝瓜

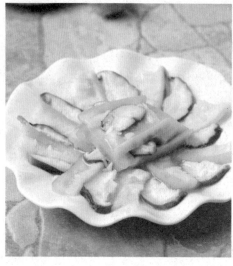

原料	丝瓜 250 克, 香菇 15 克, 姜片少许
调料	盐 1 克, 水淀粉、芝麻油各 5 毫升, 食用油适量

做法:

1. 丝瓜去皮切片, 姜片切粒, 香菇去柄切片; 沸水锅中倒入香菇片、丝瓜片, 汆至断生, 捞出沥干。
2. 用油起锅, 爆香姜粒, 倒入香菇片和丝瓜片, 翻炒数下, 注水至没过锅底, 搅匀, 加入盐、水淀粉、芝麻油, 炒匀提香, 盛出即可。

鱼肉麦片

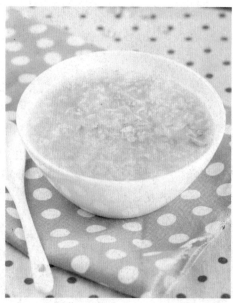

原料	燕麦片 80 克, 草鱼肉 100 克
调料	盐少许

做法:

1. 蒸锅上火烧开, 放入草鱼肉, 用中火蒸至熟, 取出草鱼肉, 放凉待用。
2. 把鱼肉置于砧板上, 去除鱼皮, 将草鱼肉压碎, 去除鱼刺, 备用。
3. 砂锅注水烧开, 倒入燕麦片, 拌匀。
4. 盖上盖, 烧开后用小火煮约 30 分钟至其熟软。
5. 揭开盖, 倒入鱼肉末, 加盐, 搅匀调味。
6. 关火后盛出煮好的食材, 装入碗中即可。

红枣芋头

原料 去皮芋头 250 克，红枣 20 克

调料 白糖适量

做法：

1 洗净去皮的芋头切片。
2 取一盘，将洗净的红枣摆放在底层中间。
3 盘中依次均匀铺上芋头片，顶端再放入几颗红枣。
4 蒸锅注水烧开，放上摆好食材的盘子。
5 加盖，用大火蒸 10 分钟至熟透。
6 揭盖，取出芋头及红枣，撒上白糖即可。

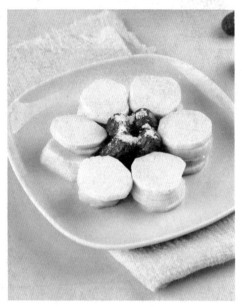

豌豆肉末面

原料 细面条 150 克，豌豆 120 克，猪肉末 60 克，姜片、蒜末各 10 克，葱花 5 克

调料 盐 3 克，食用油适量

做法：

1 热锅注水煮沸，放入细面条，煮至熟软，放入备好的碗中，待用。
2 热锅注油烧热，爆香姜片、蒜末，放入猪肉末，翻炒至变色。
3 放入备好的豌豆，炒匀。
4 注入适量清水，放入盐，煮10分钟至熟。
5 关火，将煮好的食材盛至装有面的碗中，撒上葱花即可。

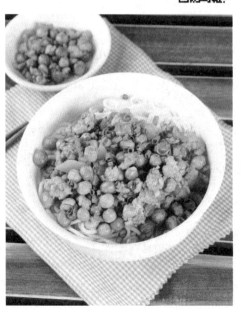

▶ 产后第 5 周饮食推荐

水蒸鸡

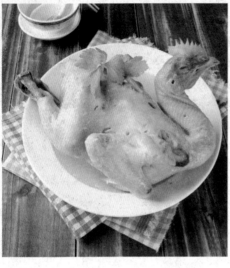

原料	三黄鸡 1 只（800 克）
调料	盐适量

做法：

1 将整鸡洗净后装入大碗中，撒入适量盐，将整只鸡身涂抹均匀。
2 把鸡脚从鸡尾部塞进鸡肚内，装盘待用。
3 备好电蒸锅，注入适量清水烧开。
4 放入备好的整鸡。
5 盖上盖，调转旋钮定时蒸 40 分钟。
6 揭开盖，将鸡取出即可。

干贝蒸白菜

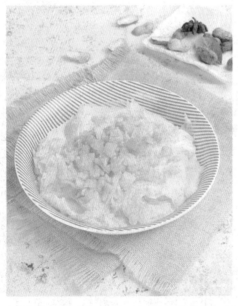

原料	白菜 250 克，水发干贝 50 克，蒜末 15 克
调料	盐 3 克，食用油适量

做法：

1 洗净的白菜撕成小块，泡发好的干贝撕成小块，待用。
2 热锅注油烧热，倒入蒜末爆香，倒入干贝，加入盐，炒匀入味。
3 将炒好的干贝直接铺在装有白菜的盘中，待用。
4 电蒸锅注水烧开，放入食材，加盖，蒸 10 分钟。
5 揭盖，将蒸好的食材取出即可。

紫菜萝卜饭

原料 去皮白萝卜 55 克，去皮胡萝卜 60 克，水发大米 95 克，紫菜碎 15 克

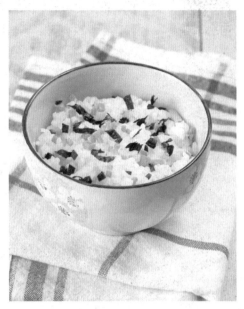

做法：

1. 洗净去皮的白萝卜切条，改切成丁；洗净去皮的胡萝卜切条，改切成丁，待用。
2. 砂锅中注水烧开，倒入泡好的大米，放入白萝卜丁、胡萝卜丁，拌匀。
3. 加盖，用大火煮开后转小火煮 45 分钟至食材熟软。
4. 揭盖，倒入紫菜碎，搅匀，加盖，焖 5 分钟至紫菜味香浓。
5. 关火后将紫菜萝卜饭盛入碗中即可。

红枣焦米茶

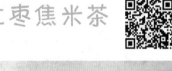

原料 红枣 2 颗，大米 120 克，枸杞 50 克

调料 白糖 3 克

做法：

1. 热锅中倒入大米，翻炒约 1 分钟，制成焦米，盛出，装盘，待用。
2. 砂锅注水烧热，倒入焦米，放入洗净的红枣、枸杞，拌匀，加盖，用大火煮开后转小火续煮 35 分钟至熟软。
3. 揭盖，加入白糖，拌至溶化。
4. 加盖，续煮 5 分钟至入味。
5. 揭盖，搅拌一下，关火后将煮好的茶装入杯中即可。

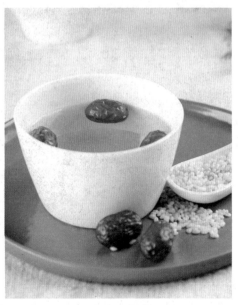

> **产后第6周饮食推荐**

金针菇白菜汤

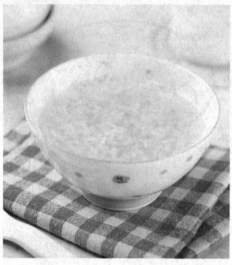

原料 白菜心55克，金针菇60克，淀粉20克

调料 芝麻油少许

做法：

1 洗好的白菜心切碎，洗净的金针菇切段，待用。
2 往淀粉中加水，拌匀，即成水淀粉，待用。
3 奶锅注水烧开，倒入白菜心、金针菇。
4 搅拌片刻，持续加热煮至汤汁减半。
5 倒入水淀粉，拌至汤汁浓稠，淋上芝麻油，拌匀，盛出即可。

山楂木耳蒸鸡

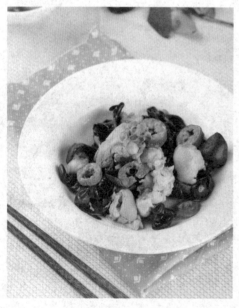

原料 鸡块200克，水发木耳50克，山楂10克，葱花4克

调料 生抽3毫升，生粉3克，盐、白糖各2克，食用油适量

做法：

1 取一碗，放入鸡块，加入生抽、盐、白糖、生粉、食用油、葱花，拌匀。
2 倒入木耳、山楂，拌匀，腌15分钟，待用。
3 取电饭锅，注入适量清水，放上蒸笼，放入拌好的食材。
4 盖上盖，按"功能"键，选择"蒸煮"功能，蒸20分钟后取出即可。

清蒸鲤鱼

原料 鲤鱼 400 克，姜丝、姜片各 10 克，红椒丝、葱丝各少许

调料 盐 3 克，蒸鱼豉油、食用油各适量

做法：

1 处理好的鲤鱼装盘，放上姜片、盐，放入烧开的蒸锅。
2 盖上锅盖，大火蒸 8 分钟至鲤鱼熟。
3 揭盖，把蒸熟的鲤鱼取出，挑去鲤鱼身上的姜片。
4 把葱丝、红椒丝和姜丝撒在鱼身上。
5 锅中加少许油，烧热，浇在葱丝、红椒丝、姜丝上，激出香味。
6 由盘底浇入蒸鱼豉油即可。

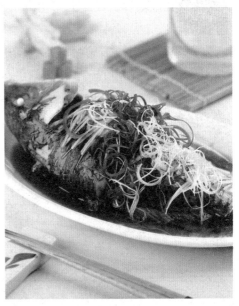

牛奶阿胶粥

原料 水发大米 180 克，阿胶少许，牛奶 175 毫升

调料 白糖 4 克

做法：

1 将阿胶放入小碟中，倒入少许清水，待用。
2 蒸锅置火上，用大火烧开，放入小碟，
3 盖上盖，用中火蒸至阿胶溶化。
4 揭盖，关火后取出蒸好的阿胶，待用。
5 砂锅中注水烧热，倒入大米，拌匀，盖上盖，烧开后用小火煮约 30 分钟，至米粒变软，揭盖，倒入阿胶、牛奶，放入适量白糖，拌匀，煮至溶化。
6 关火后盛出煮好的粥，装入碗中即可。

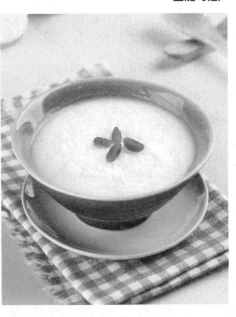

▶ 哺乳妈妈的催奶食谱

核桃花生猪骨汤

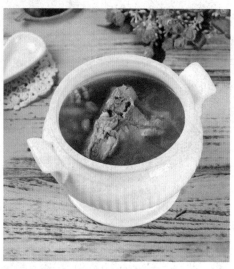

原料 花生 75 克，核桃仁 70 克，猪骨块 275 克

调料 盐 2 克

做法：

1　锅中注水烧开，放入洗净的猪骨块，余片刻，捞出，沥干水分，装盘待用。

2　砂锅注水烧开，倒入猪骨块、花生、核桃仁，拌匀。

3　加盖，大火煮开后转小火煮 1 小时至熟。

4　揭盖，加入盐，搅拌片刻至入味。

5　关火后盛出煮好的汤，装入碗中即可。

清炖猪蹄

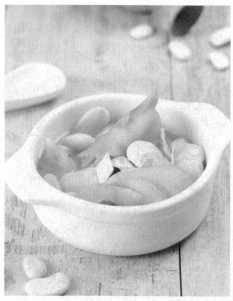

原料 猪蹄块 400 克，水发芸豆 100 克，姜片少许

调料 盐 2 克，胡椒粉 3 克

做法：

1　锅中注入适量清水烧热，放入处理干净的猪蹄块，煮约 3 分钟至开，撇去浮沫。

2　放入姜片、水发芸豆，搅匀。

3　加盖，用大火煮开后转小火炖 90 分钟至食材熟软。

4　揭盖，加入盐、胡椒粉，搅匀调味。

5　关火后盛出汤，装碗即可。

蛋花花生汤

原料 鸡蛋1个，花生50克

调料 盐3克

做法：

1 取一碗，打入鸡蛋，搅散，制成蛋液。

2 锅中注入适量清水烧热，倒入花生。

3 大火煮开后转小火煮5分钟至熟。

4 加入盐，煮至入味，倒入蛋液，略煮至形成蛋花，拌匀。

5 关火，盛出煮好的汤，装入碗中即可。

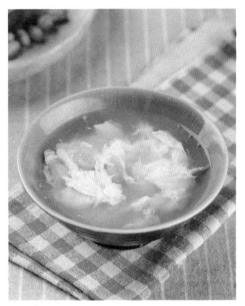

棒骨海带汤

原料 海带100克，斩成小段的猪棒骨500克，葱段、姜片各适量

调料 白醋、盐各适量

做法：

1 将洗净的海带切长丝，再对切成长度适中的细丝，装碗备用。

2 将洗净、斩成小段的猪棒骨用开水焯一下，捞出装碗备用。

3 将猪棒骨放入锅中，和葱段、姜片同煮。

4 待猪棒骨六成熟时放海带下锅，并加入适量白醋。

5 待锅中食材熟透后放盐调味，出锅装碗即可。

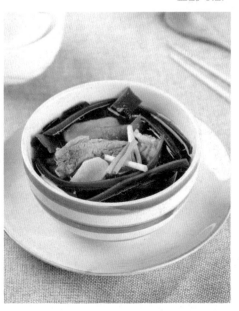

栗子花生瘦肉汤

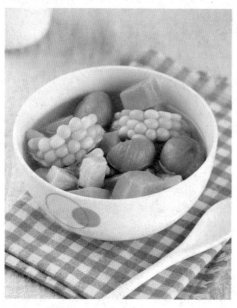

原料 瘦肉 200 克，板栗肉 65 克，花生米 120 克，胡萝卜 80 克，玉米 160 克，香菇 30 克，姜片、葱段各少许

调料 盐少许

做法：

1 将去皮洗净的胡萝卜切滚刀块，洗好的玉米斩成小块，洗净的瘦肉切块。

2 锅中注水烧开，倒入瘦肉块，汆去血渍后捞出，沥干水分，待用。

3 砂锅注水烧热，倒入肉块、胡萝卜块、花生米、板栗肉、玉米、香菇，倒入姜片、葱段，拌匀，煮约 150 分钟。

4 加盐，略煮至汤汁入味，盛出即可。

芸豆赤小豆鲜藕汤

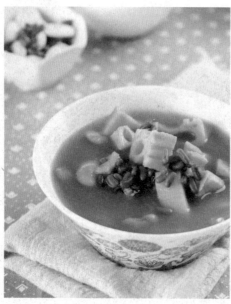

原料 莲藕 300 克，水发赤小豆、芸豆各 200 克，姜片少许

调料 盐少许

做法：

1 洗净去皮的莲藕切成块，待用。

2 砂锅注入适量的清水，大火烧热。

3 倒入莲藕、芸豆、赤小豆、姜片，搅拌片刻。

4 盖上锅盖，煮开后转小火煮 2 个小时至熟软。

5 掀开锅盖，加入少许盐，搅拌片刻。

6 将煮好的汤盛出，装入碗中即可。

虾仁汤饭

原料　白萝卜 180 克，秀珍菇 55 克，菠菜 35 克，虾仁 50 克，稀饭 90 克

做法：

1 菠菜切碎，去皮的白萝卜切成粒。
2 洗净的秀珍菇切成碎末；洗好的虾仁切片，剁成泥状，备用。
3 砂锅注水烧热，倒入白萝卜、秀珍菇、虾仁、稀饭、菠菜，拌匀。
4 盖上盖，煮开后用小火煮约 20 分钟至食材熟透。
5 揭开盖，搅拌均匀。
6 关火后盛出煮好的汤饭即可。

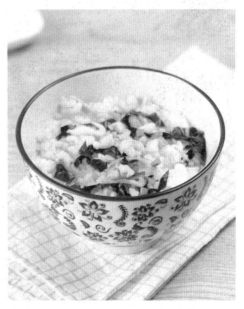

黄豆黄花菜饮

原料　水发黄豆 90 克，水发黄花菜 80 克

做法：

1 砂锅中注入适量清水烧开。
2 倒入洗净的黄豆、黄花菜，拌匀。
3 盖上盖，烧开后用小火煮约 20 分钟至食材熟透。
4 关火后揭盖，用勺搅拌均匀。
5 盛出煮好的汤料，装入碗中即可。

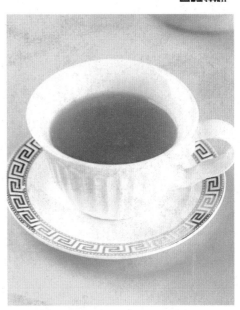

> **非哺乳妈妈的营养食谱**

蒸红袍莲子

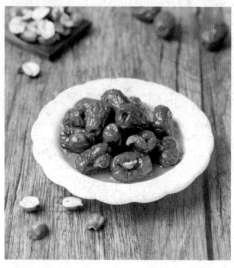

原料	水发红莲子 80 克，大枣 150 克
调料	白糖 3 克，水淀粉 5 毫升，食用油适量

做法：

1 大枣用剪刀剪开，去除枣核；红莲子放入大枣中，装盘，注入温开水，待用。

2 蒸锅上火烧开，放入红枣，盖上锅盖，中火蒸 30 分钟至熟软。

3 揭开锅盖，取出红枣。

4 将蒸出来的汁液倒入锅中，烧热。

5 加入少许白糖、食用油、水淀粉，调成糖汁，浇在红枣上即可。

柠香鲈鱼

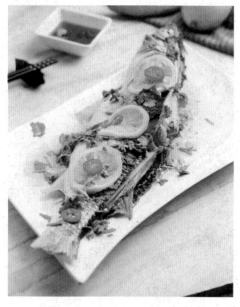

原料	鲈鱼 350 克，柠檬 45 克，彩椒 20 克，姜片、葱各少许
调料	盐 3 克

做法：

1 把柠檬切开，将柠檬汁挤入碗中；取部分葱切成细丝；彩椒去籽切丝；鲈鱼切上花刀，放入蒸盘，加盐抹匀。

2 将姜片、葱丝塞入鱼腹中，淋上少许柠檬汁，腌渍 10 分钟，备用。

3 将蒸锅上火烧开，放入蒸盘，盖上盖，用中火蒸约 15 分钟至熟。

4 揭盖，取出蒸盘，取出鱼腹中的姜片和葱丝，点缀上葱丝、彩椒丝即可。

猕猴桃橙奶

原料 橙子肉 80 克，猕猴桃 50 克，牛奶 150 毫升

做法：

1 将去皮洗净的猕猴桃切片，再切条，改切成丁。
2 将去皮的橙子肉切成小块。
3 取榨汁机，选搅拌刀座组合，在搅拌杯中倒入切好的橙子、猕猴桃。
4 倒入适量的牛奶，盖上盖子。
5 选择"搅拌"功能，将杯中的食材榨成汁。
6 把榨好的汁倒入杯中即可。

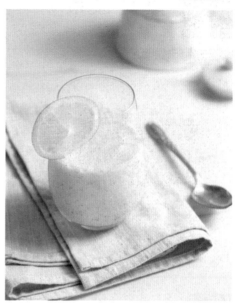

银耳苹果红糖水

原料 水发银耳 100 克，苹果 1 个，红枣 15 克

调料 红糖 20 克

做法：

1 把洗净的苹果去皮，将果肉切开，去核，切块；洗净的银耳切块。
2 锅中倒入约 700 毫升的清水，放入洗净的红枣。
3 加盖，煮约 10 分钟至熟透。
4 揭盖，放入苹果、银耳。
5 加盖，用小火煮约 10 分钟至熟软。
6 揭盖，放入红糖拌匀，略煮至入味。
7 盛出做好的糖水即可。

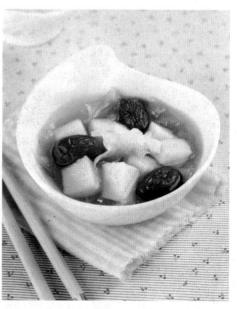

> **不影响哺乳的瘦身食谱**

芝麻菠菜

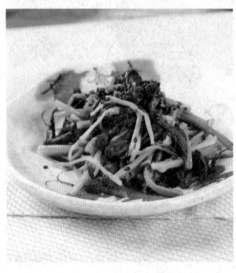

原料	菠菜 100 克，芝麻适量
调料	盐、芝麻油各适量

做法：

1　洗好的菠菜切成段。

2　锅中注入适量的清水，大火烧开。

3　倒入菠菜段，搅匀，煮至断生。

4　将菠菜段捞出，沥干水分，待用。

5　菠菜段装入碗中，撒上芝麻、盐、芝麻油。

6　搅拌片刻，使食材入味，装入盘中即可。

蜂蜜蒸木耳

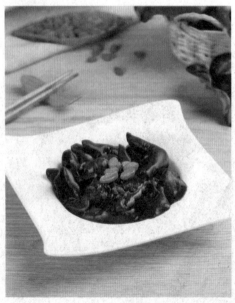

原料	水发木耳 15 克，枸杞少许
调料	红糖、蜂蜜各少许

做法：

1　取一个碗，倒入洗好的木耳。

2　加入蜂蜜、红糖，搅拌均匀，倒入蒸盘，备用。

3　蒸锅上火烧开，放入蒸盘。

4　盖上锅盖，用大火蒸20分钟至其熟透。

5　关火后揭开锅盖，将蒸好的木耳取出。

6　撒上少许枸杞点缀即可。

红枣蒸冬瓜

原料	红枣 3 颗，去皮冬瓜 300 克
调料	蜂蜜 40 克

做法：

1 洗净的红枣去核，切细条，改切丁。
2 洗好的冬瓜切大块，底部均匀打上十字刀，均不切断。
3 将切好的冬瓜装盘，倒上切好的红枣。
4 蒸锅注水烧开，放上冬瓜和红枣。
5 加盖，用中火蒸 20 分钟至熟软。
6 揭开锅盖，取出蒸好的冬瓜和红枣，趁热淋上蜂蜜即可。

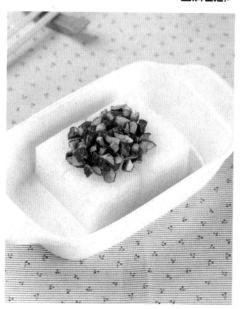

黑芝麻拌莴笋丝

原料	去皮莴笋 200 克，去皮胡萝卜 80 克，黑芝麻 25 克
调料	盐、鸡粉各 2 克，白糖 5 克，醋 10 毫升，芝麻油少许

做法：

1 洗好的莴笋切丝，洗净的胡萝卜切丝。
2 锅中注水烧开，放入莴笋丝和胡萝卜丝，焯至断生。
3 捞出焯好的莴笋和胡萝卜，装碗待用。
4 加入部分黑芝麻，放入盐、鸡粉、白糖、醋、芝麻油，拌匀。
5 将拌好的菜肴装在盘中，撒上剩余的黑芝麻点缀即可。

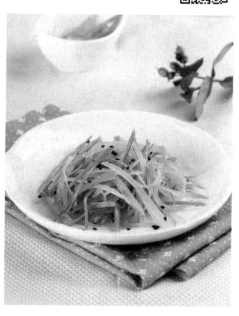

脱脂奶鸡蛋羹

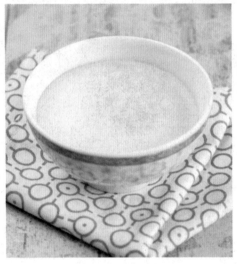

原料 鸡蛋 2 个，脱脂牛奶 150 毫升

做法：

1. 把鸡蛋打入碗中，搅散、拌匀，倒入脱脂牛奶，注入清水，拌匀，制成蛋液。
2. 取一蒸碗，倒入调好的蛋液，至八分满，覆上一层保鲜膜，盖好，静置一小会儿，待用。
3. 蒸锅上火烧开，放入蒸碗，盖上盖，用大火蒸约 10 分钟，至食材熟透。
4. 揭开盖，取出蒸碗，去除保鲜膜即可。

香蕉蜂蜜牛奶

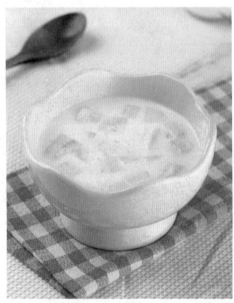

原料 香蕉 1 根，牛奶 60 毫升

调料 蜂蜜 20 克

做法：

1. 香蕉去除果皮，把果肉切块，装盘，待用。
2. 砂锅中注入适量清水烧开，倒入香蕉，拌匀，煮沸。
3. 注入适量牛奶，加入少许蜂蜜。
4. 搅拌匀，略煮片刻至其完全溶化。
5. 关火后盛出煮好的牛奶和香蕉即可。

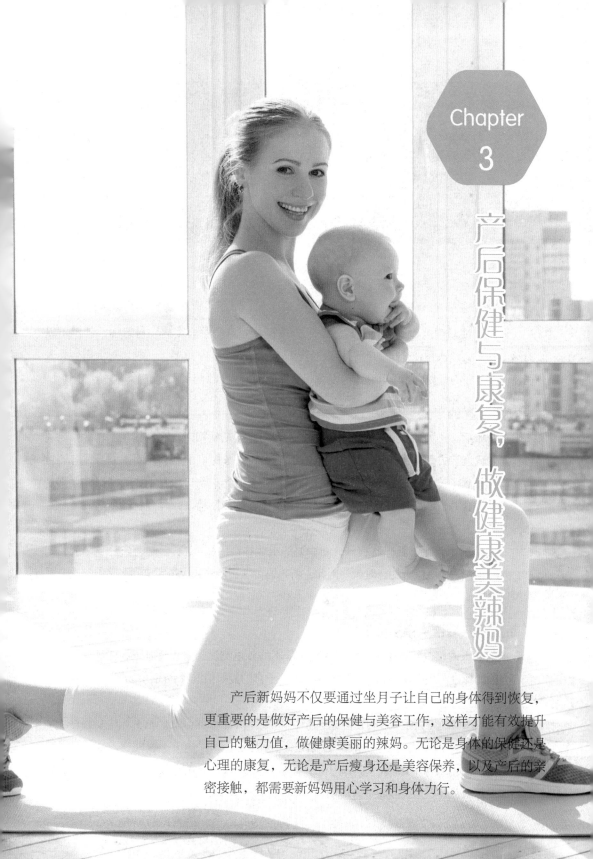

产后保健与康复，做健康美辣妈

产后新妈妈不仅要通过坐月子让自己的身体得到恢复，更重要的是做好产后的保健与美容工作，这样才能有效提升自己的魅力值，做健康美丽的辣妈。无论是身体的保健还是心理的康复，无论是产后瘦身还是美容保养，以及产后的亲密接触，都需要新妈妈用心学习和身体力行。

产后检查与月子病的护理

分娩过后，新妈妈的身体开始了漫长的恢复过程，月子期正是产后身体恢复的关键期。新妈妈身体的恢复情况无法凭主观感觉和日常表现做出准确的判断，尤其是有妊娠并发症的妈妈。因此，产后新妈妈不可忽视产后检查。

产后 42 天要进行健康检查

很多女性对孕前检查、产前检查都十分重视，而对产后检查却较易忽视，甚至不以为然。其实，一次系统全面的产后检查对产妇的身体健康非常重要。同时，对于新生儿来说，一次全面的检查也能了解宝宝的发育和喂养情况，有助于母婴健康。

▶ 产后检查的必要性

在分娩后，产妇的身体开始慢慢地恢复，但与妊娠期间相比，在身体功能、内分泌调节、新陈代谢等方面都发生了巨大的变化。尽管经过一段时间的调养，新妈妈身体各器官的功能都得到了一定程度的恢复，但也不排除产后各脏器、伤口康复不佳的情况，尤其是曾患有妊娠合并症和妊娠并发症的新妈妈。一次全面的产后检查，可以帮助新妈妈了解身体各方面的恢复情况。

一般情况下，除了乳腺器官外，新妈妈的机体在产后6周左右会逐渐恢复至孕前的状态，此时正是去医院检查的好时机。因此，新妈妈可以在产后42天带宝宝到医院做一次全面的健康检查。

▶ 新妈妈产后检查项目

产后42天的检查基本是全身检查，除了基本的体重测量外，还有血压、乳房、生殖器官等方面的检查。产后新妈妈的检查尤其应关注子宫的复旧情况及会阴伤口方面。

测体重

体重测量可以监测产妇的营养摄入情况和身体恢复状况。在产后1个月（坐月子期间），体重应基本保持稳定，增减以不超过2千克为宜。如果体重不减反增，且增长得很快，就要注意适当调节饮食，同时增加活动量；如果体重降低的速度过快也要引起注意，一方面要加强营养，另一方面可考虑进行代谢系统的检查。

量血压

定期测量血压可以对产后新妈妈的血压增高及时采取措施进行控制，以防止危险的发生，把握血压的波动规律，减少由血压变化带来的危害。尤其是孕期有高血压综合征的新妈妈，产后应定期测量血压，以了解身体的恢复情况。新妈妈在测血压前半个小时内不要进食，也不能憋尿。

血常规和尿常规检查

产后，新妈妈生理系统及免疫系统均处于恢复变化期，非常容易引发感染，易给各种疾病以可乘之机。通过血、尿常规检查可以了解新妈妈有无贫血的情况和产后是否发生尿路感染。怀孕期间患有妊娠高血压综合征的孕妈妈，尤其要重视血常规和尿常规的检查。

乳房检查

乳房检查的方法有很多，常见的有触诊和彩超。产后可以进行一次乳房彩超检查，全面了解乳房组织情况，检查是否有乳房组织疾病。平时通过触诊或自检即可，主要检查乳房皮肤表面、乳头和乳晕、乳房肿块、乳头溢液等情况。

子宫检查

主要是了解子宫的大小、有无脱垂等情况。一般而言，产后4周左右，子宫就能恢复到正常大小。如果子宫里有残留的胎盘或胎膜组织，或产后子宫收缩不好，子宫恢复的速度就会放慢。检查后可根据子宫的恢复情况判断新妈妈的身体变化，一旦出现恢复较慢的情况，应及时查明原因，并进行治疗。

盆底检查

盆底肌肉、神经在分娩时会有一定的损伤，恢复不当可引起一系列妇科问题。盆底检查主要检查骨盆底肛门组织紧张力的恢复情况。新妈妈可根据检查结果进行适当的盆底康复锻炼，以收缩盆底松弛的肌肉，恢复肌肉的张力和弹性。

腹部检查

通过腹部检查可以进一步了解新妈妈子宫的复位情况，以及生产后腹腔内其他器官的情况。剖宫产的新妈妈还要查看刀口的愈合情况，是否有感染等。特别需要提醒剖宫产的妈妈，由于手术会对腹腔内的消化系统、泌尿生殖系统器官带来非正常的挤压，复位自然也会困难些。

除上述检查外，新妈妈还可向医生咨询产后避孕的方法以及母乳和人工喂养的方法，如正确的母乳喂养姿势和提高乳汁分泌量、乳汁质量的方法等。理论上来讲，新妈妈在产后的第3个星期开始，就有可能排出卵子，可以采取避孕措施了，尤其是没有进行哺乳的新妈妈，在产后6～8周就会恢复月经。

▶ 宝宝检查项目

产后42天，妈妈回医院检查时，不要忘了带上宝宝，此次检查对宝宝来说意义重大，这是对他进行生长发育监测的开始。除了常规的身长、体重、头围的检查外，还会对宝宝的心肺功能、神经系统等方面进行检查。

身长

宝宝的身长是衡量骨骼发育的重要指标。正常情况下，出生后42天的宝宝，身长应增加3~5厘米。

体重

体重是判定宝宝体格发育和营养状况的一项重要指标。正常情况下，宝宝出生42天后，体重会增加1千克左右，平均每天可增加30~40克，平均每周可增加200~300克。

头围、胸围

宝宝的头围可反映脑发育情况以及脑容量的大小，胸围大小可判断宝宝胸部的发育状况。出生后42天左右，男宝宝的头围和胸围会长到40厘米，女宝宝的头围和胸围稍微小一点。

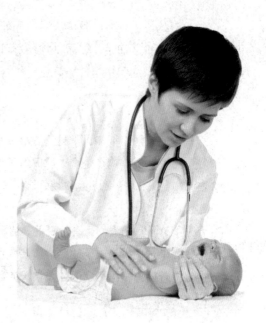

皮肤检查

检查之前有黄疸的宝宝是否恢复正常；检查皮肤是否有发硬；检查宝宝是否存在湿疹、尿布疹等其他皮肤问题。

心肺检查

检查宝宝心律、心音和肺部呼吸是否正常。

脐部检查

检查脐部的愈合情况，以及是否有脐疝、胀气，肝脾是否肿大等问题。

神经系统检查

神经系统的检查主要是检查宝宝的运动发育能力和神经反应行动。运动发育能力检查内容：趴抬头——让宝宝俯卧，看他是否能够依靠肩部和颈部的力量抬起头来。神经反应行动检查内容：行为反射的建立——看宝宝是否能够集中注意力，是否能够注视人，是否能够对喜欢的物体追视。

月子病的保健与护理

原本以为"卸货"后就轻松了，可令新妈妈始料未及的是，产后腰痛得难以入眠；明明很累，却睡不着；乳房红肿、疼痛难耐……诸如此类的问题不期而至，给原本幸福、快乐的新妈妈徒添了不少烦恼。面对产后的诸多不适，新妈妈们该如何应对？

▶ 产后贫血

有些新妈妈在生产完后，身体变得尤为虚弱并且出现面色苍白、全身乏力、食欲不振，总以为自己产后恢复不好，殊不知这都是贫血常见的症状表现。产后贫血无疑给新妈妈的健康带来极大的损害。那么，产后贫血由哪些因素造成的？产后贫血应如何调理呢？

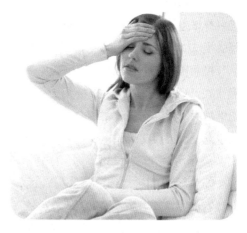

产后贫血一般有两方面的原因：一是妊娠期间就有贫血症状，但未能得到及时改善，分娩后不同程度的失血使贫血程度加重；二是分娩时出血过多。

无论是剖宫产还是顺产，在分娩过程中都会出血。大多数人的出血量在200～300毫升，能通过自身的代谢得以补充，一般不会出现严重的并发症。但也有一些产妇在分娩的过程中会出现出血比较多，甚至是大出血。此时，若加上饮食方面的偏食，如只吃素食，会引起更加隐匿性的贫血。

一般贫血严重的新妈妈，进行母乳喂养常使宝宝营养不良，抵抗力下降，进而引发宝宝腹泻及感染性疾病，影响宝宝体格及智力发育，对宝宝的身体健康尤为不利。

贫血新妈妈可以通过调整饮食来改善贫血的症状：

◆在没有病理性问题的情况下，可以考虑多吃一些补血的食物，如猪肉、牛肉、阿胶、红枣、枸杞、桂圆等比较温和的食物。

◆摄取足够的维生素C，促进身体对铁的吸收，提高利用率。

◆如果产后贫血较为严重，且通过饮食调节改善作用不明显，可以在医生的指导下适量服用铁剂。

◆一些食物，如茶、咖啡、苋菜、鲜笋等，补铁期间不宜食用，因为它们会在体内结合成不易溶解的盐类，妨碍铁元素的吸收。

▶ 产后腹痛

产后腹痛主要是在子宫复旧过程中由子宫收缩引起的。在收缩时，往往会引起血管缺血，导致机体气血运行不畅，组织缺氧、神经纤维受压，从而使新妈妈感到腹痛。当子宫收缩停止时，血管畅通，血液会变得流通，组织有充足的血氧供给，神经纤维也不再受到挤压，疼痛自然就会消失了。

产后腹痛是一种正常的生理现象。一般会在产后1～2天出现，持续2～3天自然消失，不需要治疗。如果腹痛阵阵加剧，难以忍受，或腹痛绵绵，疼痛不已，则为病态，应予以治疗。

新妈妈的产后宫缩痛是阵发性的，并伴有产后恶露增加、恶露色淡、头晕耳鸣、大便干燥等表现，在哺乳时疼痛尤为明显。一般来说，初产妇往往比经产妇的腹痛程度要轻，疼痛持续的时间也较短。

如果产后腹痛时间超过1周，且为连续性腹痛，或伴有恶露量多、颜色暗红、多血块、有臭味等，那么可能是盆腔炎导致的，应尽快就医。

值得注意的是，产后宫缩痛是产后腹痛的一种，但产后腹痛可能是卵巢囊肿扭转和破裂、急性阑尾炎、坏死性胰腺炎、急性胆囊炎、肠梗阻等急症引起的。新妈妈应仔细观察临床症状，以便区分。

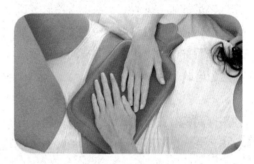

为缓解产后腹痛的痛苦，新妈妈可以这样做：

◆多吃些红糖、生姜等食物，补虚化瘀、调畅气血。

◆避免食用生冷刺激的食物，以防饮冷受寒，引起腹痛。

◆尽量少吃易引起腹部胀气的食物，如山药、黄豆、蚕豆、豌豆、红薯等。

◆勤换姿势，适当活动，促进腹部的血液循环与流通。避免长时间站立或坐，以减轻小腹部的疼痛感，半卧位时给产妇臀部垫个坐垫也对减轻疼痛有帮助。

◆注意保暖防风，尤其要保护好下腹部，忌用冷水洗浴。

◆产后调整好情绪，保持心情愉快，尽量消除恐惧与精神紧张。

◆密切观察子宫缩复的情况，注意子宫底高度及恶露变化，如疑有胎盘、胎衣残留，应及时去医院检查和处理。

◆用热水袋热敷小腹部，可以促进腹部尤其是子宫周边的血液循环，有效预防和缓解腹痛。新妈妈可以每天不定期用热水袋热敷小腹部，每次敷半个小时，但需注意水温不要过高，以免烫伤。

▶ 产褥感染

产褥感染，又被称为产褥热，是指分娩时及产褥期生殖道受病原体感染，引起局部和全身的炎性变化。一般发病在产后1~10天，表现为体温持续在38℃以上，如不及时治疗，会诱发子宫腔内感染、阴道感染等，并有并发败血症的可能，对产后新妈妈健康危害极大，因此必须引起重视。

女性生殖器官有一定的防御功能，任何削弱产妇生殖道和全身防御功能的因素均有利于病原体的入侵与繁殖，导致产褥感染的发生，如贫血、营养不良、临近预产期前性交、羊膜腔感染及各种慢性疾病等。

感染发生的部位不同，产褥感染的种类也不同。其中，急性外阴、阴道、宫颈炎由分娩时会阴损伤、手术或孕前外阴阴道炎而诱发，表现为局部灼热、坠痛、肿胀，可出现尿痛、尿频、尿急；急性盆腔结缔组织炎、急性输卵管炎主要表现为一侧或双侧下腹持续性剧痛，妇检或肛查可触及宫旁组

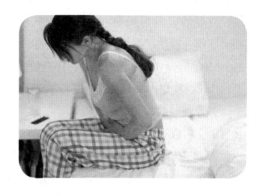

织增厚或有边界不清的实质性包块，压痛明显，常常伴有寒战和高热；急性子宫内膜炎、子宫肌炎在产后3~4天开始出现低热、下腹疼痛及压痛、恶露增多且有异味，如早期不能控制，病情会加重；急性盆腔腹膜炎的炎症可扩散至子宫浆膜层，形成盆腔腹膜炎，继续发展为弥漫性腹膜炎，出现全身中毒症状，如高热、寒战、恶心、呕吐、腹胀、下腹剧痛。

感染期间，新妈妈要做好生活细节方面的护理，可以从以下几个方面做起：

◆多摄入富含维生素C的新鲜蔬果，少吃辛辣、温热的食物，戒烟禁酒等，促进产后伤口的恢复。

◆新妈妈在身体条件允许的情况下，应尽早下床走动，促进排便和排尿，预防感染。

◆保证会阴部卫生。勤换卫生棉垫，每次大小便后用温水冲洗会阴部。如果是剖宫产，平时应该保持伤口的干燥，在产后5~7天才可以淋浴。

◆减少探视。为了减少交叉感染，同时保证母子的休息，月子里应尽量减少探视。

◆月子期避免性生活。产后同房日期应在产后42天以后。如果产后42天仍有血性恶露，说明创面还未完全修复，初次同房日还得延期，直至恶露全部干净以后2天。倘若初次同房后血性恶露再现，应服用抗生素，预防感染。

◆分娩后，新妈妈一旦发现自己有产褥感染的一些临床症状，应立即就医，合理用药。当热退及症状消失后，还应使用有效抗生素5~7天。

▶ 产后恶露不净

分娩后，新妈妈要经历排恶露的时期。恶露一般在产后4～6周排净，总量为250～500毫升。如果产后6周后，仍有较多恶露排出，称之为产后恶露不尽。

通过观察恶露的性质、气味、量及持续时间，可以了解子宫复原情况及其有无感染存在。如果血性恶露持续2周以上，量多，常提示胎盘附着处复原不良或有胎盘胎膜残留；如果分娩1个月后恶露不净，同时伴有臭秽味或腐臭味，或伴有腹痛、发热，则可能是阴道、子宫、输卵管、卵巢有感染；如果伴有大量出血，子宫大而软，常提示子宫复旧不良。

新妈妈产后出现恶露不净、延长情况的，会引发局部或是全身性的感染，情况严重的患者甚至会引发败血症。恶露的延长，对新妈妈切口的愈合也不利，可能会加重伤口感染。产后新妈妈如果存在产后恶露不净的情况，应及时到医院就诊治疗。在日常生活中，新妈妈也可以通过以下措施改善恶露不净的情况：

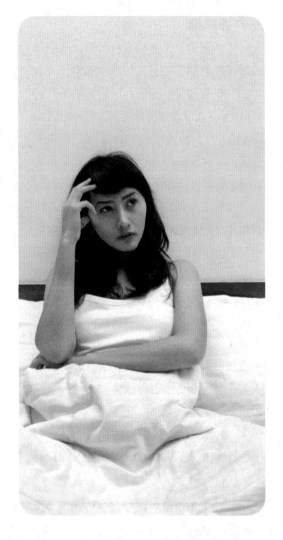

◆产后可以吃一些能促进恶露排出的食物，如山楂、阿胶、红糖等。尽量少吃温热性的食物，如羊肉、狗肉等，也不能饮酒，以免引发炎症。

◆在生产完后，当新妈妈的体力得到一定的恢复，一般在第二天就要进行子宫按摩，把手放在肚脐周围，做顺时针环形按摩，以此刺激子宫收缩，帮助恶露排出。

◆保持阴道清洁。产后因为不断有恶露排出，新妈妈使用的卫生垫应及时更换。刚开始约1小时换1次，之后2～3小时换1次即可。

◆进行一些产后运动，例如进行腹式深呼吸，以及在产后一周躺在硬床上进行抬腿、提臀，或膝胸卧式运动，也可以促进恶露的顺利排出。

▶ 产后腰腿痛

产后腰腿痛是产后大多新妈妈都会遇到的问题，产后腰、臀和腰骶部日夜疼痛，部分患者伴有一侧腿痛。疼痛部位多在下肢内侧或外侧，可能伴有双下肢沉重、酸软等症状。在咳嗽、打喷嚏、大便时，腹压增加，疼痛可能会加剧。

产后腰腿痛，究其原因要从怀孕说起。产妇怀孕期间，胎儿发育使子宫增大，同时腹部也变大，体重增加，变大的腹部则向前突起。为适应这种生理改变，身体的重心就必然发生改变，腰背部的负重加大，所以孕妇的腰背部和腿部常常感到酸痛。而且现在产妇分娩时多采用"仰卧截石位"，产妇在产床上时间较长，且不能自由活动，分娩时要消耗掉许多的体力和热量，致使腰部和腿部酸痛加剧。另外，在坐月子期间，有的产妇不注意科学的休养方法，活动锻炼不得法，有的产妇则过早地参与劳动，还有的产妇产后睡弹簧床，这也不利于腰腿部的恢复。以上种种情况都可以引起产妇在产后腰腿部疼痛的现象。

产后腰腿痛一般属于生理性的变化，是可以恢复的，如果属于怀孕和分娩引起的疼痛，一般在产后1周后疼痛就会减轻。在坐月子期间，新妈妈们要注意劳逸结合，这样身体才能恢复得很好。如果疼痛始终不见减轻，就要去看医生了。

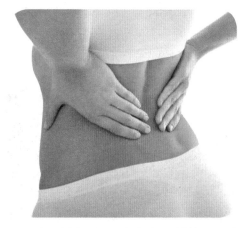

在生活起居上，新妈妈这样做，可以改善疼痛的不适感：

◆注意保暖。天气凉爽的季节，新妈妈宜穿长衣长裤、袜子和棉拖鞋，即使是夏季，也不宜穿露脐装或光脚丫。

◆在坐位时可将枕头、坐垫一类的柔软物垫在背部和腘窝下，以减轻腰部和腿部的负荷，使自己更舒适。

◆新妈妈要根据身体情况经常活动腰部，使腰肌得以舒展。如果感到腰部不适，可按摩、热敷疼痛处或洗热水澡，促进血液循环，改善腰部不适感。

◆劳逸结合，尽量避免久站或久坐，适时让腰部、腿部得到休息。

◆给宝宝喂奶时，可以在腰部垫靠垫和用脚凳抬高腿部，身体也可以间断性地做头往后仰、颈部绕环的动作。喂奶结束后，可以在床上做腰部绕环动作，舒展舒展四肢，让身体放松。

▶ 产后手指、腕部疼痛

产后手指、腕部疼痛虽不是什么严重病症，但却是困扰许多产后妈妈的问题，想要抱抱宝宝手使不上力气，喂养母乳、给宝宝洗澡也不方便，产后手指、手腕疼到底是什么原因呢？出现疼痛，新妈妈又该如何护理？

月子期间，很多新妈妈会发觉自己抱宝宝、拿东西时，手指或手腕有疼痛感，尤其是大拇指、手腕部位。产后手指、手腕部的疼痛主要是新妈妈在分娩时，皮肤的毛孔和关节被打开，加之产后气血两

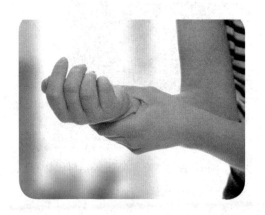

虚，一旦受凉风寒就会滞留于关节肌肉中，引起手指、手腕部疼痛。

有的妈妈产后坐月子期间没注意休息，频繁地抱孩子或帮宝宝洗澡、洗尿布，或天气较冷时露手抱孩子，手腕韧带负担过重也会损伤腕管，造成手指、手腕疼痛。如果妈妈能及时调节，并加强日常护理，手指、手腕疼痛可能会减轻，但如果没有及时调整，则有可能会形成伸腕肌腱炎和腕管综合征。

新妈妈手腕疼痛的症状通常是慢慢加重的，严重时不但会妨碍手腕的运动，也会影响睡眠，患者会觉得关节僵硬，甚至像神经痛一样，会往上痛到手臂，往下痛到大拇指的末端。在做手掌抓握、大拇指跷起、手腕往小指侧变曲时，疼痛常常会加剧。可看见在手腕桡骨末端茎突处有一点点水肿，按压时疼痛。

为减轻和改善产后手指、手腕部的疼痛，新妈妈应该注意以下几个方面：

◆月子期间要避免受凉，室内保持干燥通风，温度不可太低。洗浴时注意水温不要太低，时间不要过长。

◆平时洗手要用温水，洗完之后及时擦干手上的水分。在炎热的夏天也不要触碰冷水。

◆给宝宝洗澡、洗尿布这些家务事让家人帮忙分担。

◆产后母乳喂养的妈妈在抱孩子的时候也要掌握正确的方法，尽量避免单手抱孩子，两只手可以轮流承受孩子的重力。喂奶的时候可以选择高度合适的椅子，垫上枕头等，减轻手腕的压力。

◆按摩手腕。用一只手的手指点按另侧腕关节痛点，同时另侧腕关节做旋转运动，再用双手五指相互交叉做摇腕运动。这样两只手互换，每天坚持多做几次，长时间坚持就可看到效果。

▶ 产后失眠

分娩后，新妈妈立即投入到照顾宝宝的艰巨任务中，身心都承受着很大的压力。尤其是新手妈妈，没有照顾宝宝的经验，难免会手足无措、提心吊胆，感觉特别劳累，而真的能躺下休息时，却可能遭遇失眠的困扰。

引起新妈妈失眠的原因较多，例如，在分娩后刚开始的几天，新妈妈的夜间睡眠很大程度会被伤口的疼痛所影响；在哺喂宝宝的过程中，不正确的喂养姿势可能引起乳房疼痛、身体的疼痛，疼痛感也会导致新妈妈失眠，影响睡眠质量；由于缺乏照顾新生儿的经验，很多新妈妈可能处于紧张或焦虑的情绪中，这种不安的情绪会通过中枢神经的反射作用而减少催乳素的分泌，导致缺奶，宝宝则因奶量不足而抗议，妈妈也无法安睡。除此之外，晚餐过饱，睡前饮水多、玩手机等不良的生活习惯也会引起新妈妈失眠。

偶尔一次两次的失眠，新妈妈大可不

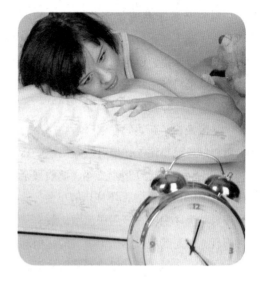

必在意，只要坚持良好的生活习惯，将引起失眠的原因加以调整，睡眠就能很快恢复正常。然而，如果新妈妈总是担心失眠，并开始为失眠做各种各样的事情，失眠就会左右你的生活，形成恶性循环。预防失眠的第一步即正视失眠，勿盲目担忧。

除此之外，新妈妈还应该注意以下几点：

◆调整好作息时间。妈妈的睡眠时间一定要保证，因为充足的睡眠可以赶走疲劳，保持良好的心情，虽然这不太容易做到，但还是应该尽可能去做。如果夜里因为照顾宝宝而睡不好，可以在白天小睡一会儿。

◆睡前放松。在睡前的半小时，新妈妈应该让自己放松下，比如静静地坐下来，看看内容轻松愉快的书、听听舒缓的音乐，慢慢地呼吸，排除各种杂念。

◆睡前吃点安神食物。尽量安排在睡前2小时前完成进食，睡前食物可选择全麦面包、燕麦片、热牛奶等。

◆月子期间，新妈妈不要一直处于围着宝宝转的状态中，过于单调的生活会让妈妈感觉厌倦，情绪低落，对生活失去兴趣，压抑的心情会造成或加重失眠。妈妈可以偶尔外出，会会朋友、看场电影、逛逛街等。

▶ 产后尿潴留

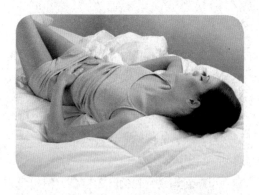

虽说产后尿潴留是产褥期常见的不适之一，属于一种暂时性的功能性排尿障碍，会自行恢复，但给新妈妈带来的痛苦和尴尬以及可能引起的健康问题也应引起重视。

一般来说，新妈妈在顺产后4~6小时内就可以自己小便了，但有些新妈妈产后长时间（7小时以上）膀胱充盈（膀胱残余尿量大于100毫升），而不能自解小便，这种现象称为尿潴留。产后尿潴留一般有三种表现，一是膀胱虽然胀得满满的，但却毫无尿意；二是，虽然已感到膀胱胀满，而且也有尿意，但是排不出尿来；三是，产妇虽然能排出尿来，但是只能排出很少的一点，大部分尿液仍留在膀胱里。

产后尿潴留多是新妈妈产程比较长，膀胱长时间受压而致膀胱和尿道黏膜充血、水肿，以及膀胱肌肉收缩功能减低引起的。另外，膀胱对排尿反向敏感性降低，会阴伤口的疼痛，精神紧张，不习惯于卧床排尿等也可能造成产后尿潴留。

需要区别的一种情况是，有的新妈妈由于在分娩过程中体力消耗过大，在产后又未能及时补充饮食和水分，所以在产后的一段时间内可能会因为尿量过少而未排尿。这种情况下，新妈妈的膀胱是空的，不会存在膀胱饱胀的现象，这不是产后尿潴留，只需要补充水分即可。

产后尿潴留不仅会影响子宫收缩，导致阴道出血量增多，还是造成泌尿系统感染的主要原因。因此，新妈妈应慎重对待产后尿潴留。

◆产后妈妈要多喝水、多喝汤，增加尿量，既可以预防尿潴留，又能清洁尿道。已经发生了尿潴留的妈妈，则应该少喝汤水，尽量减少膀胱负担。

◆产后妈妈如厕时可以打开一旁的水龙头，听听流水声，利用条件反射破坏排尿抑制，产生尿意，促进排尿发生。

◆在盆内放入50℃左右热水，然后蹲在水盆上，让热气充分熏蒸会阴部，每次5~10分钟，有利于排尿。要注意避免烫伤。

◆如果新妈妈的身体条件允许，在排尿前，可以将装有60℃左右热水的热水袋放在下腹部膀胱处，也可促进排尿。

◆找到位于脐与耻骨联合中点处的利尿穴，以逆时针方向按摩，并间歇向耻骨联合方向推压，能促进排尿。注意，按摩时不能强力按压，以免发生膀胱破裂。

▶ 产后尿失禁

偶尔咳嗽、大笑，甚至打个喷嚏，就会有少许尿液漏出，这样的尴尬也是多数产后新妈妈所困扰的问题。类似这种，无法用意识控制、不由自主的尿液漏出的现象，被称为产后尿失禁。

尿失禁临床表现为腹压增加下不自主溢尿，常伴有尿急、尿频、急迫性尿失禁

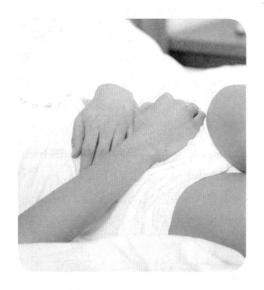

和排尿后膀胱区涨满感，80%伴有膀胱膨出。分轻度、中度、重度三种情况，轻度尿失禁发生在咳嗽和打喷嚏时，至少每周发作2次；中度尿失禁发生在快步行走、站立等日常活动时；重度在卧位时即发生尿失禁。

产后尿失禁是由于分娩时，胎儿先露部分对新妈妈的盆底韧带及肌肉的过度扩张，特别是使支持膀胱底及上2/3尿道的组织松弛所致。

如果年轻时出现了尿失禁而不管不顾，随着年龄的增加，很可能会发展成为重度尿失禁。无论是自然分娩还是剖宫产都有带来盆底功能障碍的可能，进而引发尿失禁。建议产妇在产后42天以后，到正规医疗机构进行盆底功能筛查，以便能早发现、早治疗。

防治产后尿失禁，除了医学干预外，生活保健的重要性也不可忽视。

◆做好产前保健，正确处理分娩，不到子宫口开全就不要过早用力，当会阴切开或有裂伤时，要配合医生及时修补。

◆孕期适当做一些锻炼会阴部位肌肉力量的运动，有助于预防产后尿失禁。

◆产后2~3天及时排尿，以免尿液积存过量，给膀胱造成严重的伤害。

◆产后满1个月，自然产的新妈妈可以做锻炼骨盆底肌肉的运动，改善尿失禁。

◆产后避免穿过于紧身的衣物，尤其是下半身，包括内裤，以免增加骨盆的负担。

◆发生尿失禁时，减少水分的摄入，会使尿量减少，尿液也会变得更浓，反而容易造成尿路感染。因此，还是要适量摄入水分，但在外出前、睡前2小时，需减少水分的摄取，以减轻漏尿的困扰。

◆分娩两周后新妈妈可以以中断尿液的方法来锻炼盆底肌的收缩功能，即小便解到一半时，试着中止解尿。

▶ 产后便秘

产妇产后饮食如常，但大便数日不行或排便时干燥疼痛，难以解出者，称为产后便秘，或称产后大便难，是常见的产后病之一。

一般来说，如果产前有灌肠，产妇产后2～3天才解大便；若产前未灌肠，产妇可能1～2天就会排便。一旦在产后超过3天未解大便，应注意便秘的出现；如果便秘持续3天以上，则一定要请医生予以适当的处理。产后便秘的出现，主要是由于产后腹直肌和盆底肌被膨胀的子宫胀松，甚至部分肌纤维断裂，使腹壁肌、肠壁肌、肛提肌等参与排便的肌群张力减低。加上，产妇体质虚弱，不能依靠腹压来协助排便，粪便在肠道过度滞留，水分过度吸收而致便秘。

另外，产后数天卧床休息，活动减少，肠蠕动减弱，也是影响排便的原因之一。部分新妈妈在分娩后，由于畏惧产道裂伤、会阴侧切伤口的疼痛，也可造成排便抑制。

便秘对新妈妈的不良影响，除了表现在日常排便困难外，还会成为一些病症的诱因，如急性粪便阻塞肠道、腹胀、下腹疼痛，痔疮等，严重的还会引起大肠癌。产后便秘不容小觑，新妈妈一定要做好防治和护理：

◆产后新妈妈应适当地活动，不能长时间卧床。产后前2天应勤翻身，之后待身体逐步恢复，可适当下床走动。

◆饮食搭配要合理，荤素结合，多吃新鲜的蔬菜和水果，保证摄取足够的膳食纤维。

◆多喝汤、多饮水。早上起床后喝一杯温开水，冲刷肠道，帮助排便和排毒。

◆生活中注意劳逸结合，保证高质量的睡眠，养成定时排便的好习惯。

◆每晚临睡前用单手掌心按照顺时针方向进行腹部按摩，促进肠胃蠕动。

◆练习缩肛运动，锻炼盆底肌肉的力量，促进肛门血液回流，增加排便力。

◆平时应保持精神愉快、心情舒畅，遇到不顺心的事，不要自怨自艾、怨天尤人，以开朗明快的心情面对问题；对家人、朋友要心存宽容和谅解，不是很原则的事情就可以大事化小、小事化了。

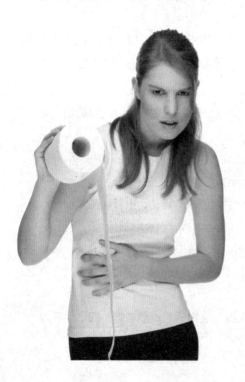

❯ 产后痔疮

有些新妈妈从孕期开始便受痔疮的困扰，也有部分妈妈是在分娩后才会发生，不论痔疮在什么时候发生，都是女性说不出的苦恼。

痔疮是指肛管直肠静脉丛迂回曲张所致的静脉团块，是一种十分常见的疾病，尤其是妊娠、分娩后的女性，更易患痔疮。产后痔疮多半是妊娠期痔疮的遗留问题。怀孕后，新妈妈体内会产生多量性激素，受到这些激素的影响，胃肠道平滑肌的张力减退，蠕动减少、减弱，使食物在胃里排空推迟，在肠里运输时间延长，导致粪便在结肠中滞留时间过长，水分减少，粪便变得干结，导致便秘，再加上增大的子宫对直肠的压迫，盆腔静脉回流不畅，引起痔疮。分娩时，新妈妈用力摒气排便也可导致痔疮的发生。

产后，随着胎儿的娩出，胃、小肠、大肠恢复到正常位置，由于压迫因素的去除，肠蠕动变慢，加之分娩后盆腔肌肉及肛门周围肌肉过分紧绷，会阴伤口疼痛及痔疮痛，产妇易发生便秘，使痔疮加重。

患了痔疮新妈妈该怎么办呢？

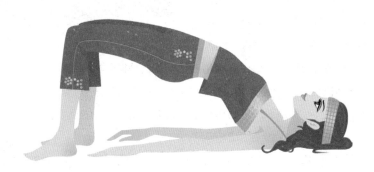

◆产后多喝水，增加肠道的水分，促进肠胃蠕动，例如可以每天早上喝一杯温开水。避免饮酒、咖啡和浓茶等刺激性饮料。

◆多吃绿叶蔬菜、根茎类蔬菜、水果和五谷杂粮，促进排便。

◆忌食辣椒、胡椒、大蒜、葱等刺激性的食物。

◆生活要规律，每天定时排便，保持大便通畅，还要勤换内裤、勤洗肛门，并保持外阴清洁、干燥。

◆做提肛锻炼，方法是做忍大便动作，将肛门括约肌往上提，吸气、肚脐内收，再呼气，放松肛门括约肌，一切复原。如此反复，每次做30回，早晚各锻炼1次。

▶ 产后乳房胀痛

产后乳房胀痛是产后新妈妈经常遇到的问题，这是由于乳房分泌的乳汁不能及时排出致乳房过度充盈及乳腺管阻塞所致，单纯的乳房胀痛一般在产后2～3天发生。乳房胀痛时，因乳房变硬、乳头相对缩短，新妈妈在婴儿吸吮时往往会因为疼痛、手臂活动不便而不愿喂奶。

为减轻产后乳房胀痛，新妈妈可以试试下面这些方法：

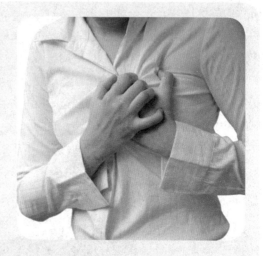

◆给宝宝哺乳后，如果有没有吸完的乳汁，要用电动吸奶器及时吸出来，使乳房排空。这样既能减少乳房胀痛，又可以促进乳汁的再次分泌。

◆产后不要急于催乳。由于宝宝食量有限，加之新妈妈乳腺还未完全通畅，如果过早催乳，可能导致乳汁分泌过多而堵塞乳腺，引起胀痛。

◆热敷。当新妈妈的乳腺管通畅，乳汁分泌过多时，乳房也会出现胀痛，这种情况下可使用热敷的方式来缓解。热敷能通畅阻塞于乳腺里的乳块，促进乳房内的乳汁和血液循环，从而减轻胀痛。在热敷时，要注意保持适宜的温度，避免烫伤，并避开乳头与乳晕这两处的皮肤。

◆乳房出现胀痛时，可用双手将乳汁挤出。即洗净双手，握住整个乳房，均匀用力，轻轻从乳房四周向乳头方向进行按摩挤压。

◆用油木梳梳背部，由乳房四周向乳头方向刮摩，一天2～3次，可有效缓解乳房胀痛。

如果通过热敷、按摩等方法均无法改善乳房疼痛的症状，且新妈妈的体温持续超过38.5℃，乳房局部有红肿，伴有头痛，就应该警惕急性乳腺炎的可能，应尽早就医。

▶ 产后乳头皲裂

乳头皲裂是常见的产后不适之一，常在哺乳第1周发生，初产妇较为多见，有些二胎妈妈的乳头皮肤娇嫩，在为二宝哺乳时也会出现。

乳头皲裂是哺乳期常见病之一，轻者仅乳头表面出现裂口，重者局部渗出黄色的液体，甚至会渗血。通常，裂口处渗出的液体在干燥后会形成痂皮，又干又痛，日久不愈反复发作易形成小溃疡，处理不当的话，一旦细菌从裂口处进入，还会侵入乳房，引起乳腺炎、乳腺脓肿，或乳痛。

导致产后乳头皲裂的原因主要有两个方面，一方面，新妈妈的乳头皮肤比较娇嫩，如果自身存在奶水不足或乳头过小、内陷等问题，宝宝长期用力吸咬乳头，就会使乳头表皮受唾液的浸渍而变软、剥脱、糜烂，形成大小不等的裂口；另一方面，与乳头清洁方法不当和哺乳方法不正确有关。乳头表皮非常薄嫩，而且很多细小的乳腺管开口，有些新妈妈为了保持乳房部位的干净，常用肥皂甚至酒精来擦洗乳头，导致乳头表皮被擦破，引起皲裂。哺乳方法不正确主要是指宝宝在吮吸乳汁时，只含住乳头，没含住乳晕（乳头周围有色素沉着的那一圈），使得乳头受力过大而致皲裂。

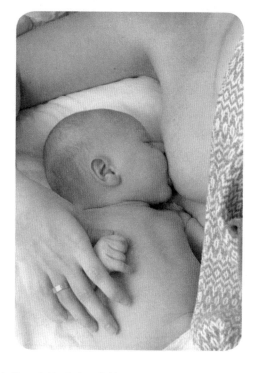

得了产后乳头皲裂的妈妈在哺乳时，往往会有撕心裂肺的疼痛感，令人坐卧不安，极为痛苦，难以忍受。病情严重者甚至不得不中断母乳喂养，给妈妈和宝宝带来了极大的不利影响，因此，产后新妈妈一定要注意做好乳头皲裂的防治工作。可以从以下几个方面入手：

◆喂奶姿势要正确。首先妈妈要让自己的体位舒服。其次，哺乳时要遵循"三贴"原则，即胸贴胸、腹贴腹、下颌贴乳房。当宝宝吸吮时，应让他的嘴巴包覆住整个乳头，包括乳晕。吃完奶后不能直接将乳头从宝宝嘴里拔出来，应该先将小拇指轻轻从侧边放入宝宝的嘴中，再缓缓地让乳头退出。

◆喂奶时间不宜过长。宝宝的嘴巴长时间含着乳头，使之浸泡在唾液中，容易使乳头发生皲裂。因此，建议新妈妈每次喂奶时间不要过长，一般以 15 ~ 20 分钟为宜，也不要让宝宝含着乳头睡觉。

◆采取正确的清洁方式。每日至少用温水清洗乳房两次，这样不仅有利于乳房的卫生，而且能增加乳房皮肤的弹性。要提醒新妈妈的是，千万不要用碱性的肥皂或沐浴露清洁乳房及周围皮肤，这会使乳房表皮干燥，甚至导致干裂、易敏感，增加疼痛感。

◆哺喂后及时保护乳头。每次哺喂结束后，新妈妈可蘸取少量乳汁，轻轻涂抹在乳头与乳晕的部位，对乳房肌肤具有较好的保护效果。

▶ 产后乳腺炎

产后乳腺炎是月子期常见的一种疾病，俗称"奶疖"，多为急性，常发生于产后3~4周的哺乳期妇女，经乳头的裂口或血性感染所致。在初产妇中较为常见。

当奶水未完全排空，输乳管被乳汁塞住后，通常会出现局部的硬块，称为乳汁滞留。若是乳头皲裂造成细菌感染，便称为感染性乳腺炎。

患乳腺炎后，新妈妈会突然感到恶寒、发热、乳房结块、局部红肿和疼痛，如果能及时用清热解毒的中药治疗，并保持乳腺通畅，病情会很快得到控制。如治疗不及时或不治疗，病情会逐渐加重，局部疼痛剧烈，呈刺痛、跳痛，持续高热不退，导致局部化脓，甚至发生败血症。

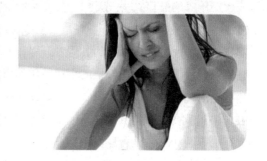

急性乳腺炎的症状也因人而异，掌握了正确的方法可以帮助新妈妈们有效预防和处理：

◆避免摄入过多高蛋白和高脂肪食物，以免分泌的乳汁过多，导致乳腺堵塞，引发乳腺炎。

◆日常生活中多喝水，保证乳汁的畅通，是预防产后乳腺炎的有效手段。

◆保证乳腺通畅。除了让宝宝多吮吸外，产后新妈妈还可以通过挤压、按摩或吸奶器吸奶等方式疏通乳腺。如果采用挤压方法通乳，由于乳房的硬块很难处理，可先冷敷再温敷乳房后，再开始挤奶。

◆哺乳后及时清洗乳头，如果有乳头内陷，可经常提拉、挤捏，进行矫正。

◆当乳腺局部化脓时，患侧乳房应暂停哺乳，并用吸奶器将乳汁吸出来。

患乳腺炎还可以继续哺乳吗？

由于乳腺炎只感染乳房组织，与乳汁无关，因此，炎症不会传染给宝宝，可以继续哺乳。若是只有局部红肿，妈妈可在喂奶前先热敷红肿部位，并且将硬块揉散，哺喂后再冰敷；若是乳头已经感染、破皮，就该用奶水加以擦拭，或使用医师开立的乳头药膏。为防止宝宝吃到药膏，可以选择哺喂后再上药，或是哺喂前先以清水清洁乳头；如果出现乳房脓肿并做了切开引流，可用健侧乳房哺乳，暂时将病侧乳房断奶，将乳汁挤出后丢弃，待乳腺脓肿痊愈后再重新开奶；当乳腺炎伴随着发烧症状时，应暂停哺乳，因为有炎症，宝宝吃了这样的奶会上火，但是要挤奶，防止退奶。

▶ 产后子宫复旧不全

　　分娩后，随着一系列的生理变化，新妈妈的子宫将逐渐恢复到接近怀孕前的状态，这个过程称为子宫复旧。在此期间，如果恶露经久不净，腹部一直有隐痛，尤其哺乳时加剧，就有可能是子宫复旧不全。

　　产后部分胎盘、胎膜残留于子宫，出现子宫内膜炎、子宫肌炎或其他盆腔感染，恶露滞留在子宫腔内等因素都可能引起子宫复旧不全。出现子宫复旧不全，一般建议新妈妈进行产后B超检查，以确定引起子宫复旧不全的原因。如果是因胎盘、胎膜残留引起子宫复旧不全，可使用宫缩剂如麦角新碱、益母膏等，必要时要刮宫腔，清除残留的胎盘胎膜。

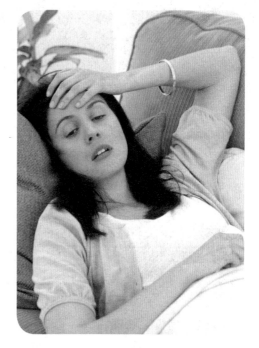

　　为了预防子宫复旧不全的发生，建议新妈妈在分娩后尽早让宝宝吸吮母乳，既有利于母乳的分泌，也能刺激子宫的收缩和恢复。新妈妈还可以在产后第1周服用生化汤，在产后两周开始做运动，锻炼盆底肌肉和腹部的肌肉力量，帮助子宫恢复到孕前状态。

◆**提肛运动。**主要就是收缩肛门，每次提肛以后憋气20～30秒，然后放松，每组3～5次，每天练习几组，能让原本撑大的子宫慢慢恢复到原来的大小。

◆**脚踩踏板运动。**新妈妈取坐位，脚踝部用力，将两脚向上弯，再向下弯。该运动随时随地都可以练习，可防止腿部肿胀，促进子宫收缩，并改善下半身的血液循环。

◆**锻炼腹肌运动。**呼气时收紧腹部的肌肉，维持数秒钟后放松，再反复练习几次。每天尽可能多做，能帮助消除溢尿行为；如果孕妇分娩时外阴有缝合，做此练习还可帮助促进伤口愈合。

◆**收缩腹部运动。**新妈妈仰卧下来，用两个枕头撑住头及两肩，两腿弯曲并稍稍分开，两臂在腹部上面交叉。随着呼气，抬起头及两肩，并用两手手掌分别轻压腹部的两侧，好像把腹部的两侧紧压在一起一样。持续数秒钟，然后吸气，并放松全身，每天重复做至少3次，能促进子宫的收缩和复旧。

产后情绪与心理保健

据统计，大约每6位新妈妈中就有1位会患上产后抑郁症。产后抑郁症最早于产后4～6周发生，可持续整个产褥期，有的甚至持续数年。因此，新妈妈积极做好产后心理保健是产后调理的一个重要方面。

重视新妈妈产后情绪的变化

"产后情绪低落"指的是新妈妈在分娩后经常出现悲伤或烦躁的现象。实际上，80%的新妈妈都有过这种由心情极好突然跌落谷底的心理体验，通常这种心理不适在2周内会自行缓解。尽管如此，还是会有部分新妈妈在产后出现长期的情绪低落，但又因为自己的误解或得不到家人的支持而使情绪愈发低落。例如，有的新妈妈可能会认为自己是个不合格的妈妈，也感受不到身为母亲的快乐；有些新妈妈认为情绪问题是不需要治疗的；有的新妈妈因为家人的不理解而使不良情绪难以控制，愈发严重。

研究证明，产后积极、快乐的情绪会让新妈妈更有满足感和幸福感，身体恢复也更快；反之，消极、抑郁的情绪，会使新妈妈食欲不佳、失眠、对生活失去信心、人际关系变得紧张，甚至可能出现自杀倾向。除此之外，新妈妈的不良情绪还会给新生宝宝的健康成长带来不良的影响：

◆拒绝照管婴儿，厌恶孩子或害怕接触孩子，甚至出现一些可怕的想法，伤害到孩子。
◆不良情绪会抑制催乳素的分泌，影响泌乳反射，让新妈妈的乳汁减少；而且情绪不佳的新妈妈大多容易疲乏、饮食和睡眠欠佳等，有可能造成母亲不愿意给婴儿哺乳，导致母乳喂养出现障碍。
◆不能建立正常的母婴关系，婴儿的心理发育也会受到影响，孩子出生后前3个月容易出现情绪紧张、易疲惫、行为动作发育不良，而且增加罹患多动症的风险。
◆孩子出现胆小懦弱、过分敏感、易焦虑、性格孤僻、社会适应性不强等的概率加大。

可以说，新妈妈的情绪对其自身健康、宝宝的成长以及整个家庭的和谐都有着重要的影响。新妈妈产后情绪变化不容小视，因此，不管是新妈妈自己，还是家人，都应重视新妈妈产后心理保健，积极预防产后不良情绪的出现。

新妈妈容易出现的产后"怪情绪"

宝宝出生后，新妈妈角色的突然转换、夜以继日的哺乳任务、家人关注度的转移……很多因素致使新妈妈一时难以接受生活的重大转变，出现一系列的情绪改变，如情绪低落、情绪反复、焦虑、恐惧……

▶ 情绪低落

产后，家人的注意力大都放在了宝宝身上，可能对新妈妈的关注会减少，加之与宝宝"分离"的焦虑，睡眠不足与疲劳，产后身体上的不适，等等，都很容易加重新妈妈的不良情绪，比如常常会出现没来由地想哭、忧郁、不想说话、浑身提不起劲等。此时，新妈妈应及时寻求家人或朋友的帮助，通过适当的调整，产后情绪低落的现象会慢慢好转。

▶ 情绪反复

产后，随着体内激素水平的变化，新妈妈的身体正在经历一系列的改变，再加上初为人母的心情转变，很多新妈妈可能会出现情绪反复、起伏不定的现象。比如，在这一刻感觉到喜悦与满足，下一刻就会变得担忧与茫然；常常烦躁不安，一会儿焦虑担心，一会儿又觉得内心空虚不已；变得易发怒、爱冲动，即使是一件小事也会对自己的丈夫和家人大发脾气、毫不留情、挑剔刁难、尖酸刻薄、又哭又闹，事后又会陷入深深地自责中："我怎么能这样""其实我心里面并不想这样的"……

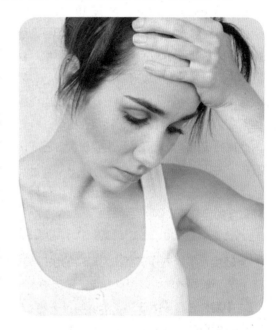

▶ 焦虑、恐惧

有一部分新妈妈可能对宝宝过度关注，例如，总担心自己的奶水不够，担心宝宝的睡眠过多，害怕宝宝的生长发育速度太慢，等等，还有的则担心自身产后恢复不佳，出现多种产后不适，如头疼、颈部和肩膀肌肉紧张、头晕胸闷、产后失眠等。

处于这些不良情绪影响下的新妈妈，往往会表现出严重的焦虑症状，她们会忧心忡忡，左思右想，感到莫名的恐慌和暴躁。

正确认识产后抑郁症

产后抑郁症是指产妇在分娩后出现抑郁、悲伤、沮丧、哭泣、易激怒、烦躁、甚至有自杀或杀婴倾向等一系列症状为特征的心理障碍。多于产后2周发病，于产后4～6周症状明显，部分新妈妈也可持续1～2年。因此，在孩子刚出生的几个月里，新妈妈要辨别留意自己的情绪状态，谨防产后抑郁症的出现。

▶ 产后抑郁症的表现

产后抑郁症对每一位新妈妈来说都是不一样的。有的新妈妈症状可能比较轻微，而另一些则较为严重。多数产妇产后抑郁症状并不十分明显，不容易被他人觉察，也不会严重影响其照顾婴儿或日常生活。经过一段时间，症状可自行缓解或消失。少数新妈妈在产后抑郁症发生的初期可有失眠、烦躁、情绪不稳、食欲不振等，以后发展成对新生儿过分担心，易激惹，猜疑。随着病情的加重，则可能出现思维紊乱，并伴有各种幻觉，甚至会出现一些更为严重的状态，包括突然产生要伤害自己或伤害孩子的想法等。

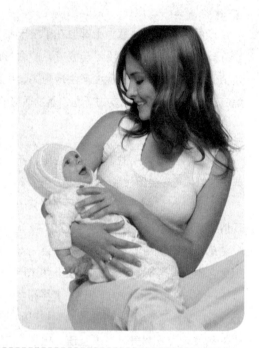

一般来说，产后抑郁症会出现以下3种不同程度的症状表现。

◆ **轻度：** 不能充分享受作为母亲的快乐或其他事情所带来的快乐。虽然有一些抑郁症状，新妈妈依然可以照顾好自己和孩子。

◆ **中度：** 总是情绪低落，难以与孩子建立亲密关系。新妈妈会感觉自己完全不是原来正常的自己，每天都过得非常辛苦和难熬。

◆ **重度：** 情绪极端低落，有抑郁症的大部分症状。这种情况下，新妈妈通常无法照顾好自己，也无法照顾好孩子。

▶ 产后抑郁症是可以被治愈的

产后抑郁症对新妈妈和宝宝的危害较大，但也不必因此而忧心忡忡，只要新妈妈坚定信心，积极找到引发产后抑郁的不良因素，并加以调整，产后抑郁是可以被治愈的。

测一测：你离抑郁有多远

有些新妈妈可能对产后抑郁有所了解，也从新闻报道中认识到了产后抑郁的危害，因此，一旦产后出现情绪不佳时，就担心自己是患了产后抑郁症。是否有产后抑郁，不能仅从自我感觉和日常症状来判断，而是需要利用专业的情绪量表进行测试，并由专业医生进行诊断。

爱丁堡产后抑郁量表（EPDS）是应用较为广泛的自评量表，可作为产后抑郁症的粗略诊断依据。该表格包括10项内容，根据症状的严重程度，每项内容分4级评分（0分、1分、2分、3分）。新妈妈可根据过去一周的实际情况，在接近自己感觉的答案上画圈，并计算总分。

爱丁堡产后抑郁量表（EPDS）

项目	从不	偶尔	经常	总是
我能看到事物有趣的一面，并笑得开心	3	2	1	0
我对未来保持乐观的态度	3	2	1	0
当事情出错时，我会不必要地责备自己	0	1	2	3
我毫无缘由地感到焦虑或担心	3	2	1	0
我无缘无故地感到恐惧或惊慌	0	1	2	3
很多事情冲着我来，使我感觉透不过气	0	1	2	3
我因心情不好而影响睡眠	0	1	2	3
我感到难过和悲伤	0	1	2	3
我因心情不好而哭泣	0	1	2	3
我有过伤害自己的想法	0	1	2	3

测试分数：_____

测试结果评估：得分范围为0~30分，若得分高于13分，则有可能患有不同程度的产后抑郁，新妈妈应引起重视。

需要注意的是，产后抑郁症筛查工具的目的不是诊断抑郁症，而是识别那些需要进一步进行临床和精神评估的女性。

如果自我评估的结果表明自己患上抑郁症的概率很大，那么就需要采取进一步的措施，让专业人士进行详细的、个人定制的诊断评估，然后再下定义。另外，某些身体疾病也可能被误认为是产后抑郁，所以在下定论之前应进行一个全面的身体检查。

产后低落情绪从何而来？

人的情绪受生理状况、周围环境、天气、性格等因素的影响，对新妈妈来说更是如此。有些新妈妈之所以出现产后情绪低落，主要与以下因素有关：

▶ 生理因素

妊娠后期，孕妈妈体内的雌激素、黄体酮显著增高，皮质类固醇、甲状腺素也有不同程度的增加，分娩后，这些激素也会发生相应的变化，其中，黄体酮和雌激素水平下降，会导致新妈妈脑内和内分泌组织的儿茶酚胺减少，从而影响高级脑活动，产生情绪低落。

另外，新妈妈在产后易出现发热、产褥感染、尿潴留、乳汁分泌不足、乳腺炎等不适，如未能及时治疗，病情迁延或加重，也会给新妈妈的身心造成巨大的压力，引发产后情绪问题。

▶ 蛋壳心理

"蛋壳心理"，就是一触即破的心理，其主要特征就是脆弱、抗挫折能力较差。蛋壳心理通常容易出现在较为年轻的新妈妈身上，她们的心理还不够成熟，一旦遇到困难和挫折，其应对能力也会比较弱。面对产后生活的巨大变化，一时间很难适应和接受，因而容易产生焦虑或抑郁的情绪。

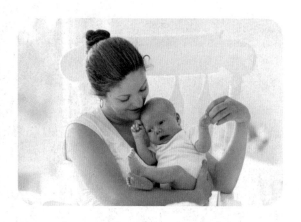

▶ 缺乏家人的理解与支持

研究证明，如果女性感觉自己在怀孕期间或在产后缺乏有意义的支持，那么，她们将更容易出现不良情绪，甚至患上产后抑郁症或焦虑症。新妈妈刚刚生完孩子后的一段时间内，往往会感到身体异常虚弱，如果家人，特别是爱人不理解新妈妈，甚至忽视新妈妈，会给新妈妈造成心理不平衡感和无助感。这种状况如不能及时改善，会对新妈妈的心理造成极大的伤害。

▶ 无法适应角色转换

在孕期，准妈妈通常是大家关注和关心的主角，享受着家人的宠爱；产后，家人的注意力可能都会集中转移到新生宝宝身上，这种落差感让很多新妈妈都会有失落感。此外，如果新妈妈缺乏育儿知识或没有做好迎接宝宝的准备，也可能导致情绪焦虑或紧张。

如何远离产后不良情绪？

如何摆脱产后不良情绪的困扰，让生活恢复原有的和谐、幸福，是很多遭遇不良情绪影响的新妈妈迫切需要解答的问题。然而，改善不良情绪，不仅需要新妈妈努力，也需要家人的支持。

▶ 正视产后情绪问题

新妈妈产后出现短暂的情绪低落是正常的，并不等于患上了产后抑郁。这种情绪低落通常会随着体内激素水平的逐渐恢复，而慢慢自行缓解。如果情绪低落的状况迟迟没有好转，或持续两周以上并有加重的趋势，新妈妈应引起重视，并运用正确的方式调整自己的心理状态，以远离不良情绪。

▶ 新妈妈的自我调节是关键

月子期，新妈妈要对自己的情绪有所觉察，一旦出现情绪低落的现象，应通过自我调适及早走出情绪的低谷。新妈妈应对产后的生活和生理变化有所了解，放弃完美主义想法，乐观看待孩子的养育问题和家庭纠纷。平时，也可以暂时请长辈或月嫂带孩子，去做自己感兴趣的事以放松身心。如果出现了不良情绪，也可借助一些方式排遣，如和好朋友一起聊天；和家人、朋友沟通，把自己的担心说出来，让别人帮助化解等。

▶ 与宝宝建立积极的互动

良好的亲子关系对促进母婴双方的身心健康、改善产后不良情绪有着积极作用。新妈妈应尽量坚持母乳喂养。哺乳不仅能带给宝宝更好的营养，还能通过母子之间的肌肤接触、目光交流以及倾听触摸的过程，产生温暖情绪和情感共鸣。此外，平时多和宝宝说说话，会让他产生愉悦的情绪反应，妈妈的心理上也会获得极大的满足感。

▶ 家人的理解和支持很重要

家庭环境和家人的关心对新妈妈的心理影响较大，因此，作为家人应该对新妈妈的不良情绪予以理解，也应安排好新妈妈的生活起居，关心新妈妈的心理变化。在家庭关系中，丈夫是一个重要角色，应多体谅妻子产后由于生理和心理上的改变而出现的情绪异常，尽量避免在一些小事上与其争吵不休。也不要因为宝宝的到来而转移对妻子的关注，要多陪伴新妈妈。

▶ 必要时寻求心理和药物治疗

当沮丧情绪持续存在或加重时，新妈妈应尽快寻求专业人士的帮助，进行药物和心理方面的治疗和疏导，控制不良情绪的发展。

产后康复与瘦身

尽管我们不主张新妈妈，尤其是哺乳期新妈妈减肥，但是许多新妈妈在产后往往摄取过多的热量，致使体重不降反升，造成产后肥胖，因此，产后体重控制也成了新妈妈产后保健的一个主要问题。

产后瘦身的正确观念

新妈妈产后面临着身体恢复和哺乳的需要，因此，产后瘦身不可盲目开始。不论是产后瘦身的目标、时间，还是瘦身的方式，都应慎重考虑，建议在产科医生的指导下进行，以免损害自己和宝宝的健康。

▶ 月子期，不要急于减肥

正常情况下，女性怀孕后的体重会比怀孕前增加10～15千克，宝宝降生后，新妈妈的体重也会比怀孕前重5千克左右。这些增加的重量主要来源于增大的乳房、子宫和部分增加的脂肪，在度过产后的42天和哺乳期后会逐渐消失，所以新妈妈分娩后不要急于。

在怀孕期间，孕妇盆腔内的韧带、肌肉、阴道黏膜等都被拉长，变得松弛，以利于宝宝的分娩。宝宝出生后，这些松弛的组织会逐渐恢复到产前的状态。如果新妈妈在产后过早地节食，参加运动，必然会影响母乳的质量，从而间接地影响宝宝的健康。而且，一般的健美运动主要侧重于躯干和四肢，在运动的过程中，腹肌紧张增加腹压，会使盆腔内的韧带、肌肉承受来自上方的压力，加剧松弛的状态。过早、长时间的健美运动使盆腔韧带发生严重松弛后，会导致子宫、膀胱、直肠突向阴道，造成子宫脱垂、尿失禁和排便困难，严重损害妈妈身体健康。

因此，产后新妈妈不要急于瘦身，应在产科医生的指导下，结合自己的身体制定适合自己的瘦身方案。

另外，新妈妈在运动时要量力而行，运动强度以运动后感觉身体舒适为宜，不要为瘦身而剧烈运动，以免影响产后身体恢复的速度。

▶ 剖宫产妈妈产后瘦身注意事项

相较于顺产新妈妈，剖宫产新妈妈产后恢复的时间更长，且受腹部伤口的影响，产后活动需要注意的事项更多。

　　一般来说，剖宫产新妈妈在卧床休息的24小时之后，如果没有并发症和身体不适，可在拔掉尿管、排气之后，开始做呼吸运动和四肢运动，如胸式呼吸，上肢的扩胸、开合、张开等。另外，要在家人的帮助下多翻身，建议4小时左右翻身1次，以防止术后肠黏连；在产后第3天，可以尝试着从床上坐起，轻微活动下上半身；产后3周，可以下床进行一些舒缓的活动，如在室内走一走，活动下四肢，做一些柔和的拉伸，这对促进剖宫产新妈妈的新陈代谢以及身体康复是非常有益的。但要注意活动的时间不能太长，也不宜做大幅度的动作；到产后第3周左右，可以下地自由活动；产后4周以后，可以做一些简单轻巧的家务。至于具体的产后瘦身计划，则应该安排在月子期后，坐月子期间，不建议剖宫产新妈妈做任何大幅度的肌肉运动。

　　需要提醒剖宫产新妈妈的是，活动身体时要注意，尽量不要让腹部受力太大，或者令腹部肌肉过于紧张，以免伤口裂开，影响身体的恢复。

▶ 暂时不宜进行运动的新妈妈

　　尽管产后适量而合理的运动对新妈妈的身体恢复和日后的健康有好处，但新妈妈在运动选择方面，还应该根据自己的身体恢复情况进行，不可盲目。通常，如果有以下任何情况之一的新妈妈，暂时不适合做产后运动。

- ◆产妇体虚、发热者。
- ◆剖宫产者。
- ◆会阴撕裂严重者。
- ◆产褥感染者。
- ◆血压持续升高者。
- ◆有严重的心、肝、肺、肾疾病者。
- ◆贫血者。
- ◆产后有严重的并发症者。

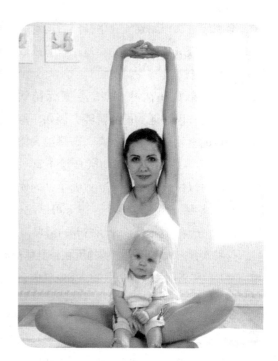

▶ 坐完月子再减肥

　　经过月子期的恢复和调养，产后第8周左右，大多数新妈妈的身体已经基本恢复，包括内分泌和新陈代谢都回归到了正常的水平，这个时候选择正确的减肥方法，不但效果更好，而且不会影响哺乳。因此，建议新妈妈在坐完月子之后再开始实施系统的减肥计划。

一般而言，产后6周左右，新妈妈伤口已愈合，恶露已基本排尽，身体各组织处于修复的状态，为科学瘦身运动创造了较好的生理条件。而此时，新妈妈体内的脂肪处于游离的状态，尚未形成包裹状的难减的脂肪，如果能在这个时候实施减肥计划，有助于快速消减脂肪、塑造体形。

不过，在减肥之前，新妈妈还需要到医院去做一个全面的产后检查，在确保自身的身体恢复良好、无任何不适感的情况下，再进行力所能及的瘦身锻炼。

▶ 饮食搭配运动，瘦身更容易

能量的摄入与消耗是影响人体体重的主要因素，如果新妈妈的能量摄取过多而消耗不足，就可能引起产后肥胖。

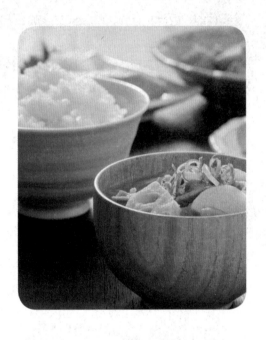

通常情况下，为了满足哺乳和身体恢复的需要，新妈妈在产后的饮食量相较于孕前，会有所增加，如果能在坚持产后运动的同时，合理摄取身体所需的能量，就可以取得良好的瘦身效果。

为此，新妈妈在月子期应注重保持饮食的多样化，以保证均衡的营养。例如，每天所摄取的食物应包括谷物类、蔬果类、肉类、蛋奶类等，但每种食物摄食量不宜过多，这样可以做到减重不减奶；月子期的饮食宜少量多餐，即总量不变，一天可以吃6餐，每餐7分饱。这样既满足了营养的需求，又可增加饱腹感，不会让新妈妈摄食过多。而且，这种饮食方式不利于脂肪的囤积，身体很难胖起来。另外，新妈妈可以在日常饮食中增加粗杂粮和新鲜蔬果的摄取量，多吃红肉，少吃白肉，以减少脂肪的摄入。

产后摄入理想的热量建议

有许多报告发现，产后每天摄取2000～2300千卡的热量，不但有利于控制体重，而且不会影响哺喂母乳。以一天少摄取400千卡来说，一个月大概可以减少1.5千克体重。

对于哺乳期的新妈妈来说，每天少摄取500千卡热量，每星期做4次运动，每次运动45分钟，每个月可以减少2千克的体重，且不会影响宝宝的成长。

▶ 坚持哺乳，在不经意间瘦下来

母乳营养丰富，这些营养都是妈妈体内的热量转化而成的。也就是说，新妈妈每天泌乳都是在消耗自身的热量，这也是母乳喂养能够让妈妈变瘦的原因。

新生宝宝大概每次吃奶30～50毫升，按每3个小时吃一次计算，新妈妈每天泌乳量在300毫升左右，这需要消耗约180千卡的热量，相当于有氧运动30分钟。不仅如此，随着新生儿的长大，对乳汁的需求量也不断增大，这就成了一种自然而然的减肥方式。

新近的一项研究也表明，母乳喂养会改变妈妈的新陈代谢速度，让她们更快恢复到原来的体重。这是因为母乳不断分泌可以消耗妈妈体内额外的热量，而宝宝的吮吸又会刺激新妈妈的大脑垂体，分泌一些有利于身心健康的激素，进而促进新妈妈身体的恢复。

▶ 正确的姿势和习惯能帮助瘦身

不良的姿势会造成肌肉松弛、脂肪堆积、皮肤暗沉。反之，正确的姿势能紧致肌肤、紧实肌肉、帮助瘦身。

保持正确的站姿

在站立过程中，人虽然没有剧烈运动，但却能感觉身体内血液在加速运动，能量消耗也在进行，能起到一定的瘦身效果。

正确的站姿是：眼睛平视前方；下巴既不向内收，也不往外翘；颈部伸直，不歪向任何一侧；肩部呈水平状，后展向下，但不要绷紧；在保持背部自然曲线的同时，从前面和侧面看，背部呈垂直状；腹部和臀部内收以支撑脊柱，防止腰部过分弯曲；骨盆向后倾斜，防止腰部疼痛；髋部呈水平状；膝盖朝前，不要后弓。

保持正确的坐姿

弓背、前倾式的坐姿或半躺式的坐姿可以让人感到舒适，但长期如此则会导致新妈妈驼背和腹部、背部脂肪堆积。保持正确的坐姿，即头部端正，双眼平视，目光向前，肩部朝后下方放松，腰背部挺直，大腿与地面保持平行，可以帮助新妈妈形成正确的习惯，预防产后骨盆变形、腹部和背部脂肪堆积。

养成收紧下巴的习惯

许多妈妈习惯将下巴向前移，这会引起头部和颈部血液循环不畅，出现头痛、肩颈酸痛等症状。如果能注意保持收紧下巴，头部和颈部的血液循环顺畅，背部肌肉和肩胛骨就能打开，保持身形优美。

穿合身衣裤瘦腰腹

合身的衣裤能够让人在不知不觉中挺胸收腹，隐藏自己凸出的小腹。腹部脂肪堆积过多的产后女性，可选择贴身的上衣，而不要选择遮掩腹部曲线的束腰长款上衣，时刻提醒自己保持收腹的状态。

▶ 科学使用腹带，健康塑身

分娩后由于身体虚弱，新妈妈体内各韧带弹性无法立即恢复，很容易产生内脏下垂，包括胃、肾、肝脏等器官。因此，建议新妈妈在产后使用腹带，帮助机体支撑内脏器官。而对于剖宫产的产妇而言，手术后的7天内使用腹带，还可以有效止血，促进伤口愈合。

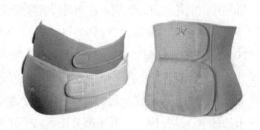

腹带应在每天饭后半小时，排尿之后绑上，晚上睡觉之前取下。具体的腹带绑法是：仰卧、屈膝，将脚底平放在床上，臀部抬高；双手放到下腹部，手心向前，往心脏处推；推完后，拿起腹带从髋部耻骨处开始缠绕，前5～7圈重点在下腹部重复缠绕，每绕一圈半斜折一次，接着每圈挪高大约2厘米由下往上环绕，直至盖过肚脐，再用回形针固定。拆下时，边拆边将腹带卷成圆筒状，方便下次使用。

在绑腹带时要注意，不要绑得过紧，正常分娩的产妇，应加强锻炼，经常做产妇操等，不宜长期依赖腹带的使用。对于剖宫产的产妇来说，在腹部拆线后，也不宜长期使用腹带。

▶ 产后瘦身的错误认知

瘦身有许多方法，有些方法有效，有些方法反而会造成损害。产后妈妈需要了解，并掌握正确的瘦身方法，避免走入产后瘦身的错误认知中。

哺乳期瘦身

喂母乳本身就可以帮助产后妈妈瘦身，在哺乳的过程中，宝宝的吮吸可以刺激乳房分泌催乳素，从而加快乳汁分泌，促进新陈代谢，消耗妊娠时体内堆积的脂肪，达到瘦身效果。如果在哺乳的时候瘦身，势必会影响乳汁的分泌，并不能起到良好的瘦身效果，相反，还会影响宝宝的健康成长。

便秘时瘦身

当新妈妈身体水分流失，肠胃功能失调引发便秘的时候，不要进行瘦身，否则可能会加重便秘情况。此时，应多吃富含膳食纤维的蔬菜水果，补充水分，等便秘痊愈后，再进行瘦身。

贫血时瘦身

如果产后出现贫血症状的话，不要进行瘦身，否则会造成营养不良，进而影响乳汁分泌，不利于婴儿的健康，也可能加重自身的贫血症状。此时应该多吃含铁丰富的食物，如菠菜、鱼肉、动物肝脏等，改善贫血。

新妈妈产后运动方案

产后保健离不开适度的锻炼。产后运动的目的在于促进身体恢复和预防产后肥胖。产后若没有及时运动，则可能造成腹肌无力、背痛及压力性尿失禁等现象，还会延长身材恢复的时间。

▶ 有助于康复的产褥体操

受孕期子宫增大和分娩的影响，新妈妈的腹壁肌肉和骨盆底筋膜、肌肉肛门筋膜、阴道的肌肉都明显松弛。分娩后，身体的自然恢复是一个漫长的过程，而产褥体操对分娩后的恢复起到了很大的作用。下面介绍一套适合顺产新妈妈锻炼的产褥体操。

分娩当天

分娩当天，新妈妈消耗了大量的体力，身体亟待恢复，此时可以从胸式呼吸开始练习，也可以躺在床上活动手腕和脚踝。

胸式呼吸

平躺在床上，将手放在胸前进行胸式呼吸：先慢慢深吸一口气，使胸部隆起，然后缓缓吐气，反复呼吸6次，让自己全身放松。

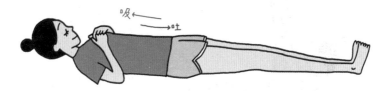

手腕运动

将手腕缓慢地上下移动，将手指按照顺序弯曲后再伸直，然后将手腕自然旋转。

脚踝体操

新妈妈平躺在床上，双脚并拢，先将左脚下扣右脚上提，再将右脚下扣左脚上提，双脚交替进行。脚趾弯曲后再伸直，反复做10次。双脚脚踝向右旋转，然后再向左旋转。

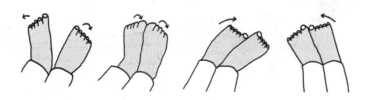

产后第2天

产后第2天，新妈妈的身体已逐步有所恢复，此时可以根据身体状况，适当增加运动量。不过，运动宜先从腹式呼吸开始，再进行抬臂运动和抬头呼吸。

腹式呼吸

平躺在床上，将手放在腹部，深深吸一口气，然后缓缓吐气，吸气时，腹部隆起；吐气时，腹部会下降，如此反复呼吸10次。

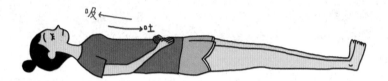

抬臂运动

平躺，将两臂伸展，和肩膀保持水平，手心朝上；再将手臂抬起，于胸前双掌合十，特别注意手肘不能弯曲，如此反复做10次。

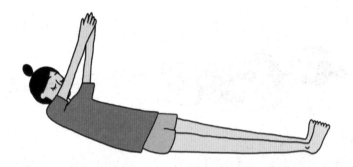

抬头呼吸

平躺，一手置于腹部，另一手放在肋部，缓缓抬起头部，接着双手互换，再做一次。抬头呼吸的要领在于深呼吸后停顿，然后抬头后缓缓吐气，双手各做5次，总共做10次。

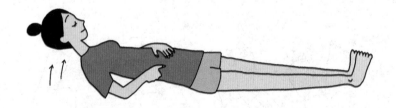

产后第3~4天

产后第 3 ~ 4 天，新妈妈可以根据自己的身体情况进行动作幅度和强度大的恢复运动，如敲脚踝、腰直肌运动和骨盆倾斜运动。

敲脚踝运动

平躺，双脚叠迭放，用上方的脚轻敲下方的脚；双脚叠迭放，脚尖用力伸直，然后双脚互换，分别做 5 次。

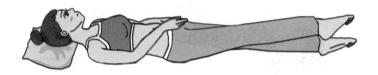

腰直肌运动

平躺，双膝曲起，两手垫于背后，腹部往上挺，反复做 5 次。

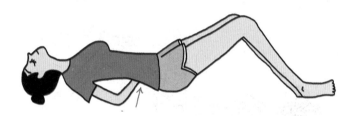

骨盆倾斜运动

平躺，双手置于腰部，将右侧腰部向下倾斜，使左侧腰部向上抬起，左右两侧交替，分别做 5 次。

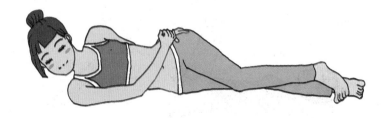

产后第5～6天

产后第5～6天，此时新妈妈可以多做腰部和下半身运动，以促进子宫恢复。同时，这些运动也有助于减轻产后下半身的疲劳感。

腰部运动

平躺，两手垫于头下，双膝弯曲成直角。吸气的同时挺起腰部，持续保持此状态，然后在吐气的同时慢慢将腰部放下，如此反复做10次。

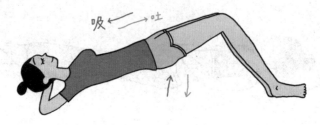

下半身运动

平躺，将左膝曲起，并抬起右腿，将右脚掌贴放在右膝盖上，深吸一口气，然后缓缓吐出，将抬起的右腿尽量向腹部靠近，然后慢慢把腿放下，置于地面。将右腿再次用力向上抬起并伸直，同时深吸一口气，把腿放下，缓缓将气吐出，左右腿交替运动，分别做5次。

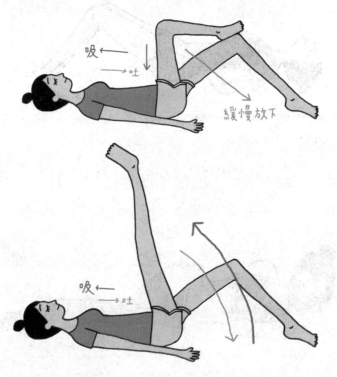

▶ 剖宫产妈妈的产后复原操

剖宫产后，新妈妈通常需要静养 1 周，在产后 10 天左右可以开始进行简单的伸展运动，一是可以改善身体疲劳感，二是促进身体的恢复。适合剖宫产新妈妈的产后复原操如下：

产后深呼吸运动

❶产妇仰卧在床上，两手贴着大腿，慢慢吐气。然后再吸气，同时将手臂向上抬高至与肩膀呈一条直线。

❷两手继续上抬至头顶，两掌相合，暂时闭气。再缓缓吐气，同时把手移动到头部上方，作膜拜姿势。

❸两掌相扣，慢慢往下移动，并尽可能下压，同时吐气，吐完气之后，双手松开，恢复原姿势。此动作反复做 5 次。

下半身伸展运动

❶产妇仰卧在床上，两掌相对，放在胸上。

❷右腿保持原姿势，将左脚尽可能伸直向上抬，左右交替进行。此动作反复做 5 次。

腰腹运动

❶产妇平躺在床上，辅助者用右手扶住产妇的颈下方，将产妇的头抬起，做这一动作时产妇暂时闭气，再缓缓吐气。

❷辅助者慢慢扶起产妇的上半身，产妇在这个过程中保持吐气。

❸产妇整个上半身完全坐直，休息几秒钟。接着一边吸气，一边慢慢由坐姿恢复原始姿势。此动作反复做 5 次。

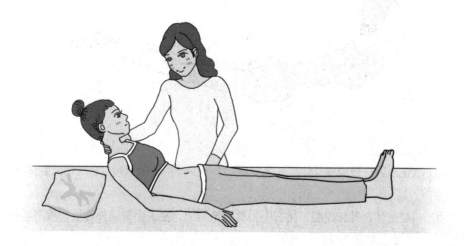

▶ 产后全套运动

不少妈妈经历了十月怀胎后，体态变得臃肿，皮肤也松弛了很多，如何在产后迅速恢复产前的身材呢？下面介绍一套适合新妈妈做的产后瘦身运动。不过运动中不要过分用力，以免引起身体不适。

腹部运动

❶平躺，两手手指交叉枕在头下，双脚并拢曲起，将头部微微抬起，腰部稍微用力，挺起上身，用右肘碰左膝，左肘碰右膝，左右各做 5 次。

❷新妈妈平躺，将两手放在身体两侧，吐气时，同时将双腿缓缓抬起；吸气时，将双腿慢慢放下，注意腰部不要同时抬起，如此反复做 5 次。

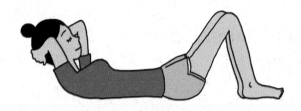

背部运动

趴在地面上，两臂收拢至下颌处，将双腿并拢，缓缓向上抬起再放下，如此反复做 10 次。

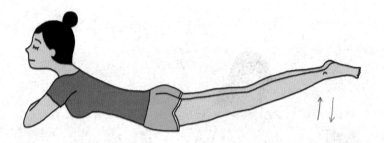

腰部运动

❶两手放在耳后，慢慢将身体往一侧倾斜，下半身保持不动，向左右两侧反复做 20 次以上。

❷用力扭转身体，抬起左腿，将右手手臂提至胸部，左手手臂向外伸展；接着换另一侧继续练习，左右反复做 10 次。

提起骨盆操

❶平躺，膝盖曲起，将两腿分开到能让腰部抬起的程度，两手贴于地面。

❷吸气时臀部用力，尽量抬高腰部；吐气时，缓缓放下腰部，可配合口号，反复做20~50次。

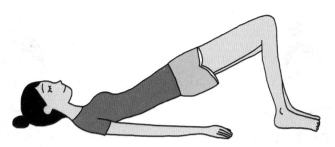

注意

在抬起腰部时，尽量向内收紧臀部；放下腰部时，避免臀部直接接触地面，如此效果会更显著。

大腿运动

❶站立，双脚打开，两臂向前尽量伸直拉长。

❷将上身挺起，双膝曲起，保持此姿势，将身体向下蹲，大腿成水平直线时慢慢起身，如此反复做10次。

臀部运动

❶双膝跪地，双手手掌撑地，呈四脚跪姿。

❷向后抬腿，将脚尖伸直，使大腿出现紧绷感，保持此姿势，如此左右交替，分别做10次。

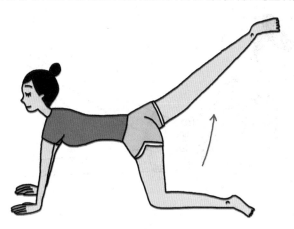

胸部运动

❶盘膝坐下，将双手合十，深呼吸并向手掌施力，持续 5 秒钟。

❷盘膝坐下，双手手指并拢弯曲，左手在上、右手在下，手指互扣，向两侧用力拉。之后，右手在上、左手在下，手指互扣用力拉，分别做 5 次。

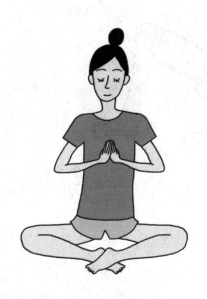
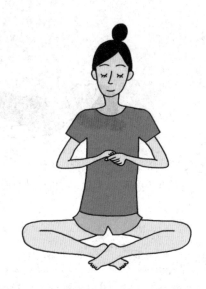

曲线美运动

❶两腿并拢并侧躺，双手放在地面，抬起上身，以腿和腰的力量支撑全身重量，注意上身尽量和地面保持挺立。

❷膝盖不要弯曲，慢慢抬起腿后再放下，然后换另一侧，分别做 10 次。

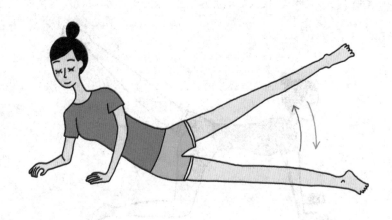

▶ 产后局部塑身运动

每个新妈妈的身体状况不同，有的新妈妈的赘肉主要集中于腹部，有的新妈妈腿部和臀部赘肉较多……这时，除了全身性的运动外，新妈妈还可以选择局部塑身运动，重点锻炼自己需改善的部位，达到更好的塑身效果。

产后瘦腹操

腹部往往是产后身体变化比较大的部位，松弛的肌肉和孕期堆积的脂肪让整个肚子变得松松软软。此时新妈妈不如试试下面这三个动作，帮助收紧腹部，告别大肚腩。

❶俯卧于地垫上，张开双腿和双臂，腹部用力，同时抬起双臂和双腿，保持10秒。

❷放下双臂和双腿，向上举起左臂，提起右臂，向身体左侧伸直，同时带动骨盆扭转。

❸顺势翻转身体，呈仰卧状，伸直双臂，与身体垂直。向上举起左臂，右臂平展带动上半身、骨盆向左侧转动。恢复仰卧，向上举起右臂，左臂平展带动上半身、骨盆向右侧转动。

产后腰部锻炼操

为了宝宝的健康，妈妈们在孕期补充了不少营养，曾经的小蛮腰也慢慢消失不见了，产后依旧处于水桶腰的阶段，对健康也没什么好处，所以恢复腰线迫在眉睫，不妨尝试一下这些瘦腰运动。

❶双脚打开与肩同宽，双手叉腰，由左向右旋转腰部，再从右向左旋转腰部。重复4次。

❷双脚打开与肩同宽，双手在胸前十指交叉，向上举起，吸气时腹部向前推，同时向后弯腰，呼气时收腹，上半身向前延伸，双臂向身体前方移动，同时转动手掌，使掌心向外，低头弯腰，双手保持交叉，拉伸后背肌肉。重复4次。

❸双脚打开与肩同宽，左手臂向上举高，跟着上半身往右边下压，右手臂自然地往左边延伸，感觉拉伸左侧腰部。再换边进行，重复4次。

产后翘臀塑造操

在孕期本来就变胖的臀部在分娩时被撑得更大，这让新妈妈原本紧实的翘臀失去了优美的线条，从背影看过去，完全没有身材曲线可言。别急，每天坚持翘臀训练可以帮助你找回从前的美臀，让你曲线更优美。

❶新妈妈仰卧，双臂自然张开，双手手掌贴地，双腿打开，屈膝。轻轻抬起骨盆，再慢慢放松。重复4次。

❷新妈妈仰卧，双臂放在身体两侧，双手手掌贴地，双腿打开，屈膝。向上推动臀部，并缩紧骨盆，同时并拢膝盖，然后在双腿分开的同时放下臀部。重复4次。

❸新妈妈仰卧，双臂放在身体两侧，

双手手掌贴地，双腿打开，屈膝。将右腿向大腿内侧翻转，使膝盖贴地，腿部保持弯曲。再慢慢还原，换左腿进行。重复4次。

❹新妈妈仰卧，双腿并拢，屈膝，脚掌贴地。再向外张开双腿，两脚掌相对，保持10秒后还原。重复4次。

❺新妈妈仰卧，屈膝，膝盖并拢，向身体两侧张开双臂，手掌贴地，向右转动膝盖，使膝盖贴地，然后再向左移动，使膝盖贴地。重复4次。

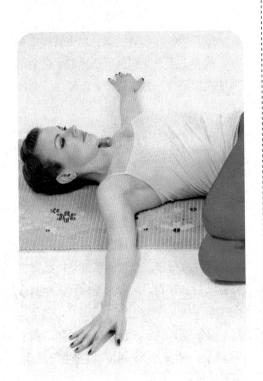

产后腿部的塑形至关重要，一双纤细、笔直的美腿可以让新妈妈更加魅力和自信。学习下面的腿部塑形操，并坚持练习，相信每位产后妈妈都可以通过自己的努力，拥有一双美腿！

❶坐在地板上，双腿打开伸直，挺直上半身，弯曲右腿，将脚跟置于大腿根部。将左腿弯曲，双手叠放在左小腿上，保持10秒，放松。换另一侧进行。重复4次。

❷新妈妈坐在地板上，双腿打开伸直，挺直上半身，弯曲右腿，脚跟置于大腿根部。上半身朝右扭转，同时，左腿向右翻动至脚背贴地。双手撑地，抬起头部，保持10秒后还原。换另一侧进行。重复4次。

❸新妈妈坐在地板上，挺直上半身，向两侧劈腿，脚尖向下压，并用双手抱住头部，然后向右边弯曲上半身，使右手手肘接触膝盖外侧，还原。再向左边弯曲。重复4次。

❹新妈妈坐在地板上，挺直上半身，向两侧劈腿，并用力拉伸双腿。身体向前倾，双手前臂和手掌贴地，保持20秒，身体立直。重复4次。

❺新妈妈坐在地板上，挺直上半身，向两侧劈腿，并用力拉伸双腿。向前弯曲上半身，尽量使上半身贴地，同时，双手重叠放在额头处，保持20秒，身体立直。重复4次。

圆滚滚的手臂给人以粗壮的感觉，但日常生活中又很难运动到手臂，具有针对性的力量训练，产后妈妈们又没有那么多的时间来坚持。产后有哪些易于锻炼的运动可以瘦手臂呢？以下这些可以试试。

❶新妈妈盘腿而坐，挺直上半身，双手上举，左手向下弯曲，放在左肩胛骨处，右手抓住左手肘，向下压，感觉拉伸。再换右手向下弯曲，放在右肩胛骨处，左手抓住右手手肘，向下压。重复 4 次。

❷新妈妈盘腿而坐，挺直腰背，双臂张开，双手手指轻放在肩膀上，以肩关节为中心，由内而外转动手臂。当手肘转到胸前时，互相碰触两手肘。转动 8 次。

❸新妈妈盘腿而坐，挺直腰背，将手臂抬到肩膀高度，轻轻握拳，反复前后活动，拉伸肩膀。重复拉伸 4 次。

❹新妈妈盘腿而坐，挺直腰背，手臂向上张开，由前向后，再由后向前，大范围地旋转手臂。重复 8 次。

产后美胸操

产后，由于不正确的哺乳姿势或长时间抱小孩等原因，很多新妈妈会出现轻微驼背，甚至胸部也有松弛、下垂的倾向。为了曲线美，新妈妈有必要对乳房进行精心护理，借助一定的锻炼使之恢复挺拔的姿态。

❶新妈妈全身放松，仰卧在地板上，双腿伸直，双手置于身体两侧，用力抬起胸部，上臂自然地贴地，头部向后仰，头顶贴地。保持此动作 20 秒，然后轻轻放下身体。

❷慢慢弯曲双腿，至小腿与地面垂直，再向外侧弯曲，使膝盖贴于地板上，大腿保持并拢状态。双手抓住脚踝，用肘部支撑上半身，同时抬起胸部，头部自然地往后仰。保持 20 秒左右，再慢慢放下身体，伸直双腿。

❸新妈妈全身放松，俯卧在地板上，用双手抓住脚踝，然后像弯弓一样弯曲全身。保持 5 秒后放松身体，然后抓住双脚，向侧边转动身体。

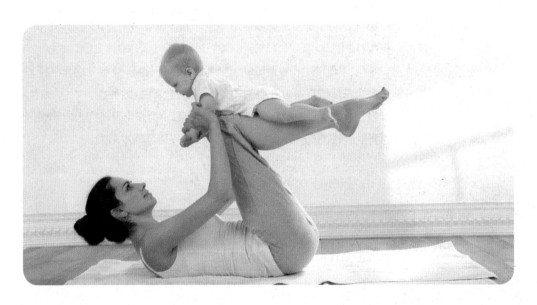

▶ 产后瑜伽塑身

　　新妈妈在分娩后生理和心理都经历了巨大的变化，产后瑜伽练习，能帮助新妈妈更好地完成角色的转换、轻松实现减肥塑身的目的。下面介绍 8 个比较简单的适合新妈妈练习的产后瑜伽体式。

手臂拉伸式

手臂拉伸式能够锻炼平时不容易活动到的手臂后侧方肌肉，还能够牵拉肩膀、舒展双肩。

❶站立，双腿稍微打开，腰背挺直，目视前方，双臂自然垂放于体侧，掌心向内。

❷呼气，将左臂贴紧在肩前，尽量向右后方拉伸，右臂弯曲放于左手肘处加以固定。

❸双手臂换方向进行重复练习。

❹吸气，放松，双臂带动身体还原至基本站姿。

摩天式

摩天式能有效地锻炼手臂肌肉、美化手臂线条，此外，它还是一个非常有利于脊柱健康的体式。对久坐的新妈妈而言，这个体式有助于行血散淤，消除久坐疲劳。

❶站立，腰背挺直，双腿分开与肩同宽。双手十指交叉，双臂竖直上举，掌心朝上。

❷吸气，踮起脚尖，身体尽量向上伸展，感受整个背部的延伸，保持数秒钟。

❸呼气，脚跟落地，双臂带动上半身向前向下伸展，直至与地面平行，使整个身体成直角。掌心朝向身体正前方，保持数秒钟。

❹吸气，抬头，双臂上举。再次抬起脚跟，把整个身子向上方伸展，感觉到脊椎的延伸。保持数秒钟，身体还原至基本站姿。

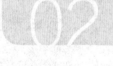

注意

　　上半身向下倾斜时，背部不要弓起，上半身应平行于地面。同时腹部要收紧，双腿伸直，膝盖不要弯曲，始终保持双臂肌肉收紧。

在战士一式的练习中，双臂在上抬的过程中得到充分的锻炼，能有效地消除手臂赘肉；胸部得到完全的扩展，有助于深度呼吸，增强肺活量。另外，身体的拉伸也有助于强健背部力量、放松背部肌肉，纠正驼背、溜肩等不良姿势。

战士一式

❶站立，双腿伸直并拢，双臂自然垂于体侧。

❷双脚左右尽量分开，双臂向两侧打开成一条直线。

❸左脚向左侧转90度，使左小腿与地面垂直，左大腿与左小腿垂直，双臂向左右侧延伸。自然呼吸，保持数秒钟。

❹呼气，上半身左转，双臂上举过头顶，双手合十，目视前方，保持数秒钟。接着，呼气，身体回正，两臂下垂，双脚并拢，还原至初始站姿。

在练习风吹树式时，身体犹如树般来回摆动。这个体式可以很好地伸展人的脊椎，拉伸背部和腰部两侧的肌肉力量，消减身上多余的赘肉，舒缓紧张的压力，经常练习，还能扩张胸部，放松肩关节，培养身心的平衡感，矫正体态不良，提升新妈妈的气质。

风吹树式

❶站立，双腿伸直并拢，双手于胸前合十，将腰背挺直，双眼目视前方。

❷吸气，保持双手合十，双臂伸直，高举过头顶，大臂尽量拉到耳朵后侧。

❸呼气，向左侧弯腰，保持2～3次呼吸，充分感受右侧腰肌拉伸紧绷的感觉。

❹吸气，双臂带动上半身回正后，换另一侧重复练习。

❺呼气，身体还原至基本站姿。

注意

为了在练习中获得稳如泰山的感受，在整个练习中，新妈妈应让双脚均匀压地，并收紧臀部。当双脚紧压地面站稳后，再开始进行侧弯的动作。

三角伸展式使身体和双腿形成三角形，不仅能让新妈妈的身体更加灵活，还能帮助修复脊柱和身体骨骼。侧腰的动作能够拉伸肌肉，消除赘肉。

三角伸展式

❶ 站立，双脚并拢，双臂自然垂于体侧，掌心向内，腰背挺直，目视前方。

❷ 双腿左右尽量分开，脚尖向前，略朝外展。吸气，双臂侧平举，与肩膀成一条直线，膝部绷直。

❸ 呼气，双臂带动身体向右侧弯腰至极限，右手触碰右脚脚踝，脚尖右转，目视前方，整个身体保持在一个平面上。

❹ 吸气，起身，恢复双臂侧平举姿势，换另一边练习。

❺ 呼气，双臂带动身体向左侧弯腰至极限，左手触碰左脚脚踝，脚尖左转，目视前方，整个身体保持在一个平面上。

❻ 呼气，收拢双腿，双臂自然下垂，身体还原至初始姿势。

在古印度，妇女在研磨豆子时，仿佛是在进行某种冥想的仪式，身体非常专注地保持某些特定的姿势，为的就是增强体能，并借着手的劳作，将心意集中。磨豆功由此而来。该体式能运动髋部和腿后肌腱，帮助更快速地塑造出流畅的腰、腹部曲线。

磨豆功

❶ 吸气，长坐，双腿伸直并拢。

❷ 双手握拳，双臂前伸且平行于地面。呼气，在保持双臂平行于地面的情况下，将上半身尽量向前倾。

❸ 吸气，双臂带动躯干向右移动，身体随之向右倾。

❹ 双臂带动身体绕圈，直至身体还原正中位置，保持双臂与地面平行，然后呼气，身体向左倾。

❺ 吸气，双臂带动躯干向后绕圈，身体随之向后倾。重复绕 3 ~ 5 圈后，双臂带动身体回正中，腰背挺直，呼气，身体还原至基本坐姿。

注意

在练习的过程中，应始终保持两侧坐骨重心的平均下沉，让脊柱更好地前后左右转动，以更好地锻炼到腰腹部正面和侧面的肌肉群。

幻椅式让身体形成"之"字形，脚后跟、胯部和手臂向相反的方向伸展，如同要坐在一把假想的椅子上。幻椅式对强健双腿、平衡稳定体态十分有益，还能强壮背部的肌肉群和腹部器官，缓解肩部僵硬，修正腿形。

幻椅式

❶站立，吸气，双臂高举过头顶，双手合十，大拇指相扣，双臂向上夹紧双耳，腰背挺直，目视前方。

❷呼气，屈膝，放低躯干，就好像要坐在一张椅子上一样。正常呼吸，保持这个姿势30秒钟，身体还原至初始位置。

注意

练习式时手臂不要弯曲，弯曲的双膝不要向内或向外撇，要保持双腿与双脚平行，保持骨盆的平衡和居中，同时保持躯干的上提和脊柱的延展。另外，在这个姿势里，由于膝关节局部屈曲，因此，很容易受伤，新妈妈刚开始练习时，应慢慢寻找着力点，不要心急。

双腿背部伸展式是一个很好的放松姿势，要求保持弯身的姿势，集中注意力，感觉背部在伸展，腿部在拉伸，腹部有着柔和的按摩和挤压。经常练习该体式，可以起到增强腰腹部和双腿力量，消除这些部位赘肉的作用。

双腿背部伸展式

❶长坐，挺直腰背，双腿伸直并拢。

❷双臂向前伸直，头向上仰，身体向下，双手分别抓住两脚趾。

❸保持背部伸直，身体继续向下，手肘弯曲，脚尖回勾。

❹呼气，身体向下直到额头触到两小腿之间，腹部贴近大腿，保持5～10次呼吸。

❺吸气。身体直立，同时手掌沿着腿部慢慢收回，恢复到预备姿势。

注意

用手去抓大脚趾时避免耸肩，保持肩膀放松。如果用手抓大脚趾时很难保持后背挺直，可以坐在垫子上，提高臀部。双腿保持并拢，不要分开双足、弯曲膝盖或抬起下颌，否则会妨碍气血的流动。

产后按摩瘦身方案

除了运动外，还有什么方法可以帮助新妈妈消除脂肪，达到瘦身、塑形的目的呢？如果你对按摩有所了解，你会发现，正确的按摩手法同样能促进脂肪的消耗，而且安全有效，适合月子期的新妈妈。

▶ 产后瘦脸按摩法

身体的肥胖不仅会体现在腰腹和四肢，脸部也是显而易见的地方。产后缺乏运动，同时进食高热量、高蛋白质的食物，很容易使脂肪堆积在面部，致使脸部肥胖。另外，人体内循环不畅，或进食高盐、辛辣食物等，会出现脸部水肿，这同样也是导致脸部肥胖的因素之一。

脸部按摩不仅能促进脸部淋巴系统循环，加速脸部脂肪和水分的代谢，还有助于消除脂肪，达到瘦脸和改善脸部肌肤的作用。具体步骤如下：

❶将脸部洗净，顺着肌肤纹理涂抹适量护肤乳，从下巴中间、鼻翼两侧、额头中央部分，分别往两侧进行按摩。

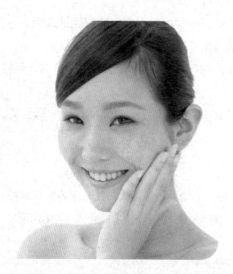

❷双手手掌从前额中央向外轻轻下拉，经过腮腺淋巴，直至颈部，此动作重复3次。

❸双手分别用食指和中指从内眼角轻抚直至太阳穴，重复练习3次。

❹用双手的食指和中指从人中轻抚至颧骨，继续拉伸至耳后，重复3次。

❺双手用大拇指抵住下颌，弯曲食指从下颌中央轻捏至耳后淋巴。

> **注意**
>
> 此按摩手法动作轻柔，且不需要过多的体力，新妈妈在产后可经常练习。

▶ 产后胸部按摩

产后适当按摩乳房可促进乳房局部的血液循环，使乳腺保持畅通，还能防止各种乳房疾病。另外，适当刺激乳房还有利于促进雌性激素的分泌，有利于产后恢复。再者，经常按摩还有利于防止乳房下垂，打造迷人"双峰"。

❶捏揉胸大肌。取端坐位或直立站位，头要正，眼要平视，口轻闭，舌抵上腭，全身放松。双手胸前交叉，用双手拇指和其余四指夹住对侧胸大肌，从上至下进行捏拿按揉30～50次。再用双手拇指指腹推揉按摩胸骨两侧，自上至下重复10次。

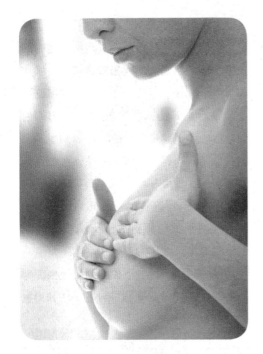

❷按揉胸部。两前臂胸前交叉，双手掌伸直，用掌面按揉对侧前胸，从锁骨下开始至肋弓为止，旋转按摩10次。然后从上至下用掌推拿本侧前胸，重复20～40次。

❸叩打前胸。将双手掌伸直，适当施力，交替叩打前胸100～200次。

▶ 按摩手臂减肥法

产后手臂非常容易堆积脂肪，而且不好减，这是令很多新妈妈头痛的问题。除了选择有针对性的运动之外，还可以通过按摩减肥，产后便能开始做，简便易行。具体操作如下：

❶捏拿肩部、上臂、前臂和腕部。取端坐位或直立站位，脱去外衣，头正、目平视，含胸拔背，全身放松。

❷两前臂胸前交叉，双手拇指和其他四指同时捏拿对侧肩部三角肌、上臂和肘

部至腕部，内外前后侧各捏拿5～10次。

❸叩打上肢。前臂胸前交叉，双手握空拳，然后有节奏地连续叩打上臂、肘部、前臂的内外侧。

▶ 赶走小腹赘肉的按摩法

孕期，腹壁肌肉被过度拉伸和伸展，肌肉弹性会大大降低，腹部肌肉变得非常松弛。产后如果不经过锻炼，腹壁肌肉的弹性就难以复原。此外，腰部的赘肉也会让新妈妈看起来臃肿。适当的腹部按摩，不仅有助于促进腹部血液循环，促进子宫的恢复，更为重要的是能帮助消减腹部脂肪。产后腹部按摩的具体方法为：

❶进行腹式呼吸，吸气时，肚子隆起，吐气时肚子凹陷，如此慢慢地呼、吸3～5次。

❷双手按顺时针方向，在肚子上以画圈方式按摩，画3～5圈。

❸找到肋骨的位置，从左边肋骨下方开始往左下方推按，再从左侧腰往肚脐下方推按，再从下腹部往右侧腰间推按，最后再从右侧腰间往右边肋骨方向推按，以菱形的推按方向，持续3～5次。

❹从侧腰开始，由外往内，双手交替滑拨，可以稍微用点力气，感觉要把腰间的肉往肚脐方向推挤，每一边重复推拨6次。再搭配水分穴、天枢穴、气海穴等几个穴位按摩。

❺将双手放在下腹，也就是子宫的位置，往外侧缓慢抚滑，连续5～10次。最后将双掌交叠，回到腹部，顺时针方向绕圈安抚，5～10次即可放松身体休息。

消除腰臀部赘肉的按摩法

按摩腰臀部减肥法是一组连续性的手法，且腰臀部减肥产后越早进行效果越好。产后新妈妈做这套按摩会更快消除腰臀部赘肉，恢复体型。

❶蹬足收臀：新妈妈采取仰卧体位，两脚脚跟用力下蹬，同时提气收臀，2秒钟后放松，然后再蹬足提气收臀放松，重复20次。

❷后伸下肢：新妈妈采取俯卧体位，两腿交替抬举至最大限度，共20～30次。

❸拿捏双臀：新妈妈采取俯卧体位，自己或请丈夫用两手拇指和食指、中指相对，同时拿捏两侧臀部肥胖处，一侧捏2分钟。

❹搓摩双臀：新妈妈采取俯卧体位，两掌面用力搓摩两侧臀部2分钟（不要隔衣服）。

❺按揉腰部：新妈妈采取俯卧体位，两手呈实拳状，用指掌关节的凸起部位用力按揉腰椎两侧的软组织，意在舒散皮下脂肪。

❻提气收腰：新妈妈站立，两手叉腰，吸气，收紧腰部，两手向内推腰部1～2分钟。

❼拍打腰臀：新妈妈站立，两手握成空拳状，叩击腰臀2分钟。

❽跳跃运动：新妈妈站立，双手下垂，挺胸拔腰，原地跳跃1分钟再放松。

新妈妈瘦腿按摩法

产后，很多妈妈可能发现自己腿部相较于孕前变得粗壮了不少，但又担心过早运动会引起身体的不适，这时就可以选择腿部按摩法，同样可以达到瘦腿、健身的效果。适合新妈妈的瘦腿按摩法具体操作如下：

❶新妈妈用两手紧抱大腿根部的前面，用力向下摩擦，经膝盖骨擦到足踝，然后反转到小腿后面向上回擦，经腘窝到大腿根部后面为一下，如此摩擦36下，再以同样的动作，摩擦另一条腿36下。

❷两手虎口相对放于大腿根部的两侧，双拇指呈八字形，齐用力向下，左右搓动经膝到踝，再上下搓回到大腿根部为一下，共搓10下。再以同样的手法和力量

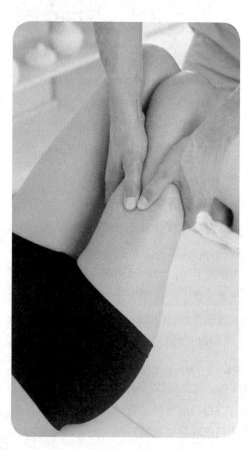

搓另一条腿 10 下。

❸仰卧，双足尖尽量回勾，直腿向上抬举，双腿交替进行，每腿举 20 下，以腿后肌筋有酸胀感为度。

❹仰卧，左腿屈膝，右膝屈曲重叠于左膝盖骨上，右股四头肌发力将右腿弹直为一下，共弹 10 下。再将右腿屈膝，左腿以同样动作和力量弹 10 下。

❺双手握实拳，用力对叩同侧环跳穴，每侧叩 10 下，再用力重叩 10 下。轻叩有得气感为宜，重扣有放散感为佳。

❻双拇指分别放于同侧的腹股沟动脉上，压下去 3 秒钟后松开，每侧压 5 下，以双腿有通热感为度。

▶ 按摩足部减肥法

中医认为，人体各器官和部位在足部有着相对应的区域，即"足部反射区"。运用按摩手法刺激足部，可以起到调节身体器官的作用。尤其是可以改善下肢血液循环，消除产后水肿。

❶双手掌心放于同侧脚背上，同时用力由踝关节至足尖来回搓动，每个足背搓 10 下。

❷将左手掌心放于右足心，先横搓 10 下，再竖搓 10 下，再用右手掌心按同样方法于左足心横竖各搓 10 下。

❸左手拇指于右足涌泉穴，向左右各揉 10 圈。右手拇指于左足涌泉穴上，向左右各揉 10 圈。

❹用左手拇指与四指分开，放于右足跟腱上，自上而下拿捻，向上拿捻 20 下，向下拿捻 20 下，然后再用右手拿捻左跟腱

各 20 下。

❺用拇指尖在两足的太冲穴上，向内、外各揉 10 圈。

❻足踝充分放松，双手拿住右足趾一齐用力使踝背屈 10 下，再以同样手法，使左踝背屈 10 下。

❼左手握实拳，叩击右足跟底部 10 下，再以右实拳叩击左足跟底部 10 下。

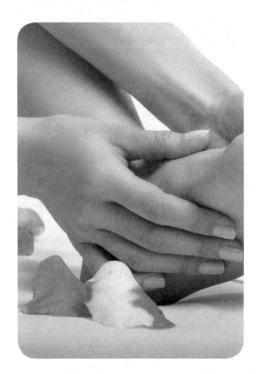

注意

在进行足部按摩之前，可以先用热水浸泡双脚 15 分钟，或用热毛巾擦洗一下，效果会更好。按摩时，室内温度宜保持在 24℃ ~ 25℃，另外，饭前半小时和饭后 1 小时内不适合做按摩。

月子妈妈的美容与保养计划

产后，新妈妈体内的雌激素和孕激素水平会逐渐下降，带给身体一系列生理变化。了解这些变化，并有针对性地制定自己的美容与保养计划，能够帮助新妈妈更快更好地恢复孕前状态，打造健康美辣妈。

面部皮肤变化及保养重点

新妈妈产后面部的皮肤变化是显而易见的。了解这些变化，并掌握面部保养的重点，才能"有脸"做辣妈。

▶ 新妈妈产后肌肤的烦恼

产后，新妈妈的肌肤或多或少都会出现一些变化，具体来说，主要包括产后面部雀斑、蝴蝶斑、黄褐斑以及妊娠斑等斑痕。另外，有的新妈妈嘴唇周围会长痘痘，这些痘痘又红又肿，还会隐隐作痛。

▶ 产后肌肤保养重点

虽然产后肌肤的变化是不可避免的，但是只要新妈妈掌握了产后肌肤保养的重点，悉心呵护，相信就可以重拾美丽和自信。

重视补水与基础护理

产后肌肤的保养离不开水分的补给。产后，新妈妈每天都要多喝水，多排汗，促进肌肤的新陈代谢，延缓细胞因缺水引起的老化。除此之外，皮肤的基础护理不可忽视。洗脸、轻拍、涂抹基础护肤品，每个步骤新妈妈都要仔细做完，而且动作要轻柔，以免损伤产后脆弱的肌肤。

注意饮食起居

饮食与皮肤密切相关，新妈妈可以重点摄入一些富含维生素 C、维生素 E 和胶原蛋白的物质，有利于保持皮肤莹润有光泽。良好的睡眠能促进身体的新陈代谢，有助于维持良好的肌肤状态。建议产后新妈妈每天至少保证 8 小时的充足睡眠。

保持平和的心境

产后保持平和的心境对肌肤的保养至关重要。新妈妈一定要减轻自己的心理压力，保持愉快的心情。

▶ 不同的季节，护肤重点不同

不同的季节，护肤重点应有所不同。掌握下面的护肤诀窍，能让新妈妈的产后肌肤护理达到事半功倍的效果。

春季护肤

春季气候较为干燥，而且多风，会让新妈妈的皮肤感觉发紧，这是缺水的表现，此时新妈妈可以用温和的补水面膜来敷脸。由于天气容易忽冷忽热，皮脂腺和汗腺难以得到平衡，所以皮肤很容易敏感，要做好清洁、保养工作，将肌肤调整到良好的状态。春季虽然阳光照射不太强烈，但新妈妈也要注意防晒，尤其是面部有妊娠斑的妈妈，出门前记得涂好防晒霜，戴遮阳帽或打遮阳伞。

夏季护肤

进入夏季，耀眼的阳光和汗水正是肌肤的头号敌人。此时，皮脂腺和汗腺的分泌更加旺盛，新陈代谢的速度较快，汗水、油脂容易沉积在脸上，因此要注意及时清洁肌肤。选用清爽不油腻的化妆水和营养护肤品，是新妈妈夏季保养肌肤的首选和必备。可以去专卖店购买适合自己的产品，并注意多喝水。夏季昼长夜短，新妈妈要注意休息，避免过于劳累，伤害肝肾，刺激黑色素生长而加重妊娠斑。

秋季护肤

秋季人体的新陈代谢缓慢，要做好肌肤的深层清洁和补水。秋季气候过于干燥，易损伤人体的津液，如果不注意保养，角质层就会缺水，使皮肤干燥、粗糙甚至起皱纹。中、干性肤质的新妈妈可以选用较为滋润的霜类保养品，油性肤质者则可以选用乳液类保养品。干燥的天气，眼部容易滋生皱纹，因此，不管是哪种肤质，都应当早晚使用眼霜，保养眼部肌肤。除此之外，新妈妈还可以多吃一些滋阴润燥的食物，如百合、雪梨等。

冬季护肤

在冬季，新妈妈的皮肤会因为寒风、冷水和室内暖气等交替影响，而使微血管收缩，养分不能被充分地输送到肌肤，要注重选用滋养成分较高的润肤品。冬季天气冷，毛孔易收缩，从而引起污垢阻塞，新妈妈要注意做好皮肤的清洁，不过不能用太热的水洗脸，还要选用温和的洁面乳。冬季是新妈妈皮肤休养生息的好时机，及时补充水分和营养，给肌肤做做按摩，促进面部的血液循环，能促进养分的吸收，对皮肤有益。

▶ 自制天然面膜，健康又美容

自从有了宝宝以后，很多新妈妈就疏于打理自己的肌肤了，尤其是对于敷面膜这件事，一方面是没时间，懒得做，另一方面也担心市面上购买的面膜含有对宝宝和自身不好的化学物质，影响身心健康。其实，适当地敷面膜对产后皮肤的改善是有很大好处的，只是重点在于选择什么样的面膜。自制天然面膜就能帮助产后新妈妈排除这方面的隐患，获得美容与健康、安全的多重保障。

自制面膜的注意事项

自制面膜虽然简单方便，不添加有害物质，但是也有很多注意事项需要新妈妈引起重视，只有这样，才能达到良好的美容功效。

◆自制面膜容易散失水分，变硬，也容易受到污染、滋生细菌，而且不太方便存放，所以建议现做现用，且控制每次制作的量不要太多，能一次用完即可。

◆一些食物原料和面膜纸可能会引起新妈妈皮肤过敏，所以在使用面膜前，要先做敏感测试。可在耳后或者手腕内侧涂抹少许面膜，30 分钟后洗去，如果没有红肿或发痒现象，即可放心地涂在脸上。

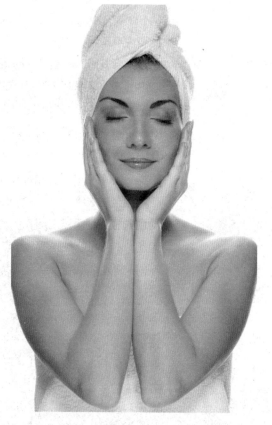

◆敷面膜前，应先彻底清洁皮肤，卸妆、洗脸等，必要时也可以去除角质，以利于面膜的吸收，发挥美容的功效。

◆洗完脸，敷面膜之前，新妈妈可以先用热毛巾在脸上湿敷 3 ~ 5 分钟，然后再在面部各处按摩一会儿，能提升敷脸的效果。

◆敷面膜的时间以 15 ~ 20 分钟为宜，可用手指轻触，若不觉得粘手，即可从薄膜的边缘开始，自下而上慢慢揭去面膜，并用温水将脸上的残留物质洗净。

◆敷完面膜后，可以用冷毛巾再敷一会儿脸部，以促进毛孔的收缩，然后涂上适量润肤护肤品即可。

◆原则上，面膜每月使用 2 ~ 3 次即可，脸上有青春痘、黄褐斑的新妈妈，可以每周用 1 ~ 2 次，以增强美容效果。

教你自制多款面膜

面膜往往有很多美容功效，包括清洁、保湿、控油、美白、淡斑、防皱、祛痘，等等，不同的材料可以做出不同的面膜。下面我们将选取日常生活中易得的材料，分类别推荐几款不同的面膜 DIY，供广大新妈妈参考和选用。

苹果清洁面膜： 将苹果洗净去皮切成小块，然后放进榨汁机榨成汁，在洗完脸后，将面膜纸吸满苹果汁，敷在脸上 10 分钟，然后揭下并洗干净脸。苹果中丰富的果酸可以有效地清洁皮肤，还可以缓解油脂分泌过多，让皮肤更加干爽。

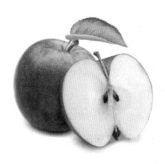

蛋清柠檬清洁面膜： 将鸡蛋取出蛋黄，蛋清打入碗中，搅拌至起白色泡沫，柠檬挤出 6 ~ 8 滴新鲜汁，搅匀后涂在脸上即可。具有去除皮肤污垢、收紧肌肤之效。

豆花保湿面膜： 将一小块豆腐放在碗中，捣成泥，加入 1 匙蜜糖和少量面粉，搅成糊状，敷于脸上约 15 分钟，用清水洗净即可。此款面膜具有保湿、改善毛孔粗大的功效。

西瓜蛋黄保湿面膜： 取一片西瓜的果肉，捣碎后装碗，加入半个蛋黄，拌匀，再淋入少许面粉，使其呈膏状，敷在脸上

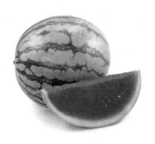

10 分钟即可。西瓜清凉、蛋黄滋润，两者搭配，补水保湿效果较好。

芦荟保湿面膜： 将芦荟洗净榨汁，倒入容器内，加入蛋清、牛奶，搅拌成糊状，待洁面后敷于脸上，15 分钟后洗净即可。芦荟具有高度保湿、补水的作用，能让皮肤不干燥。

番茄控油面膜： 将一个熟透的西红柿用汤匙捣烂，加入两匙奶粉和两匙蜂蜜，搅拌成糊状，均匀涂在脸上，注意"T"区敷厚一点儿，并稍加按摩，10 分钟后洗净即可。西红柿富含维生素 C、维生素 A、磷、钙等多种营养成分，有很好的平衡油脂的功效，能帮助新妈妈控油，此外，此款面膜还有美白、镇静等效果。

黄瓜控油面膜： 取 1 ~ 2 根黄瓜，切碎后挤出浆汁，用纱布或者面膜纸吸取适量浆汁，敷在脸上，10 分钟后洗净即可。黄瓜有很好的控油功效，能有效收缩毛孔，减少油脂的析出。

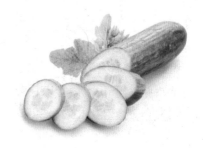

红酒蜂蜜美白面膜：将一小杯红酒加入 2～3 匙蜂蜜，调至浓稠的状态，均匀地敷在脸上，待八分干之后，用温水洗净。红酒中的果酸能促进角质新陈代谢，蜂蜜有很好的滋养功效，容易对酒精过敏的人慎用。

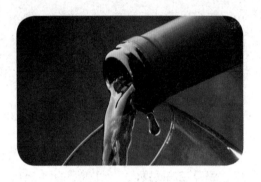

豆腐酵母美白面膜：取一块豆腐捣碎，放入碗中，加入适量酵母粉，调成糊状，静置 12 小时，然后敷脸即可。此款面膜能有效嫩白柔细肌肤，让皮肤更白皙。

冬瓜瓤淡斑面膜：将冬瓜取出瓜瓤，连同冬瓜籽一起放入锅中，小火煎煮 1 小时后去渣，取汁，加入适量面粉，熬成糊，放凉后敷脸即可。冬瓜有祛除皮肤色斑的功效。

白芷绿豆淡斑面膜：取适量绿豆粉和白芷粉混合，加入少许蜂蜜或酸奶，敷在脸上，15 分钟后洗净。此款面膜适合油脂分泌过多的人，具有美白淡斑、抗菌消炎的作用。

番茄玫瑰防皱面膜：将一个番茄压烂，取汁，加入适量蜂蜜，滴入 1 滴玫瑰精油，再加入少许面粉，调成糊状，涂在脸上，15 分钟左右取下，用温水洗净即可。此款

面膜防皱美白效果较好，但需长期坚持。

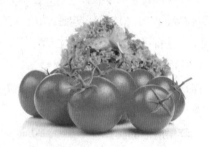

牛奶橄榄油防皱面膜：取 1 汤匙牛奶，加入数滴橄榄油和少量面粉拌匀，敷在脸上，待快干时用温水洗净即可。牛奶和橄榄油都是很好的抗皱材料，搭配制成面膜，能有效减少产后皱纹、增加皮肤弹性。

陈醋蛋清祛痘面膜：将鸡蛋浸泡在陈醋里，72 小时后捞出，取蛋清，备用。睡前以蛋清敷脸，第二天早上洗净即可。陈醋有很好的消炎、祛痘功效，此款面膜建议产后新妈妈每周使用 2 次。

绿豆粉祛痘面膜：取 4 茶匙绿豆粉，加入适量清水，搅拌均匀，然后敷在脸上，待 15～20 分钟后，用温水洗净即可。产后新妈妈每周做 2 次，能有效减少痘痘的生长，使皮肤更光滑。

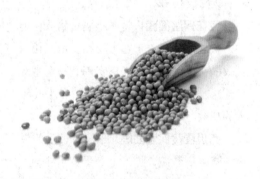

▶ 脸部巧按摩，促进肌肤复原

除了每日的保养和定时做面膜护理之外，新妈妈每天进行适量的脸部按摩也是促进产后肌肤恢复的一个好方法。

脸部按摩的好处

适当的脸部按摩借助手部的温度及按压的手法，对美容起着事半功倍的作用：

◆增强肌肤新陈代谢的能力，帮助吸收营养。

◆促进面部的血液循环，提供肌肤所需的氧气及养分，让面部红润有光泽。

◆让肌肤得到休息，舒缓面部疲劳，让皮肤充满弹性，有效促进肌肤复原。

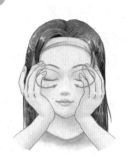

脸部按摩的具体步骤

❶用温水洗净双手，并擦干。

❷将双手涂上适量按摩霜，或者芳香精油。

❸由脸部内侧向外侧按摩，先左后右，放松肌肤。

❹从眉毛向额顶按摩，防治抬头纹。

❺轻点眼部四周，消除黑眼圈和眼袋。

❻轻划下巴—脸颊—眼周，消除脸部细纹。

❼轻点嘴唇四周，从嘴角开始向上按摩整个脸颊。

❽轻轻拍打整个面部，由内向外，从下往上，使脸部放松即可。

脸部按摩的注意事项

脸部按摩讲究方法，在按摩前，新妈妈有必要了解以下注意事项：

◆按摩可以在睡前进行，按摩结束后，脸部皮肤也可以得到休息。

◆洗脸或洗澡后，脸部皮肤较为清洁和湿润，是按摩的好时机。

◆按摩一定不能"干搓"，要涂抹按摩霜或精油，以免拉伤面部皮下纤维。

◆按摩的力度要轻柔，因为太重的按摩力道容易产生皱纹。

◆按摩后，要将面部冲洗干净，然后按正常程序进行晚间的皮肤护理。

科学应对产后妊娠纹

产后，大多数新妈妈都会面临妊娠纹的问题，这是一个普遍存在的产后肌肤问题，给新妈妈带来了很多困扰。其实，只要掌握了科学的应对方法，妊娠纹并不可怕。

▶ 妊娠纹形成的原因

人体的腹壁组织从外到内分别为皮肤、皮肤弹性纤维、皮下脂肪层、肌纤维群与肌腱组成的腹直肌、腹膜前脂肪层和腹膜。正常情况下，皮肤弹性纤维与腹直肌保持一定的弹力，并在一定限度内自由伸缩。

孕期出现的妊娠纹，主要是受妊娠期荷尔蒙的影响，加之腹部膨隆，皮肤真皮层中的胶原蛋白和弹力蛋白不足以负荷变大的肚皮，使皮肤的弹力纤维与胶原纤维损伤或断裂，腹部皮肤变薄变细，出现一些宽窄不同、长短不一的粉红色或紫红色的波浪状花纹。分娩后，断裂的弹性纤维逐渐得以修复，但难以恢复到以前的状态，还是会留下白色或银白色的有光泽的瘢痕线纹，即妊娠纹。妊娠纹主要出现在女性的腹壁上，也可能出现在大腿内外侧、臀部、胸部、后腰部及手臂等处，以初产妇为明显。

▶ 赶走妊娠纹的技巧

应对妊娠纹，新妈妈主要可以从运动、按摩、饮食和护肤四个方面来进行，多管齐下，让自己重拾肌肤原貌。

， 运动赶走妊娠纹

产后适度运动或做做轻微的家务，有助于提高身体活力，让皮肤的延展性得到改善，从而增加皮肤弹性，尤其是对增加腰腹部、臀部、乳房、大腿内侧等部位的皮肤弹性效果明显。产后，新妈妈宜根据自身的恢复情况，进行适度的运动，如跑步可以充分锻炼臀部和大腿，将局部脂肪转化为肌肉，从而达到淡化妊娠纹的目的。快走、游泳以及瑜伽也都是不错的运动方式，新妈妈要循序渐进、持之以恒。

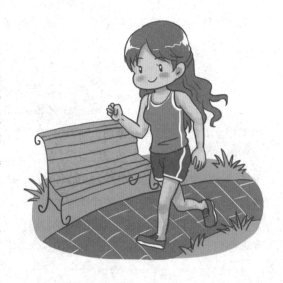

按摩消除妊娠纹

按摩是消除妊娠纹的一个重要手段，借助精油按摩效果更好。按摩前，

建议先将双手放入温水中浸泡 1 分钟，然
后分部位进行按摩，建议每天坚持按摩几
分钟，妊娠纹就会逐渐淡化了。另外，注
意按摩的力道不要太大，尤其是腹部的按
摩，以免影响新妈妈身体的复原。

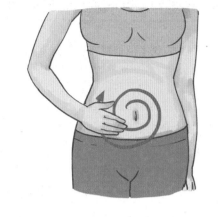

◆腹部按摩：在腹部滴几滴橄榄油，
用除大拇指以外的四指指腹以肚脐为起点，
以顺时针方向不断地画圈按摩，画圈时应
由小至大向外扩散，直至将整个肚皮都按
摩到为止。

◆大腿按摩：以妊娠纹分布范围作为
按摩区域，从大腿根部一直向上按摩到髋部，反复按摩 10 次，再换另一条腿。

◆胸部按摩：以乳沟为起点，双手指腹涂上橄榄油，由下向上，从内至外画圈按摩，贴
近颈部时停止。

饮食吃走妊娠纹

妊娠纹重在预防。从孕期开始，女性就应注意避免摄入过多的甜食、油炸食品、奶油、
乳酪等富含脂肪的食物，因为摄入过多的动物性脂肪会让血液倾向酸性、易疲劳、体重骤增、
脂肪都囤积下半身，从而引起或加重妊娠纹。可以考虑食用玉米油、橄榄油或葵花油等，代
替动物性脂肪，此外，孕妈妈应摄取均衡的营养。产后，可以多吃些富含维生素 C、维生素 E、
胶原蛋白等的食物，增加细胞膜的通透性，促进新陈代谢，从而让皮肤更有弹性，改善妊娠纹。

巧用妊娠纹修复霜

产后新妈妈可以去母婴专卖店或孕妇化妆品专卖店去购买适合自己肤质的修复产品来
使用。妊娠纹修复霜能给予肌肤充分的滋润，保持肌肤弹性与光滑，让新妈妈保持健康自然
的状态。

在使用妊娠纹修复霜时，建议配合按摩
一起。先取适量霜放在腹部上，然后双手手心
放在腹部中心（肚脐以下位置），自上由下，
由中心向两侧轻轻涂抹，最后用掌心按顺时针
打圈按摩 3 ～ 5 分钟，让肌肤充分吸收营养即
可。按摩后，无需用清水冲洗。早晚各使用一
次，效果更佳。

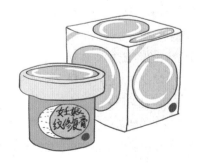

产后秀发常见问题及保养重点

产后头发的变化也是新妈妈需要重点关注的一个方面。认识产后秀发的常见问题，并学会保养，可以让新妈妈的魅力从"头"开始，焕然新生。

▶ 新妈妈产后秀发的烦恼

产后新妈妈的头发普遍存在两个方面的问题，一是变白，二是脱发。下面我们就具体来说说产后秀发的烦恼。

头发变白

一般而言，头发由黑变灰、变白的过程，即是机体精气由盛转衰的过程。产后出现白发，多与分娩造成的气血亏虚有关。另外，头发老化，色素逐渐缺失，也会使发色变淡，再加上产后照顾新生儿，压力太大或情绪不好，头发变白的可能性会大大增加。

产后脱发

产后脱发是指妇女在生产之后头发大量或异常脱落，这是体内激素重新调整所引起的，此外，生产前后的情绪变化，也会导致头发脱落。产后脱发大多是生理现象，在产后 6 ~ 9 个月会自行恢复，不需要特殊治疗。如果脱发严重，可在医生的指导下，服用维生素 B_1、谷维素等。

▶ 产后头发保养重点

产后头发虽然会存在不同程度的问题，但是只要新妈妈掌握科学的保养方法，就可以重新拥有一头乌黑亮丽的头发。

多吃生发食物

营养均衡是头发生长的保障。要想头发恢复得好，新妈妈要注意饮食，可以多吃一些富含蛋白质、维生素 A、锌、铁等物质的食物，强健发根，促进发丝再生。如牛奶、瘦肉、动物肝脏、鸡蛋、核桃、黑芝麻、黑豆、紫米等。

哺乳妈妈不要染发、烫发

哺乳期染发、烫发，不仅会损伤新妈妈的头发，加重脱发，还可能引起宝宝和妈妈的过敏反应，让宝宝的身体发育受到影响。如果选用了不良染发剂，其含有的化学物质进入妈妈和宝宝的皮肤，还可能导致皮肤癌、乳腺癌等疾病。

心情舒畅防脱发

保持乐观的情绪和舒畅的心情，对于减少头发脱落、呵护秀发生长起着不可忽视的作用。新妈妈产后应尽量调整好自己的情绪，保证足够的休息。即使出现脱发、白发等问题，也不要紧张焦虑，只要用心呵护，就可以恢复。

▶ 产后洗发、梳发、护发技巧

很多老观念认为产后不能洗头发，这是不科学的。不过，产后洗发有一定的讲究，只有正确地洗发、梳发、护发，才能让头发保持健康有光泽。

科学清洗头发

一般建议新妈妈产后2周再洗头，选用适合自身头发的功效温和的洗发露。洗头时动作要轻柔，不要过分用力搓擦头发，顺头发自然下垂姿势洗发。在冲洗头发时，要控制水柱强弱，太强的水柱会刺激头皮，只要使水流顺着头发的方向轻轻冲洗就好。洗完后一般加用护发素，必要时加用滋润素。

正确梳理头发

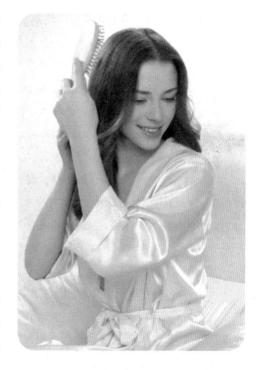

选用宽齿木质或角质梳，不要使用易产生静电的塑料梳。正确的梳头方法是先从发尾开始，另一只手握住头发的中段位置，将发尾打结的头发梳开，这样才不会将头发根部扯下。再由发根向发尾梳理，从而防止头发因外伤而断裂。

掌握干发技巧

湿发宜用干毛巾按压拍干，不宜用毛巾搓擦，压拍至头发不滴水的半干状态，再用电吹风的低挡风稍微吹干，然后让头发自然晾干即可。

▶ 头部按摩——护发新妙招

护发的方式多种多样，适度进行头部按摩能加速新妈妈脑部的血液循环，促进头发的生长，是护发养发的新妙招，下面介绍具体的操作方法。

❶十指合拢，将指尖按在太阳穴上，分别顺时针和逆时针打圈10次。

❷将双手并放在额头上，以指腹从眉心中线开始按压，从额头中线开始，至头顶中线结束，重复10次。

❸双手指腹从眉心开始，向两侧轻柔按压到太阳穴，重复10次。

❹双手放在耳朵两侧，手指放在脑后，手指尽量靠拢，接着轻轻拍打后脑勺来放松头皮。

❺手指穿进头发，手掌握拳紧闭，轻轻拉扯头发。动作持续到整个头皮都被拉扯过为止。

❻十指微屈做徒手梳头的动作，由额前梳往脑后，可重复多次做。

▶ 产后养发美发小秘诀

产后养发美发，可以充分利用日常生活中常见的东西，如啤酒、鸡蛋、黄豆……这些材料简单易得，却能在人的巧手下发挥巨大的头发保养功效，新妈妈快来学习下吧！

啤酒洗发

取啤酒、洗发水各 1 杯。将啤酒倒入锅中，用中火加热至沸腾，待啤酒浓缩到原来的 1/4 量时盛出，与备好的洗发水混合在一起，搅匀后洗发即可。能有效改善发质，修复受损的发丝，使头发更具光泽。

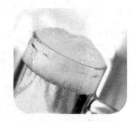

蛋清洗发

准备鸡蛋 1 个，洗发水适量。将鸡蛋打开，分离蛋清和蛋黄，取蛋清打至起泡，加入适量洗发水，搅拌均匀，洗头发即可。长期坚持，能增强发根的韧性，促进产后毛发再生。

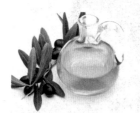

橄榄油洗发

取橄榄油 1/4 杯，洗发水 1 杯。将备好的橄榄油倒入一个大的容器内，倒入 1 杯洗发水，加入半杯水，混合均匀，搅成糊状，待洗发时取用即可。能营养发根，滋润干性头发，让头发更有韧性。

果皮洗发

准备橘子皮、柠檬汁、洗发水各适量。将橘子皮洗净，放入榨汁机中，搅打成糊，与柠檬汁、少量纯净水一同加入洗发水中，混合均匀，用微波炉加热 1～2 分钟，待冷却后密封保存，洗发时取用即可。能帮助新妈妈去除头皮上多余的皮脂，有效清洁头皮及发丝。

黄豆护发

准备黄豆 50 克，将其洗净，倒入锅中，加入适量纯净水煮沸，转小火，续煮至剩下一杯后晾温，滤渣取汁。洗完头发后，用黄豆水冲洗一次头发即可。可以改善产后脱发，并给头皮止痒。

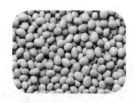

西红柿护发

备好西红柿 1 个，面粉适量。将西红柿洗净，放入榨汁机中打成糊，加入面粉，拌匀。洗完头发后，用毛巾把头发稍微擦干，将其抹在头发上，并适当按摩，然后用温水洗净即可。长期使用，可滋养头发，令发丝明亮有光泽。

鸡蛋油醋护发

准备鸡蛋 2 个，黑芝麻油、甘油、米醋各 1 匙。将鸡蛋打入碗中，搅打至起泡，加入黑芝麻油、甘油和米醋，混合均匀。洗发后，将此护发素涂抹在头发上，并适当按摩，再用清水洗净即可。用鸡蛋油醋护发，能滋养秀发，改善发丝干枯、分叉。

产后乳房保健

乳房是女性重要的器官之一，对于产后的新妈妈来说，积极做好乳房的保健，不仅是为了自身的身心健康，也是为了保护好宝宝的"粮仓"。

▶ 日常养护要点

乳房保健重在日常的养护，无论是文胸的选择，还是哺乳前后的护理细节，新妈妈都有必要了解和学习，以期给乳房科学的照护。

注意乳房清洁

乳房的清洁与否直接影响着妈妈和宝宝的身体健康。如果清洁不当的话，乳房很容易遭受细菌的侵袭，增加女性患乳房疾病的风险；而宝宝吮吸乳头时，乳房表面的一些细菌也会传递到宝宝的体内，影响宝宝的身体健康。因此，日常生活中，新妈妈要做好清洁乳房的工作，清洗时使用温水即可。具体的手法是：以一只手往上轻托乳房，另一手指腹顺时针方向轻揉。

选择合适的文胸

一款合适的内衣，对于乳房的保养是必不可少的，一般来说，合适的文胸应具备以下几个方面的要点：

◆内衣型号以能覆盖住乳房所有外沿为宜。

◆内衣罩杯部分间距要适中，不可过远或过近。

◆内衣肩带应略宽，松紧度要可调节。

◆内衣材质应质轻、吸汗、透气、安全，尽量选择纯棉的。

◆选择既能保证稳定性又不具压迫感的内衣，如软性钢丝内衣。

◆选择兼具抗菌和防臭功能的内衣，维护乳房的卫生安全。

养成良好的哺乳习惯

乳房是哺乳必不可少的，而哺乳的正确与否也关系着乳房的健康。对于哺乳的新妈妈来说，应养成良好的哺乳习惯，如喂奶的次数和时间要有规律，两侧乳房要轮流哺乳，每次喂奶后应及时排空乳房内残留的乳汁，哺乳完后进行适量按摩，等等。

避免外力挤压乳房

产后，乳房内部的软组织比较脆弱，易受到损伤，并引起内部增生，新妈妈应尽量不要长时间向一个方向侧卧，夫妻同房时，也应尽量避免用力挤压乳房。

▶ 产后乳房保健按摩方案

产后适当按摩乳房可促进乳房局部的血液循环，使乳腺保持畅通，防治多种乳腺疾病，还能促进雌激素的分泌，有利于产后恢复和维持良好的胸型。如果新妈妈不知道怎么做的话，不妨看看下面的按摩方案。

Step 1:
清洁乳房

洗净双手，用毛巾蘸取 40℃ ~ 50℃的温水，清洗乳头和整个乳房，然后用润肤油软化乳头上的乳痂。注意动作要轻柔。

Step 2:
热敷乳房

将湿热的长毛巾拧干后，横向对折成"一"字形，敷在乳房上，围成圈，中间露出乳头。毛巾温度以产妇感觉舒服为度。毛巾冷却后，重复上述操作，持续热敷 5 ~ 10 分钟。

Step 3:
按摩乳头

用橄榄油或专业的乳房护理油均匀涂抹双手，一手压住乳晕，另一手的拇指、食指、中指轻轻抓住乳头慢慢地依次向上下左右 4 个方向牵拉。

Step 4:
疏通乳腺

双手轻托住乳房，手指沿乳房四周顺时针方向转圈，然后轻轻握住乳房，向乳头方向梳理挤压，至乳头时，挤压一下乳头。如此连续做几次。

Step 5:
按摩乳房底部

❶把乳房往中间推，尽量让两个乳头靠近。
❷将一只手的大拇指放到腋下，其余的手指托住一侧乳房，另一只手也同样放到另一侧乳房上，用两只手把乳房包住，然后像是在揉面团似的，顺时针方向揉动乳房。此时乳房若有硬块或胀痛，就可以把硬块揉散、揉软。

Step 6:
乳房穴位按摩

❶乳中穴：位于身体前正中线旁边开 4 寸，第四肋间隙，乳头正中央。用食指和拇指提捏该穴位，每次 2 分钟。
❷乳根穴：位于乳头直下方，乳房根部，第五肋间隙，距离前正中线 4 寸处。用中指指腹按揉该穴位，每次 2 分钟。
❸膻中穴：位于两个乳头连线的中间点，正对到胸骨上的位置。用食指和中指指腹按揉该穴位，每次 2 分钟。
❹天溪穴：位于胸外侧部，身体前正中线旁开 6 寸，第四肋间隙，或乳中穴外侧 2 寸处。用食指和中指指腹按揉该穴位，每次 2 分钟。

➤ 适合新妈妈的运动美胸方案

女性怀孕后，乳腺组织和脂肪储备增加。再加上分娩后有的妈妈哺乳方式不正确，以及长时间抱孩子等，很容易造成胸部缩水、下垂。要想改善这一现象，新妈妈不妨做做美胸运动，使胸部的肌肉发达有力，从而增强对乳房的支撑作用，预防产后胸部下垂、改善胸型。

屈腿舒展式

❶新妈妈站在地面上，吸气，左腿向内屈膝，右腿站立；两臂慢举至头顶并拉直，手掌心相对，感觉胸部有明显的拉升效果。

❷随着呼气将手臂慢慢向两侧展开，同时左腿伸直，双脚打开，换另一侧练习。

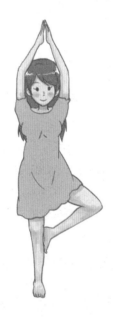
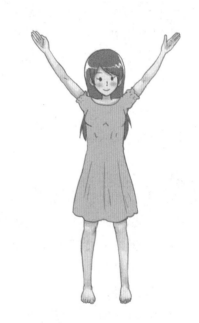

鱼式

❶新妈妈仰卧下来，双臂自然贴放在身体两侧的地面上，掌心朝下，一边吸气，一边弓起背部，将头顶轻轻放在地面上。

❷双臂、双腿伸直并拢，向上抬起，与地面成45°，保持7～8秒钟。呼气，身体慢慢还原。

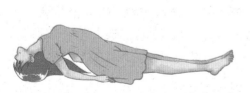
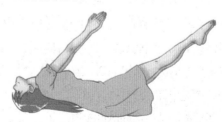

产后的"性福"生活

随着新妈妈产后身体的恢复，性器官的功能也慢慢回到了孕前的水平，可以重新开始过性生活了。不过，由于怀孕和分娩后身体的特殊性，产后回归"性福"生活有很多需要注意的细节，新妈妈要了解。

月子期间严禁过性生活

月子期是新妈妈身体各器官恢复的重要时期，在此期间，是不能过性生活的，因为性器官的恢复需要一定的时间。正常情况下，首先恢复的是外阴，需要 10 天左右；产后 6 周子宫才能恢复到孕前大小；子宫腔内胎盘附着部位的子宫内膜则需要 4 ~ 6 周才能恢复。如果新妈妈在月子期间过性生活，可能会带来一系列不良影响。

◆影响新妈妈子宫内膜的愈合，引起细菌感染，延长恶露时间，导致子宫内膜炎、子宫内膜异位、阴道炎、输卵管炎、月经不调等疾病。

◆产后新妈妈雌激素水平较低，阴道黏膜皱襞减少，不够滋润、弹性差。此时进行性生活极易导致疼痛，甚至造成阴道、会阴撕裂。

◆如果在新妈妈会阴侧切术后未恢复的情况下过早进行性生活，可能会导致伤口疼痛、出血，影响伤口愈合。

◆产后新妈妈相比常人而言更为虚弱，内分泌处于调整状态，照看宝宝也会消耗部分精力，性欲低下。过早进行性生活，会使性生活不和谐，影响夫妻感情。

产后可以"亲密"的时机

一般而言，产后 6 ~ 8 周是恢复性生活比较合适的时机。不过，这个时机也是因人而异的，在产后 42 天，新妈妈应先去产科进行全面的检查，若经生殖系统检查合格，医生判断具备进行性生活的身体素质后，方可进行性生活；如果检查结果表明新妈妈的生殖系统复旧不完全，则还要等一段时间。另外，一些有过剖宫术、产钳术、会阴、宫颈缝合或产褥期疾病的新妈妈应将性生活的时间推后。

确定产后排卵与月经复潮

新妈妈在恢复产后性生活之前，一定要先确定自己的排卵与月经来潮日期，并做好避孕工作，这样才能踏实地享受"性"福时刻。那么，怎样才能确定自己产后排卵及月经复潮的时间呢？

▶ 哺乳会影响产后排卵与月经复潮

研究显示，产后排卵的恢复与月经复潮和新妈妈是否哺乳及哺乳时间的长短有密切的关系。

一般来说，产后未采取母乳喂养的新妈妈，产后1个月内很少排卵，产后6周内有一部分新妈妈会排卵，更多的新妈妈会在产后3个月左右排卵；采取母乳喂养的新妈妈恢复排卵的时间会相对推迟一些，少数新妈妈会在产后6周恢复排卵，大多数则会在产后4~6个月左右排卵。

产后月经复潮的时间也受哺乳因素的影响，产后未采取母乳喂养的新妈妈，一般在产后6~8周即可恢复月经，前两次月经多为无排卵性月经，3个月后才是排卵性月经；采取母乳喂养的新妈妈，月经恢复的时间也会延后。一般较晚恢复月经的新妈妈，首次月经多有排卵。

▶ 其他影响产后排卵与月经复潮的因素

除了哺乳之外，其他诸如新妈妈的年龄、体重、疾病等因素也会对产后排卵与月经复潮产生不同程度的影响。

◆年龄超过34岁的新妈妈，产后第一次排卵及月经复潮的时间有延迟的倾向。

◆体重超过正常范围，体型较为肥胖的新妈妈，产后排卵与月经复潮的时间稍晚一些。

◆并发高血压、产后大出血、产褥感染、产后抑郁症等病症的新妈妈，排卵与月经复潮都会出现不同程度的延迟。

◆过度劳累、心理负担过重、精神状态不佳等因素也会导致排卵与月经恢复推迟。

温馨提示

产后新妈妈第一次来月经的时间不是很固定，即使复潮后，也可能会在中间停经一两个月，甚至更长的时间，没有规律，新妈妈对此不必过于担心，一般经过一段时间的调整之后，身体就会慢慢恢复到正常的月经周期。

新妈妈产后需安全避孕

产后一旦开始性生活，就要采取避孕措施，以免造成计划外怀孕及人工流产，影响新妈妈的身心健康。

▶ 避孕的原理

怀孕是指精子与卵子结合后，形成的受精卵种植在子宫内膜而发育成长的过程。如果采取一些措施使两者无法结合，就能起到避孕的作用。通常，避孕机制可以分为以下3种：

◆通过运用雌激素类药物抑制卵泡发育，导致卵子不能正常发育，精子无法与卵子结合而受孕，如避孕药、避孕针等。

◆采用阻挡精子和卵子相遇的避孕原理起到避孕作用，如使用宫内节育器、避孕套、子宫帽、输卵管粘堵等避孕工具。

◆用药物限制子宫内膜的生长，使受精卵失去合适的着床环境，从而避孕，如避孕药。

▶ 常用的产后避孕法

产后避孕的方法有很多，新妈妈可以根据自身的情况进行选择，以下提供5种避孕方法：

◆使用避孕套。以男用避孕套较为普遍，方法简单，只要正确使用，避孕成功率较高。

◆放置宫内节育器，俗称"上环"。建议顺产者产后3个月放置，剖宫产者产后6个月放置。

◆口服避孕药。由于大多数避孕药都含有雌激素，因此不建议产后哺乳的新妈妈使用。

◆外用避孕药，如外用避孕药膜、外用避孕药片、避孕栓、避孕膏。使用方法较为繁琐。

◆产后绝育，包括女性输卵管结扎术和男性输精管结扎术。这是一个安全、永久的避孕方法，但是一定要坚持自愿的原则，认真考虑后再决定。

▶ 产后避孕误区

很多新妈妈往往缺乏避孕的经验和科学知识，容易走进一些避孕误区，不仅会造成避孕失败，更会影响产后身心的恢复。下面是一些常见的误区。

◆月经复潮后再避孕。月经来潮说明新妈妈已经开始排卵了，此时避孕已晚。

◆延长哺乳期避孕。延长哺乳会让月经推迟，但没有月经并不等于不排卵。

◆安全期避孕。产后很多新妈妈刚开始排卵时并不规律，安全期并不安全。

◆体外排精避孕。很多男性在体外射精前，已经有一部分精液流出，可能会导致怀孕。

对恢复性生活有帮助的运动

产后新妈妈进行适量有针对性的运动，能增强盆底和阴道肌肉的收缩力，提高其敏感性，让产后的"性"福生活指数大幅提升，还可预防子宫脱垂、阴道松弛、产后便秘等病症，新妈妈不妨一试。

❱ 缩肛运动

新妈妈每天有意识地做几次缩肛练习，能使盆底肌肉群得到锻炼，增强其韧性。刚开始练习时，建议新妈妈躺在床上做。之后，随着练习越来越熟练，可以随时随地锻炼，无论是站着、坐着，还是躺着休息时，甚至走路、坐车时，都可以练习。

仰卧缩肛

仰卧下来，将双膝弯曲，脚掌着地，两膝分开，吸气，并拢双膝并缩紧会阴和肛门周边的肌肉，就像努力憋尿一样；闭气 2 ~ 3 秒之后，慢慢吐气，这样来回重复 5 次即可。

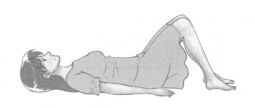

站立缩肛

站立，两腿分开与两肩同宽，双臂放松，深呼吸一口气，然后缩紧会阴和肛门周边的肌肉，此时会感觉到一股酥麻感由下至上传达到脑部，保持 2 ~ 3 秒后，慢慢吐气，这样来回重复 5 次即可。

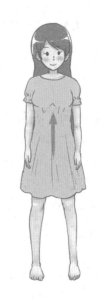

▶ 抬腿运动

抬腿运动可以充分锻炼新妈妈的腹肌、臀部肌肉和下肢的肌肉群力量，增强这些肌肉群的张弛能力，对于提高性生活的质量很有帮助。

大腿运动

仰卧，两腿伸直，慢慢抬起右腿，使右腿与身体垂直，保持2秒，放下右腿；缓慢抬起左腿至与身体垂直，保持2秒，放下左腿。每日做2遍。

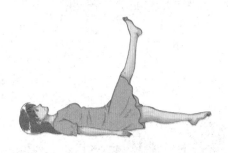

小腿运动

将双腿并拢站好，双手放于脑后，弯曲左腿，右腿向外伸直，脚尖点地。左右腿交替进行，各5次。

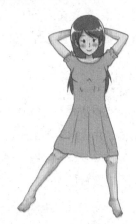

▶ 仰卧起坐

仰卧起坐能有效减少新妈妈腹部的赘肉，提高子宫的收缩力，不仅对于恢复产后的性生活很有帮助，也能促进产后子宫的复旧，一举两得。

半仰卧起坐

仰卧，双膝弯曲，双手抱在头后，深吸一口气，然后呼气的同时收缩腹肌，抬起头部和双肩，后背下部仍然平放在地上。再慢慢躺下。重复5～10次，待体力增强可增至每天20次。

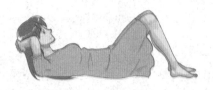

全仰卧起坐

仰卧，双膝弯曲，双手抱在头后，深吸一口气，然后呼气的同时收缩腹肌，抬起整个上半身。再慢慢躺下。重复5～10次，待体力增强可增至每天20次。

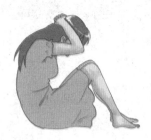

让性生活更和谐的小技巧

产后过性生活，新妈妈难免会心存顾虑，担心会不和谐，其实，掌握一些小技巧，可以更助"性"。

▶ 安顿好宝宝

小家伙可是不解风情的，所以，在产后过性生活之前，新妈妈和新爸爸一定要先把宝宝安顿好。可以将小宝宝喂饱，然后让他安心地睡觉，以免宝宝哭闹影响产后的性生活体验。另外，如果是母乳喂养的话，在哺乳后，新妈妈的乳房也不会有肿胀不适的感觉，有助于夫妻恩爱。

▶ 进行积极的心理暗示

在产后恢复性生活之前，新妈妈要与新爸爸多亲近，平时可以相互亲吻、拥抱、爱抚等，保持这些亲密的身体接触，可以使夫妻之间充满浪漫与温馨，为之后的性生活做好铺垫。另外，新妈妈要多给自己一定的积极暗示，新爸爸也要多鼓励新妈妈，告诉她自己并不介意新妈妈的身体变化，让性生活更从容。

▶ 营造浪漫的氛围

在产后的一段时期，新妈妈卵巢的激素分泌水平较低，这会在一定程度上抑制女性的性欲，同时阴道黏膜的弹性也会变差，减少身体分泌的润滑液，如果性生活不当，或者过于粗暴，很容易造成新妈妈阴道的损伤，也不利于唤起性欲。因此，在性生活前，新爸爸应积极营造浪漫的性爱氛围，例如采用暖色调的床头灯，室内摆放玫瑰花等，并做足前戏，温柔地呵护新妈妈。

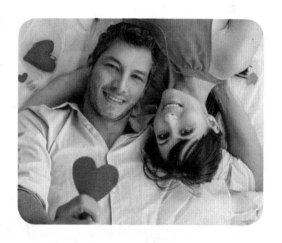

▶ 求质量不求数量

产后新妈妈的身体尚未完全恢复，夜里也可能存在睡眠不足的情况，高质量的性生活有助于放松新妈妈的神经，满足身心需求，还能促进子宫收缩，加速身体恢复，改善产后失眠等问题。但是如果次数过多，就会让新妈妈的身体不堪重负。因此，产后性生活应追求质量，不求数量，新爸爸要多关照新妈妈的感受，提高性生活的质量。

关注产后第一次亲密接触

产后第一次过性生活时，动作要轻柔，次数不能过于频繁，还要采取合适的体位……了解以下内容，可以让你的产后第一次更尽"性"。

▶ 产后亲密接触的体位推荐

性交的体位有很多，一般只要新妈妈的身体状况恢复良好，大多数体位都可以采用。不过，由于产后需要避孕，因此，可以采取一些不容易受孕的体位。

立位是比较不容易受孕的性交体位。采取这种体位时，新妈妈生殖器官下垂，阴道口开放，性交后绝大部分精液会随着阴茎的抽出而流出体外，受孕概率是极低的。其次，坐位也可以减少受孕机会。

如果新爸爸和新妈妈能互相配合，采取以上两种性交体位，既可以得到性生活的满足，又能减少受孕机会，一举两得。

▶ 第一次亲密接触温馨提示

第一次的亲密接触是产后性生活的开始，也是极为重要的一次。新爸爸和新妈妈要多多了解相关知识，以期给彼此舒适的性爱体验。

◆新爸爸应尽量温柔，延长前戏的时间，多一些爱抚和交流，打消新妈妈的顾虑。

◆注意保持个人卫生，性生活前后要用清水清洗干净生殖器官，以免引起细菌感染。

◆由于无法判断排卵期是否已经恢复，必须采取避孕措施，以免造成不必要的麻烦。

◆一旦遇到阴道出血、分泌物异常等紧急情况，一定要及时就医，不可耽误。

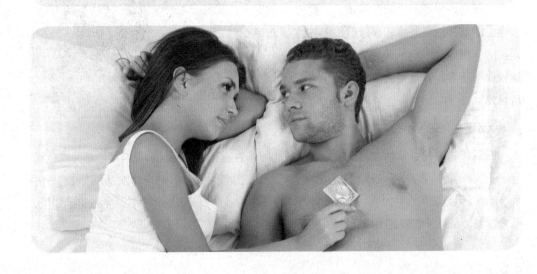

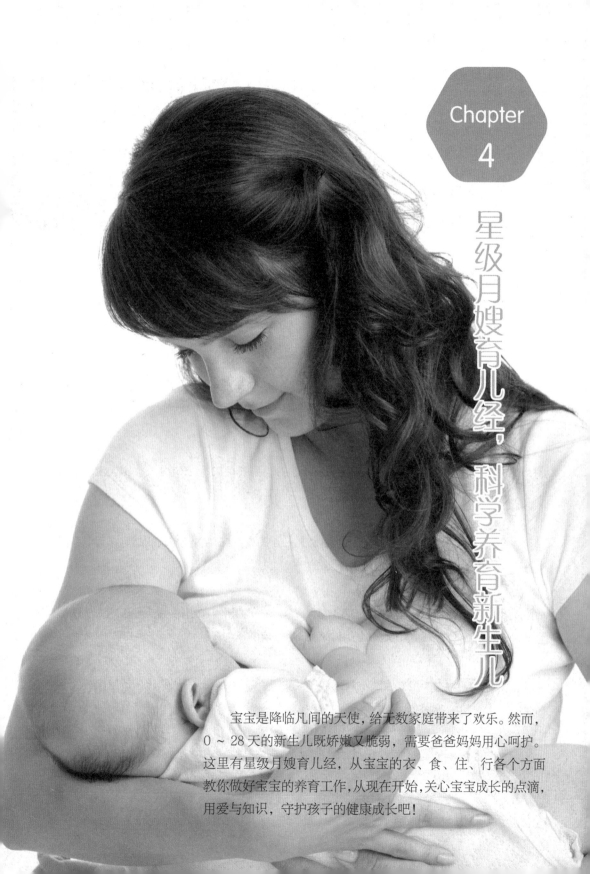

星级月嫂育儿经，科学养育新生儿

宝宝是降临凡间的天使，给无数家庭带来了欢乐。然而，0～28天的新生儿既娇嫩又脆弱，需要爸爸妈妈用心呵护。这里有星级月嫂育儿经，从宝宝的衣、食、住、行各个方面教你做好宝宝的养育工作，从现在开始，关心宝宝成长的点滴，用爱与知识，守护孩子的健康成长吧！

新生儿的生理特点

从出生到生后 28 天内的婴儿叫做新生儿，新生儿有其独特的生理特点，这些生理特点也决定了新手爸妈在日常生活中护理方式的特殊性。要想做好宝宝的科学护理工作，先从认识新生儿的生理特点做起吧！

新生儿的体格与发育标准

新生儿的体格和发育有一定的标准，它们就像一面镜子一样，可以直接反映宝宝的健康状况。新手爸妈要细心观察宝宝各部位的发育情况，悉心呵护小天使成长的每一步。

▶ 刚出生时的婴儿

刚刚出生时的婴儿，一般相貌都比较"丑陋"，新手爸妈可以从以下 5 个方面了解自家宝宝的情况。

身高： 刚刚出生的正常新生儿平均身高（身长）在 50 厘米左右，男宝宝和女宝宝有 0.2 ~ 0.5 厘米的差别，差异不大。

体重： 刚出生的宝宝平均体重为 3 ~ 4 千克，且有继续增长的趋势，目前，巨大儿的出生概率有所提高。

头围： 新生儿出生时，平均头围为 33 ~ 35 厘米，在出生后头半年内，头围增长速度较快，但总体数值的变化较小。

胸围： 胸围也是宝宝发育正常与否的一个参考指标，一般刚出生的宝宝胸围平均为 32 厘米。

前囟门： 宝宝刚出生时，前囟门平软，斜径平均为 1.5 ~ 2.5 厘米，当然也存在一定的个体差异，只要在 1 ~ 3 厘米之间都算正常。

> **出生后的第 1 周**

新生儿面临的第一个任务，就是适应外界这个全新的生活环境。宝宝出生后的第1周，会出现脐带脱落、排胎便、生理性体重减轻等一系列特殊的生理现象（这些在后文会有具体的介绍），然后才会进入平稳发展期，开始正常的生长发育进程。

本周，新生儿可以看到15厘米以内、45°范围内的物体，可以感知到视线范围内的外人的"挑逗"，但并不会做出反应，如在新生儿眼前晃动手指，他并不会跟着做出眨眼反应，这是因为新生儿的脑部发育还不完善，视神经尚未成熟，还无法支配它们回应你的"挑逗"；从宝宝诞生的那一刻，他便开始聆听世界的声音，听觉非常灵敏，在出生24小时后，声响刺激1～2次后就能引起他的反应，会将头部转向发出声音的地方，出生不到3天，就会表现出对母亲声音的偏爱，这是其在子宫内听惯了母亲声音的缘故；出生1周的婴儿处于刚开始发声的阶段，这时婴儿会发出两种声音，一种是哭声、一种是细语声，如"啊啊、嗯嗯"；第一周，宝宝胳膊和双腿还没有完全伸展开，蜷缩着身体，当他感觉到很大的声音或突然的动作时会自动拱起背来，伸开手臂和腿，但这些动作多是无意识和不协调的。

> **出生后的第 2 周**

大多数宝宝的体重开始回升，到本周末一般可以恢复到出生时的体重；宝宝会出现有生以来的第一次微笑，能够用自己的哭声来寻求帮助，被人抱着或者看到人脸时会安静下来；本周宝宝能够看清眼前20～25厘米范围内的东西了，也开始懂得注视人脸，甚至模仿大人的表情；母乳喂养的宝宝，即使是不喂奶时，也会经常寻找妈妈的乳房和乳头。

> **出生后的第 3 周**

出生后的第3周，宝宝的各种条件反射都已经建立，现在的宝宝已经能够和爸爸妈妈对视，但是持续的时间不长；大部分孩子在此时会伸出手臂、双腿玩耍，有的孩子还会在俯卧时出现短暂性的抬头；宝宝现在还不会有意识地去触摸物体，但是他喜欢妈妈温柔的抚触和按摩，这会让他的内心充满安全感；这时的婴儿已经表现出不同的性格特征，有的爱哭好动，不易照料，有的则文静乖巧，哭闹较少，非常省心。这是由孩子不同的神经和气质类型决定的，爸爸妈妈要努力适应。

> **满月时的宝宝**

经过一个月的生长和发育，满月时的宝宝身高平均会增加3～5厘米，体重增加1千克左右，前囟仍未闭合，但尺寸变化不大；已经初步形成了自己的睡眠、吃奶和排便习惯，有的孩子夜里已经能睡4～6小时的长觉了；在感觉和心智发展方面，满月时的宝宝已经可以辨别母亲的声音和气味，还能记住几秒钟内重复出现的东西；到第4周末的时候，宝宝可以听到50厘米以内的声音，看清近距离的人或物，目光也会随着眼前的物体进行水平的移动了。

认识新生儿的身体

大大的头，四等身身体，握着拳头的小手，以及短小、蜷缩的四肢等，是新生儿的身体特征，下面我们将分部位进行讲述，让你更直观地认识新生儿。

▶ 头、囟门

新生儿的头部比较大，约占身体长度的四分之一。一般来说，自然分娩的新生儿的头，开始都是又窄又长又瘪的，因为从妈妈的产道里出来时会有一定程度的挤压变形，头顶中央的部分很软；剖宫产的新生儿变形程度较轻。有的新生儿几乎没有头发，也有的头发浓密、蓬乱。新生儿头发的颜色也有差异，有黑色，也有棕色。接近百日的时候，婴儿开始掉胎发，周岁时会长出真正的头发。有时新妈妈会看到宝宝的头上出现像头皮屑一样的东西，这是胎脂，很快就会消失。

当宝宝在睡觉或吃奶时，细心的妈妈会发觉到，宝宝的头顶有一处凹陷处，会随着呼吸一起一伏，这便是宝宝的囟门。宝宝的囟门分为前后两处，头顶前部的叫前囟门，呈菱形，心脏跳动时这个部位也会随着轻微搏动；后面的为后囟门，比前囟门小很多。一般后囟门在宝宝出生后2～3个月就自然闭合了，而前囟门则要等到宝宝1～1.5岁才能自然闭合。

▶ 眼睛

因为对光很敏感，新生儿常常眯着眼睛，且大部分时间都在睡觉。新生儿的眼珠一般是黑色或棕色的，有的还会出现暂时性充血，刚出生时只能看到红色，视物距离仅为25厘米，出生2～4周，眼睛开始能对准焦点。

▶ 鼻子

新生儿五官尚不清晰，鼻子扁平，鼻腔比较窄，鼻黏膜较软并且有血管，容易导致鼻塞，部分婴儿在鼻尖部位有粟粒疹。

▶ 嘴巴

新生儿的嘴唇和舌头的感觉渐渐发达，味觉会在出生2周后迅速发育，包括甜、苦、酸等。偶尔嘴里会起水疱，不用治疗也会消失。

▶ 耳朵

婴儿刚出生时耳朵是皱巴巴的，过不了多久自己会展开，还可能左右不对称，很快会恢复正常。刚出生的宝宝耳朵只会对较大的声音做出细微的反应。

▶ 胸部

新生儿胸部会有一些膨胀，有的还会流出像母乳一样的分泌物，这是其在子宫中受到妈妈分泌的激素影响导致的。如果把手放在其胸前，能感受到他心跳很快。

▶ 腹部、肚脐

新生儿出生后，要在其腹部4~5厘米处剪断脐带，然后在2~3厘米处用手术线系住剩下的脐带。一开始脐带是湿润的，出生后1~2周，脐带就会慢慢变干、变黑，自然脱落。

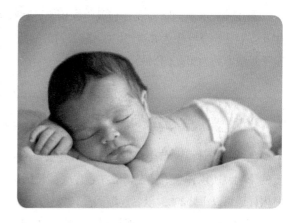

▶ 手、脚

新生儿的手一般处于有力的状态，向上握着拳头，如果用手指触摸，会握得更紧。睡着以后，拳头会自然松开。在妈妈的肚子里时，胎儿的指甲就开始生长发育了。新生儿的指甲都会比较长，像纸张一样薄，但是非常尖锐，需及时修剪。

新生宝宝的脚底皱纹较多，因为腿是弯曲的，所以脚心向里，且都是平足，如果发现宝宝的脚像成年人一样为弓形，那么可能是神经或肌肉组织出现了问题。当宝宝开始走路后，脚底就会慢慢向成年人的方向变化。

▶ 腿部

腹股沟关节张得很大，因为膝盖弯曲，所以新生儿双腿的样子有点儿像青蛙。即使把宝宝的双腿用手拉直，它马上又会恢复弯曲的状态。

▶ 生殖器

男宝宝的睾丸和外阴有点肿，呈现膨胀的状态，因出生时分泌大量激素，所以生殖器会变大，但1周内就会恢复正常；女宝宝由于在胎儿期受母体雌激素的影响，所以阴唇会肿胀，随着体内雌激素水平的下降，在6~8周内肿胀会逐渐消失。

▶ 皮肤

刚出生的婴儿全身会覆盖一层白色膜的光润胎脂，皮肤呈微红色，摸上去凉凉的，看上去皱皱的，手和脚因体温变化很大，一般呈青色。早产儿长出的软软的绒毛会在出生1~2周后消失。

新生儿的睡眠与呼吸状况

初生婴儿睡眠时间相对较长，每天需要睡20小时以上，且不分昼夜。随着宝宝的长大，其睡眠时间会逐渐减少，新生儿满月后每天的睡眠时间为16~18小时。

新生儿肋间肌力量薄弱，与成年人相比，呼吸运动较为浅表，呼吸频率较快，正常新生儿安静状态下呼吸为40次/分钟。随着月龄的增加，宝宝的呼吸频率逐渐减慢，满月的宝宝呼吸频率约为30次/分钟。

新生儿的体温、心率与血液循环

新生儿的体温调节中枢发育不完善，皮下脂肪薄，保温能力差，散热快，易受外界温度的影响，所以体温不稳定，应注意保暖。特别是在刚出生时，随着环境温度的降低，1小时内体温可以下降2℃，以后逐渐回升，12~24小时内应稳定在36℃~37℃之间。

新生儿的心率较快，一般情况下为120~140次/分钟，熟睡时可减到70次/分钟，哭闹时可达180次/分钟；满月时，宝宝的心率可能会在110~160次/分钟之间波动，属于正常的生理现象。

新生儿的血容量与脐带结扎的时间有关，脐带结扎越早，血容量越低。新生儿的白细胞在出生后前3天比较高，可达18×109个/升。宝宝出生5天后到满月时，血液中的白细胞数量一般会自动降到正常婴儿的水平。如果出现异常，要及时就诊。

新生儿的大小便

初生婴儿胎便为墨绿色，出生后2天内排净。母乳喂养儿每日排便3~7次，为黄色糊状便；人工喂养儿排便为淡黄或灰色，便中可有奶瓣，每日1~2次；满月宝宝的大便为黄色，其中，母乳喂养的宝宝大便像粥状，人工喂养的宝宝大便像泥状，但都无泡、无水。

刚出生的小宝宝泌尿系统尚未发育完全，膀胱较小，肾脏功能不成熟，没有形成规律的排尿反射，排尿次数多，且尿量小，呈微黄色；满月后每天排尿可达20次左右，且白天的排尿量多于夜间。

新生儿的感知与交流能力

新生儿的感知与交流能力对于培养和塑造他良好的性格起着十分重要的作用，这也是对新生儿智力开发的基础。

▶ 感知能力

新生儿的感知能力主要包括视觉、听觉、触觉、嗅觉、味觉5个方面。

视觉	研究表明，新生儿的眼睛一出生就具备了看的能力，并能记住所看到的东西，一般喜欢看颜色丰富的图案，也喜欢看类似人脸的图形，尤其是妈妈的脸。
听觉	研究显示，新生儿不仅能听到声音，还能对声音进行定向。例如，在宝宝耳边轻声呼唤，他会把头转向发出声音的方向，有时还会用眼睛去寻找声源。新生儿喜欢听妈妈和爸爸的声音，不喜欢听过于尖锐的、刺激性比较强的声音。
触觉	宝宝的触觉主要表现在眼、口周、手掌、足底等部位，如果家长轻轻触碰这些部位，他会相应做出眨眼、张口、缩手、缩脚等动作。
嗅觉	正常情况下，宝宝在出生6天后就能准确地使用自己的嗅觉了，例如，在闻到奶香味时，会自觉把头扎进妈妈的怀里去寻找乳头，还能把妈妈和其他人的气味区分开来，到了满月时，嗅觉会更加灵敏。
味觉	新生儿的味觉同样很灵敏，一般新生儿都喜欢甜味，不喜欢苦味、酸味。

▶ 交流能力

新生儿虽然还不会说话，但他具有与生俱来的交流能力，例如，当妈妈说话时，正在吃奶的宝宝会放慢吮吸动作，甚至暂停吮吸；当大人抚摸、亲吻、拥抱宝宝时，他都会有积极的反应；当宝宝正常哭闹时，妈妈将他抱在怀里，用亲切的语言哄他，不一会儿他就能安静下来了。除了父母对孩子表达自己的感情外，新生儿也会通过自己独特的哭声向大人表达自己的需求。可见，这种交流是双向的。

新生儿的先天反射

宝宝出生后，会存在一些原始的神经反射，又叫做先天反射，它是大脑皮层未发育成熟的暂时性表现，是新生儿特有的，这些先天性反射活动可以帮助新生儿更好地适应周围环境。

▶ 觅食反射

如果大人轻轻用手指、乳头或其他物体触碰宝宝的面颊或口角，宝宝就会认为有吃的东西，会顺着被触碰的方向张开小嘴，像小鸟觅食一样。这种反射就叫做觅食反射，也叫寻乳反射，是新生儿出生后为获得食物、能量、养分而产生的一种求生需求。

▶ 吸吮、吞咽反射

如果把洗干净的手指、乳头或其他物体放入宝宝的口中，他会自动做出吸吮并吞咽的动作，此即吸吮、吞咽反射。其中，吸吮反射与觅食反射是配套的反射活动，能使宝宝顺利摄取到营养物质。如果宝宝出生后吸吮反射很弱或消失，提示其可能存在生病的情况，需及时就诊。

▶ 握持反射

当妈妈把手指、其他物体放入宝宝的手掌中，或者叩击他的掌心时，宝宝会立即紧紧握住妈妈的手指不放，如果试图把东西拿走，他会抓得更紧。如果妈妈发现宝宝的某一侧手指没有握持反射，那么要尽快带宝宝去检查。

▶ 拥抱反射

让宝宝仰卧在床上，妈妈轻轻拉起宝宝的双手，将其身体慢慢抬高，在宝宝的肩部稍微离开床面时松手，宝宝会做出类似拥抱的动作。如果用一只手托住宝宝的背部，另一只手托住头、颈部，然后迅速放低托头的手，使宝宝的头、颈部倾斜10°～15°，或者拍击宝宝头部两侧的床面，他也会出现拥抱反射，表现为双臂两侧外展伸直，手指张开，两腿先伸直，再向胸前屈曲内收，呈拥抱姿势。

▶ 惊跳反射

当有突然的刺激出现时，新生儿会因受到惊吓而出现类似将身体向外展开后又迅速向内缩回的动作，尤其是新生儿的双手，会出现比较明显的先张开、后缩回的姿态，而呈现拥抱状。当宝宝出现惊跳反射时，新妈妈只要轻轻按住他身体的任何一个部位，就能使他安静下来。另外，该反射一般会在宝宝3～5个月时消失，如果婴儿超过6个月时还有此反射，说明其身体存在神经病变，应及时去医院诊断和治疗。

▶ 交叉伸腿反射

妈妈让宝宝仰卧，用一只手按住宝宝一侧的膝关节，使该侧的腿伸直，另一只手划一下该侧的足底，宝宝的对侧下肢会出现屈曲，然后做出伸直和内收的动作，内收动作强烈时可将腿放在被刺激的那一侧腿上。如果新生儿期不存在交叉伸腿反射，则提示宝宝可能有神经系统的损伤。

▶ 巴宾斯基反射

用钝物由脚跟向前轻轻划新生儿足底外侧的边缘时，他的大拇指会缓缓地上翘，其余各脚趾呈扇形张开，然后再蜷曲起来，这就是巴宾斯基反射。该反射一般在宝宝6～18个月后会逐渐消失，但在宝宝睡眠或昏迷状态下，仍然会出现。

▶ 游泳反射

让新生宝宝俯卧下来，托住宝宝的肚子，宝宝会相继做出抬头、伸腿等动作，类似游泳的姿势。如果让宝宝俯伏在水里，他会本能地抬起头，同时做出协调的游泳动作，此即游泳反射。

▶ 踏步反射

踏步反射又叫做行下步反射，指的是新生儿被竖着抱起，或把他的双脚放在平面上时，他会做出迈步的动作。这一反射在新生儿出生后不久就会出现，6～10周时消失。如果宝宝在长到8个月以后仍然有踏步反射，则可能会患有脑部疾病，应带他及时就医。

▶ 掌抓握反射

当妈妈用手或其他物品叩击新生儿的掌心时，他会立即握住你的手指，此即掌抓握反射，又名达尔文反射。在宝宝4～6个月时会渐渐消失，新生儿开始有意识地做一些抓、握、捏等精细动作。

▶ 颈肢反射

颈肢反射又叫做击剑反射，让宝宝呈仰卧状，将他的头转向一侧，同侧的上、下肢会伸直，而对侧的上、下肢则会屈曲。如果颈肢反射持续存在或过早消失，则提示宝宝可能存在脑瘫，应尽快去医院检查。

温馨提示

新生儿的先天反射一般在其出生后3～4个月会自然消失，如果爸爸妈妈发现新生儿没有出现以上这些先天性反射活动，或者这些反射在该消失的时候没有自然消失，就要判断宝宝是否有异常情况，必要时尽快带宝宝去医院进行检查。

新生儿特有的生理现象

细心的爸爸妈妈会发现，宝宝在出生后总有一些"特别"的地方。不过，在他慢慢适应外界生活的过程中，这些特殊的生理现象也会随之消失，无须太过担心。

▶ 生理性体重下降

宝宝出生后2~4天内往往有体重下降的现象，叫"生理性体重下降"，这是正常的现象，主要是因为新生儿出生以后睡得多，吃得少，或不能立即进食，或因吸吮能力弱，母亲乳汁分泌少而导致进食量少，再加上胎粪和小便排出，皮肤、呼吸蒸发水分，造成暂时性的体重下降，到第3~4天，新生儿体重的减少量可累积达出生时体重的6%~9%。

随着新妈妈奶量的增加，新生儿吃奶量逐渐增多，机体对外界的适应性逐渐增强，宝宝的体重会逐渐增加，大致以每天30克的速度增长，一般在出生后10日左右可恢复到出生时的体重，进入迅速生长阶段。

如果新生儿在出生后10天体重仍然继续下降，3周还未恢复到出生时的正常体重，父母就要抓紧时间寻找原因了。一般来说，造成新生儿体重不增加的原因有两个，一是其自身患有疾病，二是喂养不当。

▶ 几乎都处于睡眠状态

睡眠是新生儿生活中非常重要的一部分，新生儿平均每天要睡18~22小时，甚至更多，只有饿了想吃奶的时候才会醒来一会儿，吃饱后又会继续入睡。

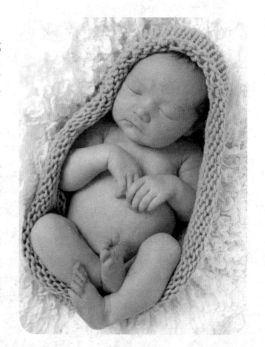

▶ 四肢蜷曲

新生儿四肢蜷曲，是出生前的习惯。在出生前，由于子宫内的空间有限，胎儿的动作大都是头向胸，双手紧抱于胸前，四肢蜷曲、手掌紧握，出生后，宝宝的头、颈部、躯干及四肢会逐渐伸展开，因此，新生儿常呈现小腿轻度弯曲、双足内翻、两臂轻度外转、双手握拳等状态。

▶ 眼睛斜视

由于新生儿早期眼球尚未固定，所以，宝宝出生后眼睛看起来会有些斜视，这是正常现象。如果3个月后斜视依然存在，应去医院就诊。

▶ "马牙"和"螳螂嘴"

大多数新生儿在出生后 4 ~ 6 周时，口腔上腭中线两侧和齿龈边缘会出现一些微凸的乳白色或黄白色小颗粒，像是长出来的牙齿，俗称"马牙"或"板牙"，医学上叫做上皮珠，这是由于上皮细胞堆积或黏液腺分泌物堆积而形成的，属于正常的生理现象，并不是病。

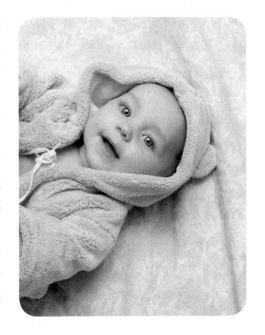

每个新生儿在口腔的两侧颊部黏膜处各有一个隆起的"肉团"，因个体差异，有的新生儿较为明显，有的则不明显，民间俗称"螳螂嘴"，其实它是颊部黏膜下的脂肪垫。

爸爸妈妈需要注意，无论是新生儿的"马牙"还是"螳螂嘴"，千万不能用针挑、刀割或用粗布擦拭。因为新生儿的唾液腺功能尚未发育成熟，口腔黏膜极为柔嫩、干燥，易受破损，加之口腔黏膜血管丰富，所以细菌极易由损伤的黏膜处侵入，发生感染。轻者会导致新生儿局部出血或发生口腔炎，重者可引起败血症，甚至危及新生儿的生命。

▶ 会"脱皮"

几乎所有的新生儿都会有"脱皮"的现象，这是由新生儿皮肤上层的角质层发育不完全，加上生育发育迅速，新陈代谢快引起的。此外，新生儿连接表皮和真皮的基底膜并不发达，使这两者的连接不够紧密，也会造成一定程度的表皮脱落。这种"脱皮"的现象在宝宝的全身各个部位都有可能出现，以四肢、耳后较为明显，皮在洗澡过程中会自然脱落，家长无须采取特别的保护措施。

▶ 有"胎记"和皮肤红斑

正常新生儿的腰骶部、臀部和背部等处可见大小不等、形态不规则、不高出表皮的大块青灰色"胎记"，这是由于特殊的色素细胞沉积形成的，大多会在宝宝长到4岁左右时慢慢消失，有的宝宝会稍有延迟，这是亚洲人特有的现象，父母不必过于担心。

有的新生儿出生后第一天皮肤会出现发红的现象，并伴有针尖大小的红色斑点，这可能是由于冷而干燥的外界环境及毒素的影响而引起的，一般在持续一两天后会逐渐消退，并出现脱屑，以足底、足心及皮肤皱褶处为多见，脱屑完毕后，皮肤会呈现自然的粉红色。

▷ 尿出红色尿

新生儿出生后2~5天，由于小便较少，加之白细胞分解较多，使尿酸盐排泄增加，可使尿液呈红色。这时可加大哺乳量以增加尿量，防止结晶和栓塞。

▷ 干哭无泪

哭，是还不会说话的宝宝与大人之间的交流方式。在新生儿时期，宝宝除了睡觉、吃奶、排泄，常做的就是哭了。无论是饿了、热了、冷了，还是尿湿了、生病了、孤单了，或者有其他不舒服等，他都会用哭声来表达，可以说，哭声就是新生儿的特殊语言。

宝宝正常的啼哭，声音抑扬顿挫，很响亮，并有节奏感，哭而无泪。这主要是因为其出生时，泪腺是部分或全部封闭的，产生的液体量较少，所以哭泣时很少有眼泪流出，若出现眼泪多的情况，应带宝宝检查。

▷ 乳腺肿胀

无论是男宝宝还是女宝宝，出生后1周内都可能出现蚕豆样大小的乳腺肿大，还可出现乳晕颜色加深及轻微泌乳的现象，这些现象在出生后第2~3周内会自行消退。

▷ 罗圈腿、内八脚

宝宝出生后都会有内八脚和罗圈腿，这是正常现象，随着宝宝身体发育和经常的活动，身体和脚都会慢慢变直。有些旧习俗会用绑腿的方式纠正，这是不对的。

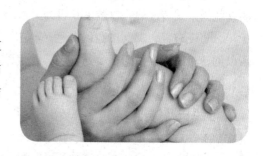

▷ 女宝宝有"月经"

一些女宝宝在出生后的一周内，可出现大阴唇轻度肿胀，或阴道流出少量黏液及血性分泌物，称之为"假月经"，这是新生女宝宝的一种独特的生理现象。

宝宝出生前，在子宫里会受母体雌激素影响，雌激素对于女宝宝生殖黏膜增殖、充血具有一定的支持作用。宝宝出生后，从妈妈身体获得雌激素的来源中断，体内雌激素浓度突然大幅度下降，一般在3~5天就可以降到很低的程度。于是，原来增殖、充血的子宫内膜及阴道上皮组织就会随之脱落，从而使女宝宝的阴道里排出少量黏液和一些血性分泌物，看起来好像是来了月经。这种"假月经"出血量很少，一般经过2~4天后即可自行消失，不需就医。

对于这种阴道流出的黏液和血性分泌物，新手妈妈可以用消毒纱布或柔湿巾为宝宝轻轻擦拭干净，切忌在宝宝的阴道局部自行贴敷料或敷药，以免引起细菌感染。另外，如果女宝宝的阴道出血量较多，持续时间较长，应及时去医院进行诊断和治疗。

▶ 面部怪相

新生儿有时候会出现一些令爸爸妈妈难以理解的怪表情，比如空吮吸、皱眉、咧嘴、咂嘴、偷笑等，这些都是宝宝的正常表情，与疾病无关。

父母要细心观察宝宝的表情，学会区分他正常和非正常表情，特别是当宝宝长时间重复出现一种表情时，就要及时带他去看医生，以排除抽搐的可能。

▶ 频繁打嗝

刚出生不久的小宝宝，由于横膈膜还未发育成熟、宝宝过于兴奋或刚喂过奶时经常会出现频繁打嗝的现象。这时，新妈妈可以用中指弹击宝宝的足底，令宝宝啼哭数声，待哭声停止后，打嗝也会随之停止。如果还没有停止的话，重复上一动作即可。一般到了宝宝3~4个月时，打嗝就会逐渐减少了。

▶ "惊跳"反应

新生儿睡着后偶尔会有局部的肌肉抽动现象，尤其是手指或脚趾会轻轻地颤动，这是由于神经系统发育不成熟所致。

▶ 呼吸时快时慢

新生儿的呼吸方式以腹式呼吸为主，节律不齐，时快时慢，时深时浅，甚至有呼吸暂停现象，这些现象在宝宝睡眠时更为明显。在宝宝出生后的前2周，呼吸频率一般为每分钟40~45次，有的新生儿哭闹、活动时也可能多达80次，以上这些都是正常的现象。新生儿肋间肌较为柔软，鼻咽部及气管狭小，肺泡顺应性差，且每次呼气与吸气的量很小，不足以供应身体的需求，所以呼吸频率较快。另外，由于宝宝的胸廓较软弱，随膈肌下降而下陷，气体进出肺部均受到一定的限制，使氧气与二氧化碳交换不畅，造成宝宝以腹式呼吸为主。新生儿呼吸中枢调节功能不健全，亦可引起呼吸节律不规整。

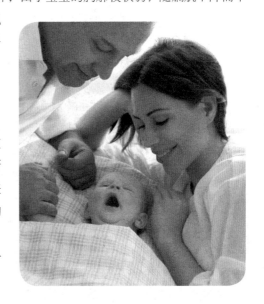

▶ 体温波动较大

细心的妈妈可能会发现，刚出生不久的宝宝体温不太恒定，波动比较大。其实，这是新生儿体温调节中枢尚未发育完善，调节功能差所造成的，不属于病理现象。妈妈如果担心的话，平时可以保持宝宝所处的环境温度适宜，夏天注意通风，冬天注意保暖，这样就能在一定程度上防止宝宝体温波动太大。

新生儿的日常护理

刚出生的宝宝，因为身体的各项机能还没有发育完全，非常娇嫩和脆弱，在照护时稍不注意，就可能给宝宝造成伤害，因此，日常生活中为他做护理时要格外留心。

掌握测量新生儿的方法

想要掌握宝宝的生长发育状况，家长就要知道自己宝贝的生长发育数据，学会科学测量新生儿各个部位的生长发育数据是第一步。

▶ 身长测量

新生儿的身高就是他的身长，宝宝的身高虽然不需要每天测量，但应保持两三周测量一次的频率。给宝宝测量身长的时候，需要爸爸妈妈相互配合，具体测量的方法有两种。

纸板测量法

准备一块120厘米的硬纸板，脱掉宝宝的衣物，让其平躺在硬纸板上。用手握住宝宝的膝盖，让宝宝的两条腿互相接触并紧贴着硬纸板。再分别用书本固定住宝宝的头部和脚部，书本要与纸板保持垂直，然后分别画线标记。最后用皮尺量出两条线之间的距离，就是宝宝的身高。

分部位测量法

分别测量宝宝的上部和下部，两者加在一起就是宝宝的身高。测量的时候先测量上部，自宝宝的头顶至其耻骨联合的上缘之间的距离就是宝宝的上部，即宝宝躯干的长度；自宝宝的耻骨联合处至脚底的距离就是宝宝的下部，表示下肢的长度。一般新生儿下部比上部要短一些。

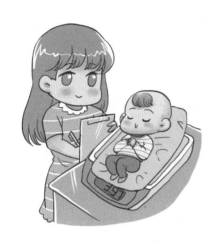

▶ 体重测量

体重是衡量宝宝营养和体格发育状况的重要指标之一，体重过重或过轻都是不健康的表现。测量新生儿的体重建议使用婴儿磅秤，最大称量应不超过15千克，若家中没有婴儿磅秤，也可以用普通磅秤。测量时需要注意，为了防止宝宝受凉，可以在称上垫一块绵软的布。如果想测量宝宝的净体重，可以在称完宝宝的体重后，将宝宝身上穿的衣物和称上垫的物品进行单独称量，然后再用宝宝之前称的体重减去这些即可。

▶ 头围测量

父母应定期测量新生儿的头围，以便掌握其大脑发育的基本情况。给宝宝测量头围的时候，应该选择软皮尺，爸爸妈妈站在宝宝的前侧或右侧，用自己的左手拇指将软皮尺的零点固定在宝宝的前额眉弓上方，从头右侧经过枕骨粗隆最高处（后脑勺最突出的一点），绕至左侧，然后回到起始点，所得的数据就是宝宝头围的大小。测量宝宝头围的时候，尽量选择宝宝安静没有大的动作的时候，这样可以避免在测量时，因为宝宝的乱动而造成伤害。

▶ 胸围测量

宝宝的胸围与生长发育相关，所以父母应定期测量宝宝的胸围。测量胸围的时候，同样需要使用软皮尺。测量的时候，爸爸妈妈应脱掉宝宝的上衣，将软皮尺经宝宝两乳头平行绕一周读取数值，精确到0.1厘米，就是宝宝的胸围。需要注意的是，测量时应选择温度适宜的室内，以防止宝宝着凉。

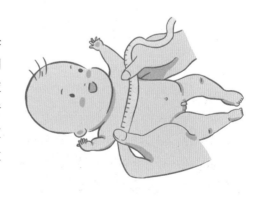

▶ 腹围测量

腹围和胸围一样，是宝宝的发育依据之一。测量宝宝腹围的时候，应该从宝宝的肚脐开始，将软皮尺平行绕腹部一周，与起始点对接，所得的数值即为宝宝的腹围。测量腹围的时候，同样需要注意将室内的温度调到合适的状态，以免宝宝着凉。

▶ 前囟测量

新生儿前囟门的斜径平均为1.5～2.5厘米，宝宝之间会存在一定的个体差异，但只要在1～3厘米都是正常的。新生儿的前囟呈菱形，测量时，爸爸妈妈应分别测出菱形两对边中点连线的长度。如果一条垂直线的长度为2厘米，另一条垂直线长为1.5厘米，那么宝宝的前囟数值即为2厘米×1.5厘米。

宝宝的前囟数值是衡量其前囟发育情况的重要参考标准，如果前囟数值小于1厘米或大于3厘米，表明宝宝的前囟可能存在小头畸形、脑积水、佝偻病、呆小症等问题，因此，父母应定期测量宝宝的前囟，以便及早发现和解决问题。

▶ 呼吸与脉搏测量

宝宝刚出生时，以腹式呼吸为主，呼吸浅，频率忽快忽慢，每分钟40～60次。爸爸妈妈应在宝宝安静不乱动的情况下对他进行呼吸测量，建议与脉搏测量同时进行。测量时一般采用计数法，就是数宝宝胸、腹起伏的次数。如果宝宝呼吸比较浅，不易计数，可将轻棉线放在宝宝的鼻孔处，棉线被吹动的次数即为宝宝呼吸的次数。刚出生的头两周，宝宝的呼吸频率波动大，是正常的生理现象，爸爸妈妈不用过分紧张。但是如果宝宝满月后，他的呼吸次数超过了80次或者低于20次，就要格外关注了，这个时候应立即带宝宝去医院检查。

父母测量时除了要观察宝宝的呼吸次数外，还要观察其呼吸是否规律、深浅度如何、有无异味、有无鼻翼翕动或发紫等情况，这些都是判断宝宝呼吸是否健康的重要标志。

正常新生儿的脉率为每分钟120～140次，一般来说，女宝宝的脉率比男宝宝快。脉搏跳动的强弱反映心脏跳动的强弱，且心跳与脉搏的跳动是一致的。因此，父母可以通过测量新生儿的脉搏来了解宝宝的心脏发育情况。

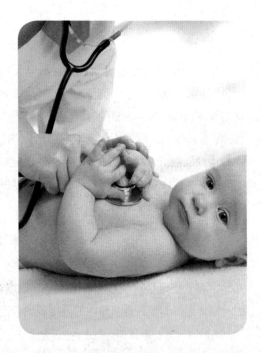

脉搏测量可以趁宝宝熟睡时进行，这样方便测量，同时也可以使测量结果更加准确。测量的时候，爸爸妈妈可以用自己的食指、中指和无名指按在宝宝的动脉处，其压力大小以感受到脉搏跳动为准，边按脉边数脉搏次数，以1分钟为计算单位。

这里需要注意的是，宝宝在睡眠状态下可能受呼吸影响而出现轻微的脉搏节律不齐，这是正常的。

➤ 体温测量

新生儿的体温比大人略高，在37℃左右。由于体内的血液大多集中在躯干，四肢的血液相对较少，因此手脚很容易发冷，呈青紫色，再加上宝宝自身控制体温的中枢系统发育尚不完善，皮下脂肪较薄，保温能力差，机体散热快，因此，家长在平时要注意检测新生儿的体温，并给宝宝做好保暖工作。

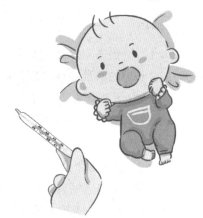

掌握科学的体温测量方法，是必不可少的。一般来说，新生儿的体温测量可以在三个部位进行，分别是腋下、口腔和肛门，其中以腋下为方便，也较为常用。测量体温的常用工具是电子温度计，如果没有的话，也可以使用普通的水银温度计。在测量前后，要注意对体温计进行酒精消毒，以免传染细菌和疾病。

下面是用水银温度计测量宝宝腋下温度的具体步骤：

Step 1：　爸爸妈妈用自己的拇指和食指紧握体温计的上端，手腕用力挥动体温计，使水银下降至球部，直至清楚地看到水银柱在35℃以下。

Step 2：　让宝宝坐在家长腿上或平躺在床上，解开宝宝的上衣，将体温计的水银端放置在宝宝的腋窝下，紧贴腋窝内皮肤。

Step 3：　按住宝宝的胳膊，使体温计贴着他的身体，保持体温计牢牢地夹在腋下5～10分钟。

Step 4：　取出体温计，横拿体温计上端，背光站立，缓慢转动体温计，读取水银柱的度数，即为宝宝的体温。

新生儿的身体保养

　　刚出生的宝宝非常娇嫩和脆弱，爸爸妈妈们在照护时稍不注意，就可能给宝宝造成伤害。不过，也不要因此就畏手畏脚，只要掌握一些护理要点和小技巧，就能为宝宝做好身体各方面的保养。

▶ 脐带的护理

　　宝宝出生时，医生会为他剪断脐带。脐带被剪断后，残留的脐带端会逐渐变黄、干化、变黑，7～10天后就会自动脱落。在脐带脱落前，爸爸妈妈要精心护理好宝宝的脐带，避免感染。

　　宝宝的脐窝处可能会出现少许分泌物和血丝，这些都不是真正的感染，爸爸妈妈们不用过于担忧。对宝宝脐带护理的原则就是：保持干燥，做好消毒。同时，还应注意不要让尿布或衣物摩擦脐带残端，以免导致破皮、出血。

　　对宝宝的脐带进行护理时，可以按照以下步骤进行：

Step 1:　　给宝宝洗完澡后，先用棉签蘸干肚脐窝里的水，再取2～3根棉签蘸取络合碘，按照"脐窝—脐轮—脐周"的顺序，顺时针方向由内向外擦拭1遍，之后换用药棉签消毒1遍。

Step 2:　　用普通的无菌纱布将脐部包覆好。如果脐部较为干燥，也可不包覆。

Step 3:　　给宝宝穿上纸尿裤及其他衣物。注意穿纸尿裤时将其边缘稍微翻折，避免直接压迫、摩擦宝宝的脐部。

　　在日常生活中，有很多种情况都会引起宝宝的脐带感染，爸爸妈妈要小心防范。例如，在给宝宝洗澡前，需要贴好肚脐贴，以免脏水污染脐带；宝宝大小便后，要及时给他更换尿布，注意不要让尿布盖住脐带部位，这样可以很好地预防宝宝的脐带受到感染。

此外，爸爸妈妈要做到多观察、勤消毒。随时观察孩子脐带及其周围有无红肿和分泌物，一旦出现红肿和有分泌物的情况，就要马上处理。出现轻微红肿和少许渗出物的时候，可以用络合碘消毒液对脐周进行消毒；如果红肿严重、出现了脓性分泌物，就要马上带宝宝去医院。

▶ 囟门的护理

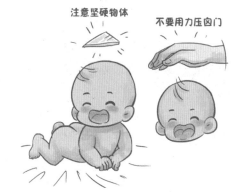

宝宝的囟门非常脆弱，爸爸妈妈平时在照顾宝宝时，不要用力触碰宝宝的囟门。避免挤压或撞击宝宝的头顶部，尤其应避免尖锐的东西刺伤前囟门。如果不慎擦破了宝宝的头皮，应立即用酒精棉球消毒，以防止感染。

由于囟门处容易堆积污垢，所以需要定期清洗。囟门的清洗可在洗澡时进行，用宝宝专用洗发液轻揉一会儿，然后用清水冲净即可。如果囟门处有胎垢且难以清洗干净，可在宝宝睡觉时涂抹适量的润肤露或橄榄油，以软化胎垢，待其自行脱落即可。

新生儿囟门是一个观察疾病的窗口。正常情况下，宝宝的囟门应该是平坦、无张力的状态，如果出现了以下情况，就要马上带宝宝去医院就医：

◆如果新生儿囟门过于饱满或隆起，表示孩子可能有颅内高压的疾病，如脑膜炎、颅内出血、脑瘤等。

◆如果新生儿囟门过度凹陷，可能是由于进食不足或长期呕吐、腹泻所造成的脱水引起的。

◆如果新生儿前囟过大，出生后不久达 4 ~ 5 厘米，说明宝宝可能存在脑积水或先天性佝偻病。

◆如果新生儿前囟门仅有手指尖大，或小到摸不到囟门，则说明宝宝可能是头小畸形。

▶ 眼睛的护理

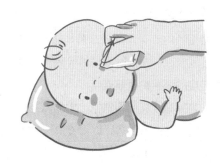

经自然分娩的宝宝，分娩过程中通常会有分泌物侵入眼内，出现眼睑水肿、眼睛发红等现象，在医院里医生都会给予处理，爸爸妈妈无须过于担心。但是，平时在家时，爸爸妈妈也要做好宝宝眼睛的护理工作。

宝宝眼睛的护理要点

给宝宝洗澡时，爸爸妈妈可以给宝宝戴上小浴帽，防止泡沫进入眼睛。给宝宝洗头时，可以用毛巾蘸水去除宝宝头顶的泡沫，避免泡沫进入眼睛。

给宝宝进行眼部清理时，可用纱布蘸温水轻拭，从眼角内侧擦至外侧，若有沾到分泌物，可将纱布翻过来擦，当然也可以备好几条纱布，一条脏了换另外一条。

如果宝宝的眼睛出现了一些不适症状，爸爸妈妈千万不可以擅作主张，给他随意滴眼药水进行缓解，而应先咨询医生，经过医生的许可后，再在宝宝内侧眼角处滴入1～2滴眼药水。

另外，宝宝的房间不要使用太亮的灯泡，晒太阳的时候，爸爸妈妈也要注意遮盖宝宝的眼睛，这样可以避免强光刺激到眼睛。

宝宝的毛巾、脸盆等用品要专用，不要和成人共用，以防引起交叉感染。这些用品也要经常进行洗晒、消毒。

爸爸妈妈要经常给宝宝洗手，这样可以一定程度上避免宝宝揉眼时污染眼睛。

及时察觉宝宝视力异常

每一对父母都希望自己的孩子拥有一双明亮的眼睛，从宝宝出生时起，爸爸妈妈就要密切观察宝宝的眼睛及视力发育情况，可以用下面的方法对新生宝宝的视力做简单的定性检查：

◆在宝宝睡着的时候，爸爸妈妈可以用手电筒晃他的眼睛，如果宝宝有皱眉、身体扭动甚至觉醒的情况出现，说明有光感；但是如果反复了几次，宝宝都没有任何反应，就要引起注意了。

◆满月时，宝宝的眼睛开始能对准焦点，目光也会随着眼前的物体进行水平移动。因此，在宝宝满月的时候，可以在宝宝眼前大约30厘米的地方放一个直径约10厘米的红球，在正常情况下，宝宝会注视着红球，并随着球的移动跟随片刻。这项检查应该在宝宝没有哭闹的时候做，并且要多做几次。

▶ 鼻腔的护理

刚出生的宝宝只能使用鼻子进行呼吸，如果鼻子被堵住就会阻碍呼吸，严重的可能造成呼吸困难。所以，爸爸妈妈要经常观察新生儿的鼻孔，及时为他清理鼻垢和鼻涕。

宝宝的鼻腔护理要点

如果鼻痂或鼻涕堵塞了宝宝的鼻孔，可用细棉签或小毛巾角蘸水后湿润鼻腔内部干痂，再轻轻按压鼻根部，然后取棉签快速清除在鼻周看得见的脏污。拿棉签的时候，可以拿到前面一点，让棉签不那么长，也好把握力度。尽量避免将棉签探入宝宝的鼻腔内部，以免对宝

宝造成伤害。如果鼻子被过多的鼻涕堵塞,
且不易清理, 可用吸鼻器把鼻涕清理干净。
建议爸爸和妈妈分工合作, 一人控制宝宝,
不要让他乱动, 另外一个人对宝宝的鼻腔进
行清理, 以避免意外的发生。

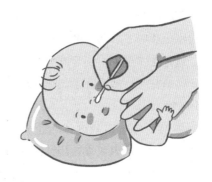

不要捏宝宝的鼻子

爸爸妈妈都希望自己的宝宝有一个挺直
漂亮的鼻子, 可是有的新生儿鼻子却扁扁的,
于是有的爸爸妈妈有事没事就去捏捏宝宝的鼻子, 他们认为宝宝刚出生的时候, 骨骼具有可
塑性, 经常捏捏鼻子, 鼻子就会长的挺。殊不知, 这种做法非但不能帮助宝宝的鼻子长的挺
直漂亮, 还会损害宝宝的健康。

新生儿的鼻腔黏膜很娇嫩, 鼻腔内血管也很丰富, 如果爸爸妈妈经常捏宝宝的鼻子, 就
会损伤黏膜和血管, 从而降低鼻腔的防御功能, 使鼻子容易被细菌、病毒等侵犯, 最终导致
疾病的发生。另外, 由于新生宝宝的耳咽管相对于成年人来说, 更粗、更短、更直, 位置也
相对较低, 爸爸妈妈乱捏鼻子还会使宝宝鼻腔中的分泌物通过耳咽管进入中耳, 引起中耳炎。

所以, 为了宝宝的健康着想, 爸爸妈妈千万不能随便捏宝宝的鼻子。

❯ 耳朵的护理

由于耳朵结构的复杂性, 爸爸妈妈在对新生儿的耳朵进行护理时, 要格外仔细和小心。

◆由于新生儿的中耳鼓室尚未充盈空气, 在分娩时有少量羊水残留。因此, 爸爸妈妈
在对宝宝的耳朵进行护理时, 要注意将他耳内残留的羊水排出。可以让宝宝身体左右
两侧轮流侧卧, 待羊水流出后, 再用棉签将耳朵擦拭干净即可。

◆当宝宝的耳朵有污垢时, 可以用温水沾湿棉签后擦拭外耳道及外耳。

◆宝宝外耳的褶皱处和耳朵的内凹处也需要清理, 可用软布蘸水后轻轻擦拭。

◆宝宝洗完澡后, 耳垢会变得柔软、湿润, 这个时候适宜清理。

◆千万不要将棉签探入宝宝的耳朵深处, 只需在入口附近清理即可。

◆宝宝的耳朵护理无需每天进行, 觉得有脏污时再进行清洗护理即可。

◆妈妈为宝宝哺乳时, 应尽量避免躺着喂, 因为这样可能会导致奶水进入宝宝的耳道,
引起耳朵发炎。在喂完奶后, 应把宝宝竖着抱起来一会儿, 轻拍其背部打嗝, 防止吐奶,
使奶液流入耳道。

▶ 口腔的护理

宝宝刚出生时，口腔内会有一定的分泌物出现，这是正常现象。出现此种情况，妈妈可以定时给他喂一些温开水，用来清洁口腔中的分泌物。

刚喝完奶的宝宝口颊内或舌上常有残留的奶块。有的爸爸妈妈喜欢用纱布去清理宝宝的口腔，这种处理方法不太好。因为稍不留意，纱布可能会损伤孩子薄嫩的口腔黏膜，从而引起口腔感染，甚至引发败血症。为了保持宝宝口腔内的卫生，在宝宝每次吃

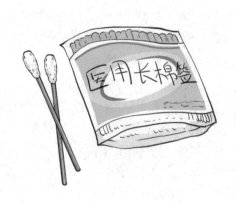

完奶后，可喂宝宝喝些温白开水。也可以用消毒棉棒蘸水，轻轻擦拭宝宝的口腔，早晚各一次即可。

配方奶喂养的宝宝，要勤清洗、消毒奶嘴和奶瓶。家长切勿直接喂宝宝的奶嘴来测试温度，可将奶滴在手腕或手背处测试，另外，平时也不要直接亲吻宝宝的嘴，以免引起细菌感染。

▶ 皮肤的护理

刚出生的宝宝皮肤尚未完全发育，肤质还无法自我实现酸碱平衡，容易出现各种各样的小毛病，爸爸妈妈在护理时如不多加注意，很容易引起宝宝皮肤擦伤和感染。

在平时，爸爸妈妈要做好宝宝的皮肤清洁与保湿工作，为宝宝挑选合适的护肤品，并注意预防各种皮肤病。

做好皮肤的清洁工作

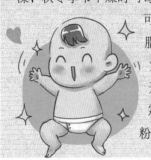

每天用微温的清水为宝宝洗脸1～2次。春夏季节温暖时可以每天给宝宝洗澡，秋冬季节干燥时可每周给宝宝洗澡2～3次。给宝宝洗脸、洗澡时，水温不可过烫，力度不可过大，否则会破坏宝宝皮肤表层的皮脂，使皮肤干燥发痒。清洗完成后，用毛巾或布巾吸干宝宝脸上和身上的水分，取适量婴儿润肤露在手心抹开后，均匀地涂抹在宝宝脸上和身上，臀部可涂抹护臀霜。在宝宝皮肤褶皱处和臀部还可以抹少许婴儿爽身粉。涂抹润肤露和爽身粉时应注意避开宝宝脐部。

保持皮肤滋润

　　新生儿的皮肤问题，如蜕皮、干裂、湿疹等，大都是因为过于干燥引起的，所以妈妈要为宝宝做好保湿的工作。每次洗澡过后可为宝宝全身涂抹一遍婴儿油，以防止皮肤水分的流失。此外，若是室内开了空调，建议在房内再添置一台加湿器，以增加房间内空气的湿度。

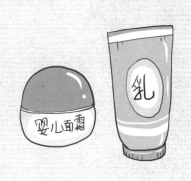

选择纯天然无添加的护肤品

　　为宝宝挑选合适的护肤品非常重要。可以去母婴专卖店为宝宝选择无化学成分、纯天然的婴儿专用护肤品，以免刺激宝宝的肌肤。此外，在购买时，要注意查看产品的生产许可证号、标准号、卫生许可证号等信息是否齐全。

　　除此之外，爸爸妈妈还应经常检查宝宝皮肤有无破损、脓包或皮疹，如有，即使很小，也应引起重视。

▶ 生殖器官的护理

　　新生儿娇嫩又脆弱，生殖器尚未发育完全，抵抗力较弱，容易被尿、便污染，爸爸妈妈在照顾宝宝时一定细心呵护、严防感染。另外要注意轻柔，用力过猛或者手法不当都有可能误伤到宝宝。在生殖器官的护理上，不同性别的宝宝要区别对待。

男宝宝生殖器官的护理

　　新生男宝宝的生殖器官与成年男子有所不同，不仅外形不一样，其内部结构和生理功能也有所差异。家长在护理时，需要掌握一定的方法。

◆宝宝的阴茎包皮容易藏污纳垢，建议定期清理。

◆为宝宝清洗生殖器的时候，宜将水温控制在37℃左右。

◆在清洗宝宝的生殖器时，可用右手拇指和食指轻捏住宝宝阴茎的中段，并朝宝宝身体的方向轻柔地向后推包皮，放在清水中清洗。然后再用一块柔软的纱布轻柔地蘸洗根部、阴囊和腹股沟等部位。

◆给宝宝换尿布的时候，应该把阴茎向下压，使之伏贴在阴囊上。

◆给宝宝穿的纸尿裤和裤子要宽松、舒适，并及时更换，保持局部干爽和透气。

◆宝宝每次大小便之后，要把他的臀部和生殖器清洗干净，可翻开包皮，轻轻擦拭。

◆不要用力挤压或捏宝宝的生殖器。

◆不要在宝宝的生殖器及周围擦花露水或爽身粉。

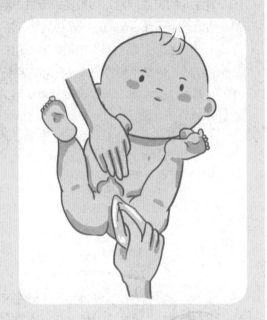

男宝宝需警惕隐睾

隐睾是指睾丸未下降至阴囊，包括睾丸下降不全和睾丸异位。大多数足月出生的男宝宝，在刚出生的时候睾丸就已经下降到阴囊中。如果检查发现其睾丸还没有下降到阴囊中的话，就要警惕宝宝是否存在隐睾。

一般情况下，在冷的时候，宝宝的阴囊会回缩，这个时候睾丸就不容易被触及；而热的时候，宝宝的阴囊会舒张，这个时候睾丸就容易被触及了。有的时候，爸爸妈妈在阴囊中触及不到宝宝的睾丸，但是从阴阜轻轻向阴囊方向挤压，宝宝的睾丸就会下降到阴囊中了。这种情况并非真正意义上的隐睾，真正的隐睾，睾丸还停留在腹腔内。如果出现这种情况，可能会影响宝宝未来的生育能力。

需要注意的是，有的男宝宝在出生后一年内睾丸会自行下降，不会影响他的生长发育。如果一年之后，宝宝的睾丸还停留在腹腔内，就需要带他去医院进行手术治疗，这个治疗须在宝宝出生后1~2岁时进行，这样能够减少对生育能力的不良影响。

女宝宝生殖器官的护理

由于生理的特殊性，女宝宝的生殖器需要着重护理。

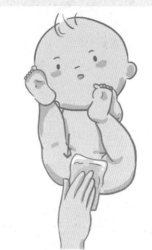

◆宝宝大小便后，爸爸妈妈要为她由前向后擦拭尿道口及周围，以免脏污进入阴部，影响生殖器官的健康。

◆为宝宝清洗生殖器的时候，要用柔软的布巾从上往下、从前往后进行。先清洗阴唇，然后是肛门，大腿根缝隙处也要清洗干净。

◆清洗女宝宝的阴唇时，要用手轻轻将两片阴唇分开，然后用消毒棉签蘸清水由上至下轻轻擦洗。

◆清洗女宝宝的生殖器官时，注意不要清洗其阴道内部，也不要过度清洁外阴。

◆宝宝的尿布或纸尿裤要注意经常更换。换尿布时，要先用柔软的卫生纸巾轻拭其尿道口及周围。

◆给女宝宝清洗外阴时，只需用温开水即可，不要使用含药物成分的液体和皂类，以免引起外伤和过敏。

注意女宝宝阴唇粘连和阴道皮赘

女宝宝的阴道内、外唇部统称为阴唇。在还未出生时，宝宝就分别形成了内、外阴唇这两个独立的部分。如果小阴唇粘连在一起，就是阴唇粘连。

阴唇粘连通常是由炎症或刺激引起的，常见于3个月至6岁的女宝宝。有的女宝宝出生时就存在阴唇粘连的情况，绝大多数女宝宝阴唇粘连的范围较小，仅1~2毫米，也有一小部分女宝宝阴唇粘连的范围会比较大。随着女宝宝慢慢地长大，大多数阴唇粘连的情况可自行消除，到青春期的时候，即可恢复正常。

因此，爸爸妈妈平时对女宝宝的生殖器官进行护理的时候，尽量不要使用有刺激性的清洁用品，也不要过度或大力清洁，以免对生殖器官刺激过大，引起炎症。

除了阴唇粘连之外，部分女宝宝还可能会出现阴道皮赘。阴道皮赘是从阴道突出的一小块皮样组织，有时局部皮肤红肿，有时局部皮肤看似正常。

在孕期，胎儿的皮肤受到母体激素的影响，较为敏感，可能出现快速增长的皮赘，等宝宝出生后，随着激素水平的变化，这种皮赘可逐渐萎缩，直至完全消失。可见，这是一种正常现象，爸爸妈妈们不必过分紧张。

剖宫产及早产儿的护理

有的宝宝迫不及待地想来到这个世界，于是就成为了"早产儿"，而有的宝宝因为各种各样的原因，只能通过"剖宫产"的方式来到这个世界。照顾这些特殊的宝宝需要掌握一定的方法和技巧，爸爸妈妈们要对此予以重视。

▶ 剖宫产宝宝的护理

有的妈妈因为各种原因，选择了剖宫产，通过剖宫产降生的宝宝由于没有经过产道的正常挤压，不但平衡能力和适应能力比自然分娩的孩子差，还容易患新生儿肺炎等呼吸系统疾病。

护理剖宫产宝宝的时候，可以这样做：

◆宝宝出生后，爸爸妈妈可以经常抱着宝宝轻轻摇晃，这样可以让宝宝的平衡能力得到初步的锻炼。摇晃宝宝的时间宜控制在宝宝出生后的前3个月内，摇晃的时候不要过于用力，以免宝宝的大脑受到损伤。

◆爸爸妈妈可以多帮新生儿翻身，或者利用宝宝固有的反射训练宝宝的抓握能力。

◆天气好的时候，爸爸妈妈应该多抱宝宝到户外，让宝宝的皮肤接受风和阳光的刺激，感受大自然的气息。

◆爸爸妈妈可以对新生儿进行抚触按摩。爸爸妈妈可以将宝宝包在干净柔软的大毛巾里，然后轻轻地揉搓他。也可以让宝宝躺在床上，用柔软的枕头轻轻地挤压宝宝的全身，为宝宝做抚触按摩。

▶ 早产宝宝的护理

胎龄在37足周以前出生的活产婴儿称为早产儿或未成熟儿。早产儿由于器官、系统发育不成熟，对外界的适应能力很差。在照顾早产宝宝的时候，掌握一定的护理方法是非常有必要的。

注意保温与保湿

早产儿的皮下脂肪少，体内调节温度的机制尚未完善，没有一层皮下脂肪为他保温。如果环境温度变化超过了宝宝自身调节的能力，就有可能造成寒冷损伤或发热。在平时，爸爸妈妈应让宝宝处在适当温度下，以减少机体的氧耗，降低代谢率。给早产宝宝换尿布时，动作要迅速，时间要短，以免宝宝着凉。给宝宝穿衣，并非越暖和越好，一般用手感觉宝宝手脚暖和、脖子不出汗即可。

保持适宜的室内温度

早产儿居住的室内温度宜保持在22℃~26℃。在水里体温散热非常快,所以给早产儿洗澡时,室内温度要比平时高一点,一般应保持在26℃~28℃。

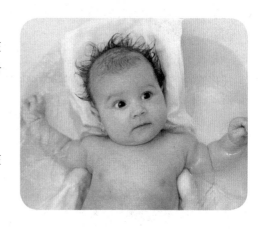

保持适宜的室内湿度

早产儿居住的室内相对湿度宜保持在55%~65%。开窗户通风换气时,注意保暖,不要让风直接吹到宝宝身上。

预防感染

注意做好早产宝宝皮肤、脐部、臀部的护理和清洁,在给宝宝喂奶、喂药、更换尿布前后都要仔细洗手。除了专门照看孩子的人之外,不要让太多人进出宝宝的房间,更不要把宝宝随意抱出门。

居室要保持安静、清洁

进入早产儿的房间动作要轻柔,喂奶应在温馨宁静的环境下进行,换尿布时也要动作轻柔而快捷,不能大声喧哗或弄出其他刺耳的响声,以免惊吓到宝宝。

袋鼠式护理

袋鼠式护理源于袋鼠独特的育儿方式,即用婴儿背巾或薄毯把包着尿布的宝宝放在自己的胸前或双乳之间,与宝宝肌肤相亲。妈妈可以每天给早产宝宝4小时以上的袋鼠式护理,这样可以让宝宝获得更多安全感,有助于健康成长。

学会抱新生儿

对于新爸新妈来说,宝宝出生以后,一个重要的课程就是学会怎么抱宝宝,让他在自己的怀抱里感觉安全、放松。爸爸妈妈抱宝宝的过程也是同宝宝建立深厚感情的时刻,抱宝宝需要注意的地方很多。

▶ 抱新生儿的方法

刚出生的宝宝双臂呈"W"型,双腿呈"M"型,后背是弯曲的,爸爸妈妈在抱宝宝的时候,一定要注意保持宝宝原有的体型。另外,新生儿的颈肌还没有完全发育,颈部肌肉无力,如果竖抱宝宝,宝宝头的重量全部压在颈椎上,会对脊椎造成损伤。因此,新生儿宜横抱。

抱新生宝宝常用的有以下两种方法:

手托法

用右手托住宝宝的背、脖子、头，左手托住他的小屁股和腰。这一方法较多用于把宝宝从床上抱起和放下。

腕抱法

将宝宝的头放在妈妈左臂弯里，肘部护着宝宝的头，左腕和左手护背和腰部，右小臂从宝宝身上伸过去护着宝宝的腿部，右手托着宝宝的屁股和腰部。这一方法是比较常用的姿势。

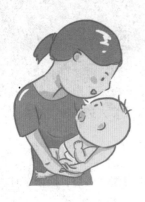 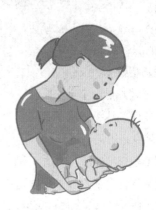

▶ 抱起仰卧的新生儿

如果宝宝是仰卧的状态，爸爸妈妈可以把一只手轻轻地放在宝宝的下背部及臀部的下面，另一只手在另一面轻轻放于宝宝头下。然后两只手同时用力，慢慢地抱起宝宝，这样抱宝宝可以使宝宝的身体有依靠，并且头不会向后耷拉。爸爸妈妈将宝宝抱起来后，要记得把宝宝的头小心地转放到肘弯或肩膀上，这样宝宝的头部才有依附。

▶ 抱起侧卧的新生儿

如果宝宝是侧卧的状态，爸爸妈妈要抱起宝宝，就要先把一只手轻轻地放在他的头颈下方，另一只手放在他的臀部下面，然后再把宝宝挽进手中，确保宝宝的头不会耷拉下来后，再慢慢地抬高，让其靠近身体再抱住他，最后前臂轻轻地滑向宝宝的头下方，这样就可以使宝宝的头靠在肘部上了。

▶ 抱起俯卧的新生儿

如果宝宝是俯卧的状态，抱起的时候，要先把一只手轻轻地放在宝宝的胸部下面，使前臂支住宝宝的下巴，再把另一只手放在其臀部下方，慢慢地抬高，使其面转向并且靠近爸爸妈妈的身体。这个时候，那只支撑宝宝头部的手向前滑动，直至宝宝的头舒适地躺在肘弯上，另一只手放在宝宝的臀下及腿部的位置即可。

▶ 放下新生儿的方法

放下新生儿的时候有以下两种常用的方法：

仰卧放下：把一只手放在宝宝的头颈部下方，另一只手抓住其臀腰部，慢慢地、轻轻地放下。在这个过程中，手要一直扶着宝宝的身体，直到全部重量落到床上为止。抽出自己的手时，先轻轻抽出放在宝宝臀部的那只手，然后再用那只手抬高宝宝的头部，抽出另一只手，最后轻轻地放低宝宝的头。

侧着放下：先让宝宝躺在手臂中，让他的头靠着肘部。托着宝宝头部的手臂轻轻落到床上，先轻轻抽出放在宝宝臀部下方的手，用这只手扶住宝宝的头轻轻抬高，抽出放在宝宝头下的另外一只手。最后轻轻地放下宝宝的头，他可以侧卧在床上了。

▶ 抱新生儿的注意事项

抱新生宝宝的过程中，需要注意的事情很多。爸爸妈妈要对这些注意事项予以重视，这样才能尽量避免对宝宝造成伤害。

◆当你准备抱起宝宝时，可先用眼神或说话声音逗引，吸引他的注意，一边逗引，一边慢慢抱起他。

◆抱宝宝之前，应洗净双手，摘掉手上的饰品，待双手温暖后，再抱起他，以免划伤宝宝娇嫩的皮肤。

◆抱宝宝时，应当始终微笑地注视着宝宝的眼睛，动作要轻柔，不要太快、太猛，即使在宝宝哭闹时，也不要慌乱。

◆抱宝宝时，要经常留意他的手、脚以及背部姿势是否自然、舒适，避免宝宝的手、脚被折到、压到、背部脊椎向后翻倒等，给宝宝造成伤害。

◆抱宝宝时，应尽量将他的头部放在自己身体的左侧，并有意识地让宝宝的耳朵贴近心跳处，让他能听到心跳的节律。

◆抱宝宝的时候，父母要同宝宝说话、唱歌，用眼睛温柔地注视宝宝，轻轻地抚摸宝宝，与宝宝有身体的接触。这种感情交流，对孩子的大脑发育、精神发育以及身体生长都有着极大的好处。

◆在抱宝宝时，每次抱3～5分钟即可，千万不要一抱就抱很久，甚至睡着了还抱在身上，这样会养成宝宝不抱就哭的不良习惯，也对宝宝正常的生长发育不利。

◆宝宝哭闹、睡觉或醒来的时候，爸爸妈妈都会习惯性地抱着宝宝摇晃，但是要注意掌握好摇晃的力度，如果力度过大，很可能给宝宝头部、眼球等部位带来伤害，而且你也会感到手臂特别酸疼。

新生儿的着装护理

新生儿皮肤娇嫩、四肢柔软，选择合适的衣物才能让宝宝穿得舒适。你知道新生儿衣物选购时应该注意哪些事项吗？新生儿衣物的存放与清洗又有哪些技巧呢？

➤ 新生儿衣物的选择

选购新生儿的衣物时需要关注产品的标签、用料、颜色、气味等方面。

看标签	应该为新生儿选择标签上标明"婴幼儿用品（A 类）"字样的服装，此类服装标准要求甲醛含量小于或等于 20 毫克 / 千克。
看用料	新生儿皮肤嫩，容易过敏。所以在选择宝宝衣服材料时，建议选择标签上标明"含棉量 95% 以上"字样的衣物。纯棉衣物透气性好，容易吸汗，面料也柔软，不容易刺激宝宝的皮肤。
选颜色	尽量选择浅色、印花少的宝宝衣物。深色衣物容易褪色，宝宝又很喜欢咬衣物，容易把染料吃进肚子里，对健康不利。
看细节	看衣物做工是否细致，线头多不多，边缘是否平滑。一般新生儿的衣物上的标签和缝纫面都在衣服的外面，贴身穿的一面比较平滑。
闻气味	购买宝宝衣物时一定要靠近鼻子闻一下，闻一闻衣服上是否有刺激性的气味，如霉味、汽油味等。如果衣物有异味，尽量不要购买。

➤ 新生儿衣物的存放与清洗

新生儿的衣物存放要注意什么？新生儿衣物一般怎么洗？怎样洗宝宝的衣服才是正确的？清洗新生儿衣服要注意哪些事项呢？新手爸妈不妨看看下面的内容。

新生儿衣物的存放

新生儿的衣服一定要经过洗涤、干透后才能放回衣橱，不能把穿过的衣服和干净的衣服混在一起。另外，宝宝的衣物应尽量与大人的衣物分开存放，且不要放在有樟脑丸的衣橱内。在衣橱内还应划分内衣区和外衣区，建议用干净的布袋收纳内衣以保持卫生。存放宝宝衣物的衣橱建议选择实木材质的，实木衣橱透气性好，能保持衣物干燥、通风。

新生儿衣物的清洗

衣物的清洁与否直接关系着宝宝的健康，新手爸妈不可小觑。买回来的新衣服，一定要清洗后再给宝宝穿，不但能避免灰尘等脏物，还能洗掉衣物制造过程中所添加的化学成分。

◆宝宝的衣物应与大人的分开洗，以免细菌交叉感染。

◆新生儿衣物宜手洗。洗衣机长期使用，容易滋生细菌。如果避免不了由洗衣机代劳，那就要定时用洗衣机清洗剂清洗内槽，以防细菌滋生。

◆若宝宝衣物上有尿液、便渍，应和其他衣物分开洗，以免污染其他衣物。

◆阳光是天然的杀菌消毒剂，因此，请洗过后的衣服，建议晾晒在能被阳光照射到的通风的地方。

给新生儿穿衣服

宝宝的身体很柔软，四肢大多呈曲屈状，而且在穿衣服的时候宝宝也不会配合，这些都给爸爸妈妈为宝宝穿衣服制造了难题。

给宝宝穿套头衫的时候，如果衣服的领口不大，要先把衣服的下摆提起，挽成环状套到宝宝的后脑勺上，然后再向前往下拉；给宝宝穿前开襟的衣服应该先将衣服打开平放在床上，让宝宝平躺在衣服上，然后用一只手将宝宝的手送入衣袖，另一只手从袖口伸进衣袖将宝宝的手拉出来，然后再将衣袖向上拉。同样的方法穿另外一只衣袖，最后扣上扣子；给宝宝穿裤子时，先把裤腿折叠成圆圈形，手从中穿过去后握住宝宝的足腕，将脚轻轻地拉过去，穿好两只裤腿之后抬起宝宝的腿，把裤子拉直，再抱起宝宝把裤腰提上去包住上衣即可；穿连身衣的时候，先将连身衣的所有纽扣解开平放在床上，然后穿宝宝的裤脚、袖子，最后扣上扣子。

在给宝宝穿衣服的过程中，动作一定要轻柔，要顺着其肢体弯曲和活动的方向进行，不能生拉硬拽，以免伤到宝宝。

给新生儿脱衣服

给新生儿脱衣服的时候，要格外注意保护宝宝的颈部、肩部和手臂关节。

脱套头衫的时候，先抓住宝宝的肘部，然后轻轻从袖口拉出手臂。如果衣服的领口不大，就要从衣服的下端往上卷起上衣。往上拉宝宝上衣的同时尽可能撑开衣服的颈部，这样宝宝的头部才能顺利出来，也能有效避免纽扣之类的东西划伤宝宝的脸；脱前开襟的衣服时，先解开纽扣，敞开宝宝的胸口，然后用一只手轻轻抬起他的肘部，另一只手卷起衣袖，接着撑开袖口，从中拉出宝宝的肘部，用同样的方法脱下另外一只衣袖即可；脱裤子的时候，先抬起宝宝的臀部，再慢慢拉下裤子到膝盖，用手抬起宝宝的膝盖，然后用另一只手卸下裤脚，同时拉出宝宝的脚。注意在这个过程中不要伸直宝宝的膝盖，以免对宝宝产生伤害；脱连身衣裤时，让宝宝平躺下来，从正面解开衣裤，轻轻地把他的双腿拉出来。然后把双腿提起，把连身衣裤往上推向背部到他的双肩，最后把他的双手拉出即可。

新生儿的尿便护理

　　爸爸妈妈每天都要为宝宝清理大小便、换尿布。在这个过程中，有很多地方都需要注意。比如宝宝的大小便是否有异常，如何选择尿布和换尿布，等等。下面介绍一些新生儿的尿便护理技巧，为爸爸妈妈做一个参考。

▶ 学会观察宝宝的大小便

　　宝宝大小便的情况就是宝宝身体健康的"晴雨表"，它能够直接反映宝宝的消化系统状况。

大便与健康

　　当宝宝的大便出现异常时，宝宝的身体很有可能也出现了异常。

◆排便次数多且量大、大便呈绿色黏液状时，宝宝很有可能出现了饥饿性腹泻。

◆大便稀，呈蛋花汤样，并含有一些未消化的奶块、无黏液时，宝宝有可能是消化不良了。

◆大便恶臭，如臭鸡蛋味时，可能是进食过量或奶浓度过高，蛋白质摄入过量所致。

◆大便带血时，有可能是宝宝小肠黏膜受损，或肛裂，或腹泻。

◆当大便呈淡黄色液状，且排便量多，在尿布上或便盆中如油珠样可滑动时，可能是配方奶中脂肪过多导致的。

◆宝宝排便困难，且大便非常干，呈颗粒状，往往几天才大便一次，即为便秘。

◆宝宝的大便呈水样，量多，且每天便10次以上，有可能是肠道病毒感染引起的腹泻。

小便与健康

　　爸爸妈妈同样可以通过观察宝宝小便的情况，判断宝宝的身体是否出现异常。

◆刚出生的宝宝小便中常会有赭红色尿酸盐沉渣排出，染在尿布上看起来很像血迹。随着奶量的增加，尿量也会增加，红色的尿液会自行消失。

◆由于新生儿的膀胱容量小，肾脏浓缩功能不成熟，随着奶量的增加，新生儿每日排尿可达20次左右。

◆宝宝新排出的小便无异味，但在空气中存放片刻后，尿素分解就会释放出氨（臭）味，因此，爸爸妈妈要是闻到臭味，不要太过担忧，这是正常现象。

◆如果宝宝的小便突然有明显的臊味，可能与液体摄入量少、排汗量大等有关，可适当增加宝宝的饮水量或饮奶量，若无明显改善，需就医检查。

▶ 布尿布与纸尿裤的选择

宝宝使用的尿布有布尿布和纸尿裤之分，不同的尿布各有其优势与劣势，爸爸妈妈可以根据宝宝及自己的实际情况加以选择。下面从几个方面对这两种尿布进行一个对比，以供爸爸妈妈参考。

对比项	布尿布	纸尿裤
需要的数量	至少准备30块	宝宝出生时准备1包，以后可根据需要随时购买
使用方法	尿布需要折叠成长方形或三角形后使用，折叠尿布比较麻烦	将腰部粘贴好，用食指将大腿根处的松紧边抚顺就可以了
利用率	可以重复使用	一次性产品，不可重复利用
清洗	带小便的尿布和带大便的要分开洗。先用清水浸泡15分钟（带大便的尿布要先将大便处理后浸泡），再加洗涤剂洗涤，洗完后放在阳光下晾晒	一次性产品不用清洗和消毒，但已打开包装的纸尿裤，要收藏在干净的袋子里，防止细菌感染
选购	可购买婴儿专用尿布，也可用家里柔软、吸水性好的旧棉布、床单、衣服做尿布。以白、浅黄、浅粉为宜，且尽量选择纯棉、纱布材质	超市就可以买到，比起布尿布方便，但价钱稍高。应尽量选择表层材质触感好、柔软、超薄、合体，吸水性强，透气性好的纸尿裤
吸水性、锁水性、防水性	吸水性很强，能随时吸收汗液，保持宝宝皮肤干爽，但锁水性和防水性差	集吸收、防水、锁水等多种功能于一身，但不能及时吸收汗液

参照以上表格，布尿布和纸尿裤的优点和不足已经很清楚了，家长也不用再纠结如何选择，根据宝宝的喜好和日常护理中的实际情况决定即可，宝宝舒服，爸爸妈妈也安心。

注意

不管是使用布尿布，还是纸尿裤，都要及时帮宝宝更换。特别是使用纸尿裤时，无论纸尿裤是否有脏污，都要每隔2～3小时为宝宝换1次。

▶ 给新生儿换布尿布的方法

宝宝的尿布需要经常更换，以保持臀部清爽和卫生。下面介绍了更换布尿布的步骤，供新手爸妈参考和学习。

Step 1:　安置好宝宝。将宝宝平放在尿布台上或铺有垫子的床上。

Step 2:　折叠干净的布尿布。将尿布先纵向对折一次，横向再对折一次，使尿布的上面露在外面。

Step 3:　换脏尿布。掀开尿布的前面一部分，如果尿布上仅有尿液，可一手握住宝宝脚部，一手将尿布前面干燥处由前向后轻轻擦拭外生殖器部位，将尿液沾干，再抬起臀部，把尿布撤出。如果尿片上有粪便，可一手握住宝宝脚部，将尿布折叠，包住粪便。之后，将棉柔巾蘸水，清洗宝宝外生殖器，并将臀部上的污物擦净，再用一片干净的棉柔巾沾上温水，从前至后清洗臀部。清净后，用干净的纱布擦干宝宝外生殖器部位的水，屁股和大腿根部褶皱处的水也要擦干。

Step 4:　替换干净的布尿布。将干净的布尿布放在宝宝的屁屁下面，倘若是男宝宝，则可以在上面放一条尿布，以防宝宝突然大小便。

Step 5:　整理布尿布。给宝宝涂上护臀膏，将尿布垫于臀部，兜过肛门、生殖器后覆于腹部，然后将尿布的两头用松紧带固定后整理平整即可。

◆爸爸妈妈在为宝宝更换尿布时，要注意一定的时间。可以在喂奶前或宝宝睡醒后进行，喂奶后和宝宝正在睡眠时，即使尿了也不要为他更换尿布，以免造成溢乳或影响宝宝建立正常的睡眠周期。

◆在宝宝乱动、无法安静下来让爸爸妈妈为他更换尿布的时候，可以试着将玩具吊在宝宝头的上方，这样就能很好地分散宝宝的注意力。但是玩具的摆放与固定一定要考虑到宝宝的安全问题，以免给宝宝造成损伤。

对于新手爸妈来说，在为宝宝换尿布时，由于缺乏经验，可能一不小心就会弄脏自己或宝宝的衣服，有的时候甚至还会弄脏床单，学习和掌握下面这些小技巧，可以有效避免这种尴尬：

◆将宝宝的上衣下摆尽量上卷。可以利用宝宝握住什么东西都不放手的特点，将衣服的下摆卷起来，让其握住。这样可以避免弄脏宝宝的衣服，同时也可以方便为其换尿布。

◆用夹子将宝宝的衣服夹住。可以将宝宝的衣服下摆卷起来，然后再用夹子把衣服夹住，这样就可以避免宝宝的衣服被弄脏。

◆在宝宝大便过后，让宝宝侧身躺着，然后为他擦拭肛门，这样就不用将宝宝的腿抬高了，而且也不会弄脏衣服。

◆将新尿布铺在身下。换尿布时，可以把新尿布铺在宝宝的身下，然后再将脏尿布替换下来，这样的话，就不容易弄脏床单了。

◆在宝宝身下铺浴巾。可以将浴巾铺在宝宝身下，然后再替换脏尿布，这样就算是浴巾脏了，也是很容易清洗的。

◆在宝宝的衣服和尿布之间夹一张报纸，将脏尿布取下后连同报纸一起扔掉就行了，这种办法较为省事。

▶ 给新生儿换纸尿裤的方法

给宝宝换纸尿裤的方法和换布尿布的方法大体相同，具体步骤如下：

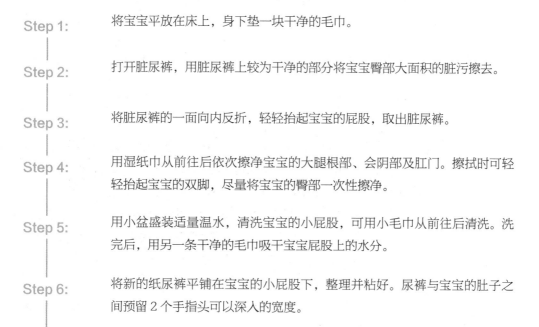

Step 1: 将宝宝平放在床上，身下垫一块干净的毛巾。

Step 2: 打开脏尿裤，用脏尿裤上较为干净的部分将宝宝臀部大面积的脏污擦去。

Step 3: 将脏尿裤的一面向内反折，轻轻抬起宝宝的屁股，取出脏尿裤。

Step 4: 用湿纸巾从前往后依次擦净宝宝的大腿根部、会阴部及肛门。擦拭时可轻轻抬起宝宝的双脚，尽量将宝宝的臀部一次性擦净。

Step 5: 用小盆盛装适量温水，清洗宝宝的小屁股，可用小毛巾从前往后清洗。洗完后，用另一条干净的毛巾吸干宝宝屁股上的水分。

Step 6: 将新的纸尿裤平铺在宝宝的小屁股下，整理并粘好。尿裤与宝宝的肚子之间预留 2 个手指头可以深入的宽度。

新生儿的睡眠护理

好的睡眠可以促进宝宝的食欲和生长发育，让宝宝健康地长大。那么如何才能让宝宝拥有优质的睡眠呢？

▶ 重视新生宝宝的睡眠

新生宝宝的生长发育速度很快，特别是刚出生的前几个月，正处于生长发育的旺盛时期，而睡眠不足会严重危害到他的成长。

有研究表明，新生儿一昼夜要睡20～22小时，如果让他们即使少睡30分钟，也会让宝宝劳累过度。此外，睡眠不足还会影响宝宝的神经、大脑和身体发育，使宝宝变得任性、易怒、情绪不稳定。

不过，这并不代表有的宝宝都必须按照这个睡眠标准来执行，不同的孩子之间存在一定的个体差异，有的孩子一昼夜能睡20多个小时，有的孩子则只能睡10～12个小时，爸爸妈妈要具体情况具体对待，只要宝宝每天的精神状态良好，吃奶量不减，体重、身高增长也正常，就没有必要过于纠结孩子的睡眠时间问题。

睡眠对宝宝的健康成长非常重要，爸爸妈妈一定要引起足够的重视，着力提高宝宝的睡眠质量，为宝宝的身体发育打下良好的基础。

▶ 创造良好的睡眠环境

要想让宝宝拥有一个良好的睡眠，首先应该为宝宝提供一个良好的睡眠环境。良好的睡眠环境应该包括合适的室温、适宜的光照、安静的氛围等方面，下面对宝宝适宜的睡眠环境做一个具体的介绍，供家长参考。

首先，对于新生儿来说，其调节体温能力弱，适宜的室内温度有利于他的睡眠和健康成长。新生儿房间的室温应保持在18℃～22℃。冬季要注意保暖，夏季则需要降温，平时还要注意通风。如果使用电风扇，要注意不要直接对着宝宝吹；如果使用空调，应注意空调的温度不可过高或过低，以26℃为宜，开启一段时间后，室温达到舒适程度，可以关闭空调。另外，还需要定期清洗这些家电，以保证室内空气洁净。

其次，新生儿的房间内要保证阳光充足，但是要避免强光直接照射宝宝，可以起到保暖和杀菌、消毒的多重功效。房间的门窗建议加纱门、纱窗和窗帘，以避免蚊蝇侵扰。

最后，要为宝宝营造安静的氛围。在宝宝睡觉时，家长应尽可能保持安静，不要过多地走动，如果在看电视或打电话，要尽可能调低音量，以免弄出太大的声响，叨扰孩子休息。

> 有的爸爸妈妈为了方便照看宝宝，于是将他房间的灯一直开着，这样做是不对的，不仅不利于宝宝的视力发育，还会妨碍他建立正常的昼夜节律，不利于宝宝形成白天清醒、夜间睡觉的生活习惯。
>
> 总之，爸爸妈妈在平时的生活中要多留心，尽力排除那些不利于宝宝睡眠的干扰因素，为宝宝创造一个良好的睡眠环境。

▶ 婴儿床的安全要点

对于新生儿来说，一天中大部分的时间都是在婴儿床上度过的，所以婴儿床的材质、设计，床褥用品的选择，床周边环境的安排都非常重要，直接关系着宝宝的安全。通常来说，一张安全的婴儿床应满足以下条件：

◆婴儿床的材料。应选择无毒、无害的材料。

◆婴儿床的做工。做工要精细，边缘不能粗糙，可以选购木质婴儿床，结实又温暖，而且甲醛等有毒物质较少；婴儿床不能有角柱，否则宝宝的衣服可能会被角柱勾住，从而增加发生窒息的可能；婴儿床周围床栏的间距应小于6厘米，太宽容易卡住宝宝头颅。

◆婴儿床的稳固性。好的婴儿床必须要稳固，不能出现断裂缺痕，螺丝及其他金属附件要安装到位；要经常检查婴儿的床板是否牢固，若不牢固，应立刻修补或更换；有的婴儿床安装有滚轮，这种床必须安装制动装置才安全，能避免意外的发生，不过，一般不建议家长购买带滚轮的婴儿床。

◆婴儿床垫的选择。床垫应与床板的大小保持一致。太小的话，床垫容易移动而产生缝隙，可能使宝宝的手脚卡在缝隙之间，造成危险；太大的话可能铺不下，不适用。

◆婴儿床上用品的选择。应选用符合安全标准、特为婴儿设计的枕头、棉被、床垫等床上用品；床单应尽可能铺平，并将边角紧紧地塞在床垫下；给宝宝盖上被子或毛毯时，注意防止堵住宝宝的口鼻；床上宜配纱帐，夏天可以阻挡蚊蝇，冬天则可以起到防风的效果，在太阳大时还可以调节光照。所选择的纱帐不能太厚，以免阻挡婴儿的视野，影响其视力发育；尽量选择棉质、透气的材质，不要出现容易引起过敏的床单、被褥、枕头、绒毛玩具等物品。

▶ 新生儿睡眠姿势的调整

新生儿大部分时间都是在睡眠中度过的，睡姿直接影响新生儿的生长发育和身体健康。

新生儿的常用睡姿

侧卧睡。 这是新生儿喜欢的睡姿之一，也一种专家提倡的小儿睡眠姿势。这种睡姿既不会对内脏器官产生过分的压迫，也有利于肌肉的放松，即使宝宝发生溢奶，也不致呛入气管。新妈妈应让宝宝左侧卧与右侧卧交替睡，侧卧时不要把宝宝耳轮压向前方，否则耳轮容易变形。另外，如果宝宝天生头骨前后径比较大，脸型偏小，面部五官比较贴近，尽量不要采取侧卧睡的睡姿。

趴睡。 这种睡眠姿势也是新生儿所喜欢的姿势之一，有助于宝宝胸部和肺的发育，使宝宝的头型和脸型修长，也更有安全感。如果宝宝发生溢奶或吐奶，也不会因呕吐物吸入气管而发生窒息危险。不过，趴睡会对宝宝的内脏器官造成一定的压迫，容易出现异物堵塞口鼻的现象。因此，趴睡应该在有人照顾的情况下进行，且时间不宜过长。

仰卧睡。 仰卧睡可以使新生儿全身肌肉放松，内脏器官受到的压迫较小，四肢也能自由地活动。仰卧还能方便父母直接观察新生儿的睡眠状态。不过，新生儿仰卧睡，容易发生溢奶现象，可能堵塞口鼻，若宝宝有打鼾，也会比较费力，而且仰卧睡会让宝宝没有安全感。

新生儿睡姿的调整

新生儿还不会自行更换睡姿，其睡姿主要由照顾人决定。刚出生的宝宝，睡觉的时候仍旧保持着胎内的姿势，为了帮助宝宝排出分娩过程中从产道咽进的水和黏液，在其出生后24小时内应采取侧卧位，并定时给宝宝翻身，由原来的侧卧位改为另一侧卧位。喂完奶将宝宝放回床上的时候，也应该采取侧卧位，这样可以减少宝宝吐奶。

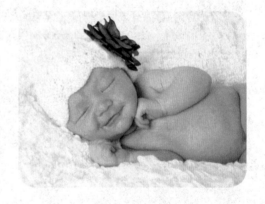

此外，新生儿的头颅骨缝还未完全闭合，如果始终或经常向一个方向睡，可能会引起头颅变形，例如长期仰卧会使孩子头型扁平，长期侧卧会使孩子头型歪偏。因此，新妈妈应该经常帮助新生儿更换睡眠姿势，避免宝宝朝一侧睡眠时间过久，造成偏头。

归根结底，新生儿应采取哪种睡姿，目前医学界尚无定论。因此，宝宝的睡姿可以根据爸妈的喜好和宝宝的习惯或特殊需求自行选择，不必固守于某一种，只要确保宝宝安全、睡得舒服就好。

▶ 枕头，要还是不要？

新生儿的脊柱尚未形成生理弯曲，在宝宝平躺的时候，其背部和后脑勺在同一平面上，不会造成肌肉紧绷状态而导致落枕，因此，这个时候不需要枕枕头。当宝宝能独立坐时，颈前曲才能真正形成，这时才需要枕枕头。

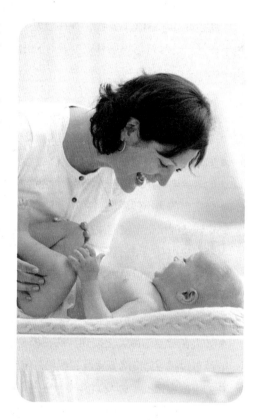

新生宝宝由于平卧时容易发生溢奶、吐奶，甚至误吸入呕吐物，因此，在宝宝喝完奶后把宝宝的头部和上半身稍稍垫高一些也是有必要的。需要注意的是，一定要把宝宝的肩膀、背或头部都垫起来，而不能单独垫高头部。也可以在宝宝喝完奶后，先让宝宝侧卧一会儿，然后再平躺。

如果给新生儿过早使用枕头，会造成颈部过度前倾，不利于宝宝保持呼吸的顺畅。目前，市面上出售的婴幼儿枕头品种繁多，很多枕头还宣传自己使用了高科技材料，能防止宝宝出现偏头、歪头，能让宝宝睡出好头型。这样的宣传让很多家长进入了误区。其实，宝宝的头型，并不是一个枕头能决定的，而在于经常改变睡姿，不要总让宝宝头部的固定位置受力。

▶ 跟妈妈睡还是自己睡？

宝宝出生后到底应该单独睡小床，还是和妈妈睡一起呢？这个问题每个人看法都不一样，有些人觉得宝宝应该单独睡，这样大人不会影响宝宝，他也睡得更好；有些人觉得宝宝和妈妈一起睡才有安全感，只有这样宝宝才能睡得好。

在中国传统的育儿观念里，宝宝应该要和妈妈一起睡的。这样更方便妈妈夜间哺喂、照顾宝宝。但就宝宝的安全、妈妈与宝宝的睡眠质量和日后的睡眠习惯来说，宝宝与妈妈不同床更好。

从宝宝出生起，可以将宝宝的小床放在父母大床的旁边，让宝宝听见父母熟悉的声音，知道父母就在附近，这样不仅能给宝宝安全感，还便于父母照顾孩子。因此，我们建议宝宝和妈妈采取同室不同床的方法。

➤ 新生儿睡眠不安怎么办？

新生儿如果睡眠不安稳，往往会爱哭闹，经常发出各种哼哼的声音，而且宝宝的气色也不太好，这时爸爸妈妈就需要及时找出导致宝宝睡眠不安的因素，并采取针对性的应对措施。

宝宝睡不安稳的原因及解决办法

◆如果宝宝总是容易醒，而且醒来会哭闹不止，可能是因为宝宝没吃饱。，此时只要让他含吮到妈妈的乳头或奶嘴，他就会安静下来，吃完奶过一会儿就会继续睡。

◆当宝宝的大小便弄湿了尿布，使身体不舒服时，他也会睡不踏实，这个时候爸爸妈妈应该及时检查宝宝的尿布，看是否有脏污，如果有，应及时更换尿布。

◆若有蚊虫叮咬或湿疹，宝宝皮肤瘙痒也会哭闹、睡不好。当发现是这种原因导致的宝宝睡眠不安，爸爸妈妈应及时带宝宝就医。

◆如果宝宝睡觉时受到惊吓和刺激，也容易睡眠不安，此时妈妈可以把一只手放在宝宝身上，有节奏地拍拍宝宝，宝宝就会安心入睡。

◆如果在宝宝的鼻尖上摸到汗珠，摸身上发现有汗湿的症状，可能是宝宝太热了，此时爸爸妈妈应适度降低室温，或松开宝宝的包被，让宝宝能安然入睡。

◆如果摸宝宝的手脚发凉，表示宝宝可能是由于保暖不足而无法安然入睡，此时可以为他加盖被褥，或用热水袋在包被外保温，注意水温不可过热，以免烫伤宝宝。

◆若宝宝在睡觉时出现四肢抖动、睡眠不宁，可能是白天过于疲劳或精神受了过强的刺激、惊吓所引起的。此时妈妈要多安抚他，让他产生足够的安全感，自然就能安心入睡了。

◆如果宝宝除了睡眠不安之外，还伴有发热、不吃奶等症状，应立即去医院检查，请医生医治。

如果上述几种情况都不存在，则可能是因为妈妈在孕期维生素D和钙摄入量不足，导致宝宝患有低钙血症，早期表现为睡眠不踏实。此时，可在医生的指导下给宝宝补充适量维生素D和葡萄糖酸钙。

▶ 不要抱着新生儿睡觉

有的宝宝出生后，其睡眠规律还未形成，大人们觉得宝宝该睡了，就将他抱起拍一拍、摇一摇，以此来帮助他尽快睡着。时间长了，宝宝就养成了必须要大人抱着拍一拍、摇一摇才能入睡的不良习惯，有的甚至还要含着妈妈的乳头才能睡着。这是非常不好的。

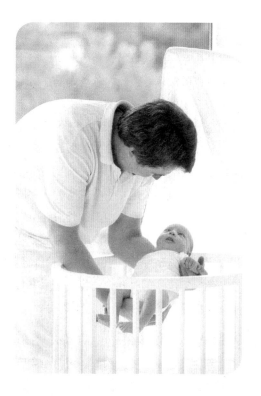

其实，新生儿的大脑发育还不健全，出生后大部分时间都处于睡眠状态，只有短时间是清醒的，清醒后也会很快感到疲倦，这个时候宝宝就会用"哭"来表示自己累了。这个时候只要周围的环境安静、舒适，片刻后宝宝就会本能地自然入睡，不需要爸爸妈妈的过多干预。相反，如果一听到宝宝哭，就赶紧将宝宝抱起来哄一哄，甚至等宝宝睡着后，仍旧将其抱在怀里，反而会妨碍宝宝养成自己入睡的好习惯。

抱睡的具体危害

◆抱着新生儿睡觉，会影响妈妈的身体恢复。分娩消耗了新妈妈大量的体力，身体的抵抗力也大大下降，需要一段时间才能恢复，在这种情况下，如果经常抱着新生儿睡觉，妈妈就不能得到充分的休息，影响产后身体的恢复进程。

◆抱睡会影响宝宝的生长发育。宝宝从出生起就应该养成一个良好的睡眠习惯，大人们经常抱着宝宝睡觉，会妨碍他形成自己的睡眠习惯，导致睡得不踏实，而且不利于其骨骼、心肺的发育。

◆抱睡会影响新生儿的新陈代谢。经常抱着宝宝睡觉，不利于他呼出二氧化碳和吸进新鲜氧气，宝宝的身体也得不到舒展，时间久了，就会影响他的新陈代谢。

清洁与卫生护理

刚出生的宝宝需要爸爸妈妈对他进行细心的照料与护理，让宝宝处于一个干净卫生的状态下，更有利于其身心健康的发展。

▶ 给新生儿洗脸、洗手

新生宝宝皮肤娇嫩，角质层薄，皮下毛细血管丰富，如果护理不当，很有可能会引发感染性皮肤疾病。因此，爸爸妈妈在给宝宝洗脸和洗手时，动作要轻柔。此外，宝宝使用的毛巾一定要柔软，不能伤害皮肤。给宝宝洗脸、洗手的水需是煮沸过的温开水，洗脸盆应为宝宝专用，以免交叉感染细菌。

给宝宝洗脸、洗手前，应做好准备工作。妈妈应将自己双手清洗干净，还要准备好宝宝的干净衣服，这样可以在不小心弄湿宝宝衣物的时候，及时为宝宝换上干净衣物。

洗脸的时候，用左手将宝宝的头部固定住，使他不要左右转动，右手把沾上温开水的棉球中的水分挤干，先由内往外清洗宝宝的眼睛、耳朵外部和耳后。然后拿起浸湿的小方毛巾或者纱布拧干后，擦洗宝宝额部、两颊、口与鼻的周围、下颌、颈部前后等部位，如果宝宝有鼻涕等污物，可以用消毒棉签轻轻擦拭鼻孔。

给宝宝洗手的时候，先将宝宝手掌打开，用打湿的小方毛巾或纱布清洗宝宝的手掌、手指和指缝，然后用干毛巾擦干即可。

▶ 给新生儿洗澡

新生儿也是需要洗澡的。经常给宝宝洗澡，不仅能保证宝宝皮肤清洁，还可以加速血液循环，促进宝宝的生长发育。一般情况下，刚出生的宝宝出院的第2天就可以洗澡，冬天的时候可以1~2天洗1次，夏天的时候可以每天洗1~2次。

洗澡前的准备工作

给宝宝洗澡前，首先应该做的就是将室内的温度调到适合宝宝洗澡的温度。一般来说，宝宝洗澡时的室温应保持在24℃~26℃；然后准备宝宝的洗澡用品，包括浴盆、浴巾、手帕巾、衣服、尿片、润肤露、棉签、75%的酒精，等等；接下来做的就是准备洗澡水，水温以40℃为宜，夏天可以稍低一些，保持在38℃~40℃，冬天可提高一些，保持在40℃~42℃，妈妈可以使用温度计测试水温，也可以用自己的肘部感受水温；然后就可以给宝宝脱衣服，准备洗澡了。

需要提醒家长的一点是，在给宝宝洗澡前，要注意观察宝宝的体温；如果他的体温在37.5℃左右，表明处于正常状态，可以洗澡；如果宝宝的体温高于37.5℃，并且一直维持在这个温度，居高不下，就要适度延后洗澡的时间。

给宝宝洗澡的具体步骤

给宝宝洗澡要按照脸部、胸部、腹部、腿部和臀部的顺序依次进行，下面就来一一介绍给宝宝洗澡的具体步骤。

Step 1:　　**测试水的深度。**水的深度以宝宝坐在水中高度在胸的位置为宜，这个爸爸妈妈们可以通过自己宝宝的实际来估计。

Step 2:　　**把宝宝放入浴盆。**注意不要将脱完衣服的宝宝直接放进去，而应用浴巾包裹住宝宝，然后慢慢放进去，这样可以避免宝宝受惊。同时还要注意用托住宝宝脖子那只手的大拇指遮挡住宝宝的耳朵，以免洗澡水进入耳朵，引发中耳炎。

Step 3:　　**给宝宝擦脸。**用一只手扶住宝宝的背部和头部，避免宝宝在水中不稳，然后另一只手拿湿手帕，按照眼睛、鼻子、嘴、耳朵的顺序给宝宝擦脸。注意在擦拭眼睛的时候，擦完一只眼睛后应该换新手帕或者清洗原来的手帕。

Step 4:　　**给宝宝洗头发。**用一只手扶住宝宝的背部和头部，大拇指和无名指分别按住宝宝两侧的耳洞，再用另一只手慢慢清洗宝宝的头发，用手指轻柔地按摩宝宝的头皮。洗完后，拧干手帕巾，帮宝宝擦干头上的水。新生儿只能用清水洗头发，一个月以后可以使用婴儿专用的洗发用品。

Step 5:　　**给宝宝擦洗胸部和腹部。**让宝宝靠浴盆的边沿坐下，然后用手掌边画圆圈，边擦宝宝的胸部和腹部，这个过程必须轻柔、缓慢，不能挤压到宝宝。

Step 6:　　**给宝宝擦手臂和腿部。**轻轻地抓住宝宝的手臂，从上往下轻轻地擦拭，腿部也是一样的做法。

Step 7:　　**给宝宝擦后背和臀部。**让宝宝俯卧在浴盆里，从后背开始，用手掌边画圈边擦，擦完后背后，采用同样的方式擦洗臀部。

Step 8:　　**结束洗澡。**让宝宝在清水中全身浸泡 10 秒钟，然后把他抱出浴盆，放在浴巾上，裹住全身轻拍，擦干水分。注意宝宝的胳膊和大腿要按摩着擦，手指头也要一根一根地擦拭。

Step 9:　　**涂润肤露或爽身粉。**为宝宝全身涂上适量润肤露或爽身粉，给宝宝穿好衣服即可。

新生儿洗澡注意事项

刚出生的宝宝，需要爸爸妈妈小心地照料。在给新生儿洗澡的时候，由于宝宝的皮肤很娇嫩，对外界的刺激还不能很快地适应，因而很容易对其造成伤害。为了避免给宝宝造成伤害，因此，爸爸妈妈要格外留意以下注意事项。

首先，给宝宝洗澡的时间不宜过长，每次洗澡以不超过10分钟为宜。洗澡时间过长，会让宝宝感到疲劳，而且洗澡水的温度也会随着时间的延长而下降，可能会让宝宝着凉。

其次，给宝宝洗澡的动作要轻柔、缓慢，不要弄伤宝宝娇嫩的皮肤。

最后，尽量少用或不用清洁用品。一般来说，新生儿的活动量少，洗澡时用温水即可，不必使用其他清洁用品，宝宝满月之后，可以为他选择婴儿专用的洗发乳、沐浴液等。另外，宝宝的肌肤与大人的有所不同，因此，千万不要用大人的沐浴用品为宝宝洗澡，否则可能会刺激宝宝的皮肤。

此外，还需要提醒爸爸妈妈的是，在有些情况下，是不适合给宝宝洗澡的，家长一定要引起重视。

◆刚喂完奶不适宜洗澡。给宝宝洗澡应安排在喂奶前1～2小时或吃完奶1小时后，这样宝宝才不会出现吐奶、溢奶等不适。

◆宝宝有皮肤损害，如脓疱疮、疖肿、烫伤、外伤等时，不宜洗澡。

◆低体重儿要慎重洗澡。低体重儿大多为早产儿，由于发育不成熟，生活能力低下，皮下脂肪薄，体温调节功能差，很容易受环境温度的变化而出现体温波动。

◆新生儿频繁呕吐、腹泻时，暂时不要洗澡。

◆接种疫苗后24小时内不要给宝宝洗澡。

▶ 给新生儿剪指甲

对新生宝宝的护理工作，爸爸妈妈们可马虎不得，就像剪指甲，虽然是件很小的事情，但是里面需要注意的细节却很多。新生宝宝的指甲通常都很长，为了防止他们抓伤自己和藏污纳垢，应勤给宝宝剪指甲，手指甲每周剪1～2次，脚趾甲每月1～2次。

剪指甲前的准备工作

准备专业护理工具。在给宝宝修剪指甲前，应该准备一套宝宝专用的指甲护理工具。这样做有两个好处，首先是方便修剪，大人用的指甲剪太大，不适合宝宝使用；其次，使用宝宝专用的指甲剪，可以有效防止交叉感染，更干净、卫生。

看准时机。给宝宝修剪指甲的过程中，如果宝宝乱动，就很容易造成伤害。家长可以选择在喂奶过程中或是等宝宝熟睡时给他剪指甲。另外，宝宝洗澡后指甲会变软，爸爸妈妈也可在此时给宝宝剪。

消毒。新生儿免疫力低下，在为他剪指甲前，一定要做好消毒工作，以免宝宝受到感染。家长可以用纱布，蘸上适量消毒药水，清洁指甲刀的刀刃进行消毒。此外，宝宝的双手和家长的双手也要进行消毒。

其他注意事项。给宝宝修剪指甲的时候，要确保光线充足，选择合适的角度和方向，小心地为宝宝修剪，应一根手指一根手指地修剪，以免宝宝突然乱动，伤害其他手指。另外，宝宝的指甲不宜剪得过短，手指甲的边角不要剪太深，以免损伤甲床，引起感染。

给宝宝剪指甲的具体步骤

给宝宝剪手指甲和脚趾甲的原理是一样的，下面我们就剪手指甲的具体步骤加以说明。

Step 1: 让宝宝躺卧于床上，爸爸妈妈跪坐在宝宝一旁，再将胳膊支撑在大腿上，保持手部动作稳固。爸爸妈妈也可坐着，将宝宝抱在身上，使其背靠自己。

Step 2: 握住宝宝的一只小手，将宝宝的手指尽量分开，用拇指和食指握住要剪的指甲末端，从边角开始，一点点地剪。剪完后，要记得稍微修一下两端的部分。

Step 3: 将宝宝指甲剪成圆弧状，剪完后，用自己的拇指肚摸一摸有无不光滑的部分，并进行适当的休整。

Step 4: 检查宝宝指甲和手指尖的污垢有没有清除，如果仍有污垢，应用温水洗干净，然后用柔软的小毛巾擦干净宝宝的手即可。

对于没有危险意识的宝宝来说，在为宝宝剪指甲的过程中，妈妈再怎么小心翼翼，都有可能因为宝宝突然动一下而误伤到他。此时，千万不要惊慌失措，而应尽快为宝宝处理伤口，可使用消毒纱布或者棉球压住伤口，直到宝宝的手指不再流血为止，然后再涂抹一些碘酒消毒或者消炎软膏即可。

新生儿日常抚触操

每天花少许时间对新生儿进行抚触按摩，不仅能在父母与宝宝之间建立深厚的亲情纽带，还能促进宝宝的身体发育。

▶ 新生儿抚触按摩的好处

新生儿抚触按摩，不仅可以刺激宝宝神经系统的发育，利于宝宝智力开发，还可增强宝宝免疫力、增进亲子关系，是适合婴儿的保健法之一。

◆帮助宝宝大脑发育逐渐趋于完善。神经科学家发现，生命刚开始的三年是大脑迅速生长变化的关键时期，此时对新生儿进行抚触按摩，可以帮助宝宝大脑发育逐渐趋于完善，为日后的潜能开发奠定良好的基础。另外，对宝宝进行抚触按摩还可以使他们的神经得到放松。

◆促进宝宝的消化吸收和排泄。按摩可以增强宝宝肠激素的分泌，让其迷走神经活动更旺盛，从而减轻新生儿腹胀、便秘，促进消化吸收和排泄。同时也让宝宝拥有一个好胃口，吃奶量增加，身体长得更壮。

◆有助于宝宝的血液循环，促进其皮肤的新陈代谢，增强宝宝皮肤抵抗疾病的能力，从而促进宝宝皮肤的健康生长。

◆为新生儿做抚触按摩，不仅会让宝宝感到舒适，也有利于增加宝宝的运动量。

◆可以使身体肌肉得到舒展，促进宝宝骨骼系统的灵活性和柔韧性的发育。

◆每天给宝宝做适当的抚触按摩，爸爸妈妈通过自己的双手在增强宝宝体质的同时，让宝宝能时时感受到父母的爱，能更进一步加深亲子感情。

▶ 抚触前做好准备工作

宝宝的身体比较娇弱，容易受伤，所以，妈妈在给宝宝做抚触按摩前一定要准备充分，这样才能让宝宝的身体在妈妈的手下舒展开来，完全放松。

选择适宜的环境

选择一个适宜为宝宝进行抚触按摩的地方很重要，爸爸妈妈可以在家里选择一个温馨、宽敞、安全，能让父母和宝宝都放松的地方，把它作为固定的按摩地点，以便宝宝能够把这个地方和按摩联系起来。

选择的地方必须温暖且避风，室温宜控制在28℃左右，这样宝宝才不容易受凉。室内光线要充足，这样可以随时观察宝宝的状态，可以用小灯泡提高室内的光亮度，但是并注意不要让灯光直射宝宝的眼部。同时，爸爸妈妈要确保电视机、收音机、电话等静音，不会干扰按摩的顺利进行。另外，在为宝宝进行抚触按摩的过程中，可以播放一些柔和的音乐来增添温馨的气氛。

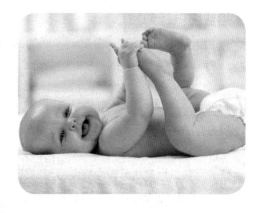

准备按摩油

宝宝的皮肤细腻而敏感，在按摩时，可以配合使用一些按摩油。按摩油可以润滑皮肤，减少对皮肤的伤害。恰当地使用按摩油，还能增强按摩功效，起到事半功倍的效果。

给新生宝宝做抚触按摩，通常使用婴儿油。婴儿油是针对宝宝娇嫩的皮肤而研制的，性质比较温和。橄榄油、葡萄子油、葵花子油等天然植物油的油料较轻，易被皮肤吸收，对皮肤的刺激也较小，也适宜使用。有些宝宝为过敏体质，可能会对使用的按摩油发生不良反应，爸爸妈妈在给这类孩子使用时就需慎重对待，可以在使用之前为宝宝测试下是否过敏。

▶ 新生儿抚触按摩注意事项

为新生儿进行抚触按摩时，有很多事情都需要小心与留意。具体的注意事项如下：

◆选好按摩时机。为新生儿做抚触按摩，建议选择在两次喂奶之间的空档时间或者宝宝洗澡后，这些时间比较适合进行按摩。同时要注意，整个按摩过程应控制在 15 分钟以内，否则宝宝会感到疲惫。

◆调整好自己的身心。妈妈或爸爸只有在完全放松、心情平静的状态下，才能确保按摩效果。

◆牢记各部位安全点。首先应注意宝宝的脊柱和颈部的安全；使用按摩油时，注意不要滴到宝宝的眼睛里；给宝宝做腹部按摩要按照顺时针的方向，这样有利于孩子胃肠消化；新生儿脐带未脱落时，抚触一定要小心，尽量不要碰到它；转动新生儿的手腕、肘部和肩部关节时，动作要轻柔，不要在关节部位施加压力。

◆按摩时应多留意宝宝的情绪和皮肤状况，并随时调整力度。如果宝宝情绪愉悦，表示力度正好，宝宝正在享受抚触按摩；如果宝宝哭闹或皱眉，则可能是力度不合适；如果做完抚触按摩，宝宝的皮肤微微发红，表示力度正好；如果宝宝的皮肤不变颜色，则说明力度不够；只做两三下，皮肤就红了，说明力度太强。

◆每天在固定的时间段，给宝宝进行抚触按摩。这样可以让宝宝养成习惯并对按摩产生期待，方便按摩工作的顺利进行。

▶ 给宝宝做抚触按摩

给宝宝做抚触按摩时，针对不同的部位，有不同的按摩方式。相信爸爸妈妈只要用心，就能成为自己孩子的"专业"按摩师。

头部按摩

一手托住宝宝的头，另一手食指、中指、无名指指腹从前额中央向后发际抚触，经枕骨粗隆绕至耳后乳突处轻压、反复动作。换手抚触另半部；双手抚触宝宝的头部，由前发际开始至后发际，重复动作至耳后。

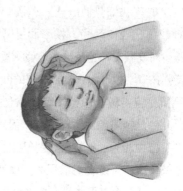

面颊按摩

滑推眉毛： 从宝宝的眉毛上方，由眉心至眉尾方向轻轻滑推。

脸颊画圈： 在宝宝的脸颊两边，轻轻画圈圈。刚开始先画小圈，逐渐扩大为大圈。

人中点按： 由人中向脸颊两侧轻轻点按，或由脸颊往人中方向轻轻点按。

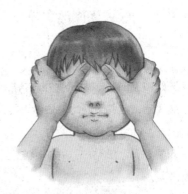

胸腹部按摩

胸部画心： 双手掌放在宝宝胸部，大概在两乳头连线中点处，然后分别从里向外做画圆的滑动，就像画出个心形一样。

腹部画圆： 妈妈手指并拢，掌心放平，以顺时针方向画圆来按摩宝宝的腹部，注意按摩时不能离宝宝肚脐太近。

推滑腹部： 用手掌的指尖部分，在宝宝的腹部由左向右轻轻滑动。

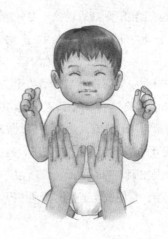

上肢按摩

揉捏手臂： 妈妈轻捏宝宝的手臂，从上臂开始直到手腕，上下来回轻捏按揉。反复进行3~4次。

旋转手臂： 一手握住宝宝的手掌，另一只手由宝宝的肩膀到手掌的方向，轻轻旋转宝宝的手臂。

按摩手掌： 妈妈先将宝宝的手掌打开，放到手心里揉擦20秒，再用拇指和食指抚摩他的手掌、手背及手指，然后轻轻地拉扯每一根手指。

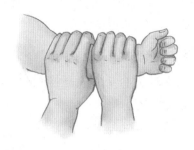

下肢按摩

滑捏双腿： 宝宝仰卧，妈妈用一只手握住宝宝后脚跟，另一只手从宝宝的臀部向脚踝方向滑动，轻轻捏压。

揉捏腿肌： 妈妈搓热双手，用手掌贴在宝宝的下肢部位，用手指轻轻揉捏宝宝的大腿肌肉。

推按脚掌： 用一只手轻握住宝宝脚踝，另一只手的拇指推按宝宝的脚掌。

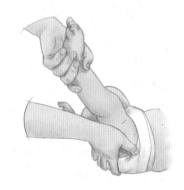

背部按摩

滑推背部： 双手交替，轻轻滑推宝宝背部。

旋推脊椎： 一只手扶住宝宝身体，手指合起，轻轻旋转推按宝宝的脊椎两侧。

梳理脊背： 妈妈左手张开手指头，轻轻缓缓地像梳子一样，由宝宝的上背往下背梳过。

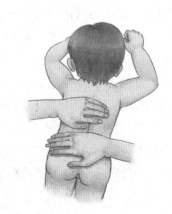

解读错误的育儿经验

有的爸爸妈妈认为，从老一辈那儿学习到的育儿经验一定是对的，毕竟是那么多年积累下来的，没有理由去怀疑它的正确性。可是那些传统的育儿观念真的都对吗？下面我们一起来了解下那些错误的育儿经验。

▶ 给新生宝宝打"蜡烛包"

老人们常说，应该把满月前的宝宝像蜡烛一样包起来，这样宝宝才会睡得安稳。这种做法真的好吗？

确实，被包成"蜡烛包"后，孩子没法乱动了，但是将未满月的孩子包成"蜡烛包"，不仅不利于宝宝的活动，影响其运动功能的正常发育，而且还会给宝宝的新陈代谢造成一定的阻碍。孩子被包得像蜡烛一样，出的汗闷在这个"蜡烛包"里，还容易滋生细菌，对宝宝的健康发展产生一定影响。有研究结果显示，曾经被大人打过"蜡烛包"的孩子，其身体发展的各项指标普遍低于未被打过"蜡烛包"的孩子。

所以，为了宝宝能健健康康地长大，大人们还是不要给新生宝宝打"蜡烛包"了。

▶ 新生儿多穿点儿无碍

长辈们认为，宝宝要多穿点，免得着凉。就算是在炎炎夏日，也不例外，宁愿孩子热，也别让他冻着了。

这种观点是错误的。在寒冷的冬季，固然要给孩子多穿点，但是如果穿太多出汗，很容易让孩子受凉感冒。在夏季，因为温度较高，没必要给孩子穿很多衣服。如果穿太多，反而容易捂出汗，引发感冒。当发现孩子脸上或身上有很多汗，体温超过37.5℃时，就表明保暖过度，应适当减少衣物。

▶ 给新生宝宝枕硬枕头

旧的习俗认为，给新生宝宝枕硬枕头睡可以使头骨长的结实，脑袋的外形更好看。确实，婴儿的头型是可以塑造的，但是枕头只能起到很小的作用，决定宝宝头型的大多是遗传因素以及宝宝的睡姿。

新生儿期的宝宝颅骨较软，囟门和颅骨缝还未完全闭合，如果长期枕硬枕头，会使宝宝的头皮血管受到压迫，导致头皮血液循环不畅，而且宝宝自己也会睡不舒服，使睡眠质量下降，长期使用，还可能导致颅骨变形。另外，宝宝喜欢不断地转动头部，如果枕头过硬，可能会把头发蹭掉，造成"枕秃"。

其实，一般来说，新生儿不需要枕枕头，更不要说给他枕硬枕头了。

▶ 给新生女宝宝挤乳头

在出生一周左右，有的女宝宝的乳房会出现轻度肿胀现象，有的甚至能看到乳晕，还会有少量乳汁溢出，为了缓解这些症状，所以民间就有了挤乳头的习俗。这些民间习俗还认为，给新生女宝宝挤乳头可以防止女宝宝长大后乳头凹陷，也有利于长大后给后代喂奶。

其实，给新生女宝宝挤乳头的做法是不对的。新生宝宝的皮肤非常娇嫩，抵抗力较弱，挤乳头可能会导致宝宝皮肤的破损，使细菌乘虚而入，造成乳房红肿发炎。如果细菌在全身引起扩散，还可能出现败血症，危及新生儿的生命。所以，为了宝宝的安全与健康，不要给她挤乳头。

▶ 经常亲吻宝宝

有的人认为，多亲亲宝宝有助于培养宝宝和自己的感情，殊不知，这种做法在无形中会危害宝宝的健康。

婴儿的抵抗力很低，免疫系统有待完善，亲吻很容易将大人身上的细菌传染给宝宝，甚至可能引发一系列疾病。如乙肝、肺结核、丙肝等传染疾病的主要传播途径是唾液，当患有这些疾病的人群亲吻了宝宝，宝宝就可能被传染上这些疾病。当然，并不是说大人明知自己有病还去亲吻宝宝。有的人虽然看起来身体健康，可是也有可能患上疾病而不自知，他们在不知情的情况下亲吻了宝宝，就可能在无形中将致病菌传染给宝宝，增加宝宝患病的风险。

另外，患有牙龈炎、龋齿等口腔疾病以及扁桃体炎的患者，其口腔和咽喉部的致病菌，也能通过亲吻传给孩子。所以，爱宝宝，就请尽量少亲吻他。

▶ 给新生儿剃满月头

民间常说，宝宝满月的时候要给宝宝剃满月头，这样宝宝重新长出的头发就会又黑又密了。

其实，这种说法是不科学的。只要宝宝的营养摄入充分，身体状况良好，头发自然会健康生长，这与剃满月头无关。此外，宝宝的头皮很薄，抵抗力低下，如果剃头的时候宝宝乱动，很容易弄伤他的头皮，引起细菌感染，影响头发生长。

▶ 给新生儿佩戴饰物

传统习俗中有给新生儿佩戴饰物的习惯，如佩戴"长命锁"，能让宝宝长命百岁；佩戴能辟邪的首饰，让宝宝健康成长等。其实，这样的做法是不对的，因为这些饰物很容易弄伤宝宝娇嫩的皮肤，引发感染。而且，有些首饰表面的涂层含有有毒物质，如果宝宝不慎放入嘴中，用嘴吮吸，可能会将这些有毒物质带入体内，对健康不利。因此，为了宝宝的安全着想，还是尽量不要给其佩戴饰物。

新生儿的喂养方案

宝宝还在妈妈肚子里的时候，主要靠胎盘从母体摄取营养，等平安降生以后，就需要奶水来补充营养了。无论是母乳喂养，还是配方奶喂养，在喂养的过程中，总会有这样那样的问题出现，下面就让我们一起来学习新生儿的喂养知识。

坚持纯母乳喂养

妈妈的乳汁是宝宝天然、安全的食物，能为宝宝提供生长发育所需的全部营养，还能增强免疫力，同时也是妈妈和宝宝之间情感交流的纽带。为了眼前的小人儿能茁壮成长，妈妈甘愿变成他的专属"奶牛"，将母乳喂养进行到底。

▶ 母乳是新生儿的理想食物

母乳中含有宝宝所需的全部营养物质，营养价值高，是宝宝理想的食物，有条件的新妈妈都应该坚持母乳喂养。

母乳便于宝宝消化、吸收

母乳中所含的蛋白质、脂肪、乳糖比例适当，适合宝宝消化和吸收，而且不易引起宝宝过敏，能降低宝宝以后患过敏性疾病的风险，对宝宝的体格发育有着重要作用。

母乳含有免疫因子

母乳中含有的免疫球蛋白可以保护宝宝免受病菌的侵袭。母乳中还含有促进乳酸杆菌生长、抑制大肠杆菌、减少肠道感染的因子，对预防宝宝肠道或全身感染可以起到一定的作用。

母乳更卫生、更经济实惠

母乳的分泌可以随着宝宝的生长而增加，并且能够免受外界环境的污染，是一种纯天然的食物，宝宝可以放心吃。母乳喂养也十分方便，只要新妈妈乳汁分泌充足，随时都能喂养宝宝，更经济实惠。

母乳喂养有利于宝宝发育

哺乳过程中，母亲与宝宝之间的目光对视，会引起双方强烈的情感，让宝宝感到更有安全感，这对宝宝以后的心理、行为发育等都有着重要的影响。哺乳过程中对宝宝各器官的刺激，也有利于宝宝的智力开发。

▶ 早接触、早吸吮

正常情况下，足月的顺产新生儿在出生后60分钟内，就可以吸吮乳头了，剖宫产宝宝由于妈妈身体的缘故可适当推迟开奶时间，但也应秉持越早越好的原则。

宝宝早吸吮可促进催乳素分泌作用于乳腺泡，让乳房尽快分泌乳汁，使宝宝尽快喝到母乳，并能促进乳腺管通畅，防止乳腺炎等疾病发生。有研究证明，早接触、早吸吮的妈妈奶量更加充足，坚持母乳喂养的时间也更长。此外，宝宝吸吮时可刺激乳头，让新妈妈分泌催产素，从而加强子宫收缩，减少产后出血量，有利于新妈妈产后恢复。

▶ 不要忽略初乳的营养价值

初乳一般是指妈妈产后5天内所分泌的乳汁，颜色微黄、量少。有些妈妈认为初乳"脏"，所以挤掉不给宝宝喝。其实，初乳中含有极丰富的营养，而且利于宝宝消化吸收，不应该浪费。

初乳比成熟乳营养价值高

与成熟乳相比，初乳中所含的抗体、蛋白质、脂肪，以及宝宝身体所需的各种酶类、碳水化合物等，比例更合理、更易于吸收，因而营养价值也更高。

初乳可满足新生儿的免疫需求

初乳中含有大量的抗体，具有抗感染的作用，可为宝宝提供出生后的第一次被动免疫，保护他幼小脆弱的身躯免受病菌的侵袭。其中，它所含有的免疫蛋白A能黏附在宝宝的胃肠道和黏膜上，阻止细菌、病毒的附着，从而防止宝宝发生消化道、呼吸道的感染性疾病。

初乳具有轻泻作用

初乳的热量高，容易被宝宝消化，其含有的生长因子，能够促进新生儿小肠绒毛的成熟，阻止不全蛋白质代谢产物进入血液，从而防止发生过敏反应。此外，初乳的轻泻作用还可使新生宝宝的胎粪尽早排出，减少宝宝患高胆红素血症的概率。

▶ 新生儿的胃容量

据国际母乳研究学会的资料显示，婴儿出生后的胃容量远比成年人小得多，因此，宝宝每次需要的奶量很少，妈妈可以多喂几次，随着宝宝的长大，他需要的营养和量也会越来越多。

◆通常，足月儿宝宝出生后第一天的胃容量为5～7毫升，就像龙眼一般大小。早产儿的胃容量要更小一些。

◆出生3天左右，宝宝的胃容量会变大一些，大约20毫升，像一颗荔枝的大小，此时如果摄入过多的母乳，只会被吐出来。

◆出生7天左右，宝宝的胃容量达到60～80毫升，犹如鸡蛋大小。因此，妈妈不用担心宝宝会饿着，即使是初乳也足够满足他的营养需求。

▶ 新生儿宜按需授乳

新生宝宝需要随时哺乳，不宜固定喂奶时间，只要宝宝想吃时就喂，经过一段时间的喂养后，他就会自然而然地形成喝奶的规律。提倡采取按需授乳的原因主要有以下几点：

◆按需授乳可以增加宝宝吸吮的次数，从而促进乳汁的分泌，并延长母乳喂养的时间。

◆按需授乳一般会采取少食多餐的形式，新生儿胃容量小，这样能增加宝宝的乳汁总摄入量。

◆按需授乳有利于排空新妈妈的乳房，防止多余的乳汁淤积在乳房，从而减少患乳腺炎等疾病的概率。

◆按需授乳能够满足不同宝宝的营养需求，使宝宝及时摄入所需要的母乳，不仅能促进身体的生长发育，还能激发宝宝心理上的快感，有利于宝宝快乐成长。

▶ 学会判断宝宝是否吃饱了

很多妈妈害怕自己的奶水不够，担心宝宝吃不饱，但每个宝宝的生长发育情况不同，所需的奶量也有区别，因此没有绝对的吃奶量限制，新妈妈可以通过观察宝宝的表现和喂奶后的自身感受，来判断宝宝吃饱没有。

一般来说，当妈妈的乳汁分泌充足时，乳房就会显得饱满，用手轻轻挤乳头，奶水会不断流出。当宝宝喝完奶后，乳房就会变得柔软，并产生下奶的感觉。宝宝吃饱后，可以安静地睡上两三个小时或者玩一会儿再睡。如果宝宝没吃饱，就会表现出哭闹、寻找乳头等反应。除此以外，妈妈还可以留心宝宝的排泄量和体重增长情况，如果宝宝的排泄量较少或体重增长过缓，可能是饮食量不足所致。

有些妈妈在判断宝宝是否吃饱时，可能会存在两个误区，一是把自己的奶水和其他妈妈的奶水作比较，认为自己的奶水分泌不如别的妈妈充足，会让宝宝吃不饱，其实这完全没必要；二是有的宝宝吃完奶后，喜欢含着妈妈的乳头玩一会儿，这时经验不足的妈妈可能会误以为宝宝长时间吃奶是因为吃不饱。

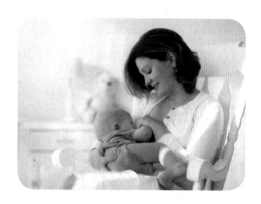

> **掌握正确的哺乳方法**

哺乳是个技术活，看似简单，但对于没有哺乳经验的新妈妈来说，还需要从头学习，而且正确的哺乳方法对增加泌乳量及宝宝的健康成长都十分重要。在哺乳时，新妈妈可以遵循以下方法：

Step 1:　在喂奶之前，妈妈洗净双手，用温湿的毛巾擦拭乳头及乳晕。

Step 2:　用温热毛巾敷一下乳房，并用双手轻柔地按摩乳房，以促进乳汁的分泌。

Step 3:　抱起宝宝，选择舒服的哺乳姿势。

Step 4:　托起乳房，让宝宝正确地衔住乳头及大部分乳晕。

Step 5:　身体轻轻向后退5毫米，温柔地注视宝宝。

Step 6:　宝宝吸空一侧乳房后，换另一侧继续哺喂。

Step 7:　待宝宝吃饱后，妈妈轻轻压一下宝宝的下巴或下嘴唇，让宝宝吐出乳头。

Step 8:　竖着抱起宝宝或让宝宝趴在腿上，在宝宝背上轻拍，让宝宝打出嗝。

Step 9:　将宝宝放下，并用软布擦洗乳头和乳房，挤出几滴乳汁涂抹乳头及乳晕，以保护皮肤。

▶ 选择合适的哺乳姿势

合适的哺乳姿势以妈妈和宝宝都感觉舒适为标准，以下介绍4个常见的哺乳姿势，供新妈妈参考。

摇篮式

妈妈坐在椅子或床上，用一只手臂的肘关节内侧和手支撑住宝宝的头和身体，另一只手托着乳房，将乳头和大部分乳晕送到宝宝口中。此方法简单易学，适合新妈妈，无论在家还是在外都适用。

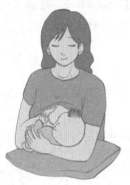

交叉摇篮式

当宝宝吮吸左侧乳房时，妈妈用右手扶住宝宝的头颈处托住宝宝，帮助宝宝更好地吮吸。右侧采取同样的方法。这种姿势能够让妈妈更清楚地看到宝宝吃奶的情况，适用于早产或吃奶有困难的宝宝。

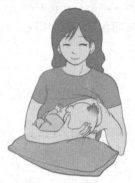

橄榄球式

把宝宝置于手臂下，头部靠近胸部，用前臂支撑宝宝的背，让宝宝的颈部和头枕在妈妈的手上。然后在宝宝头部下面垫上一个枕头，让宝宝的嘴能接触到乳头。这种姿势适合剖宫产和侧切的新妈妈，对伤口恢复有利。

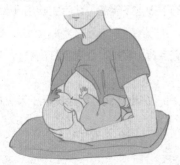

侧卧式

妈妈和宝宝面对面躺着，身贴身。如果宝宝在妈妈的左边，那么妈妈就用自己左边的胳膊支撑起身体面向宝宝，另一只手辅助宝宝，帮助宝宝吃奶。反之亦然。侧卧式可以让新妈妈得到更多的休息，适用于胸部较为丰满的妈妈。

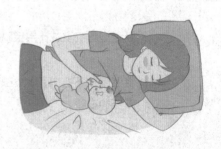

▶ 让宝宝含住乳晕而非乳头

正确衔乳是让宝宝顺利吮吸到母乳的前提。妈妈先用手指或乳头轻触宝宝的嘴唇，让宝宝本能地张开嘴巴，寻找乳头。接着用拇指顶住乳晕上方，其他四指以及手掌在乳晕下方托握住乳房，直接把乳头和大部分乳晕送进宝宝张大的嘴巴里，宝宝衔住乳房组织在口中拉长，形成"长乳头"。宝宝的舌头向前伸出盖住牙龈，呈钩状裹住乳窦部位，这才是正确的衔乳姿势。

▶ 不适宜给宝宝喂奶的时机

虽然母乳喂养有很多好处，但是妈妈应该留意一些不适宜给宝宝喂奶的时机，以免损害宝宝的身心健康。例如，当有生气、郁闷或其他不良情绪产生时，会使体内产生毒素，这些毒素可以通过乳汁传递给宝宝；运动或洗澡后，妈妈的身体处于热气较盛的状态，体内有"热毒"产生，宝宝食用乳汁后容易精神紧张、烦躁不安，甚至还会引发消化功能紊乱。

▶ 新手妈妈哺乳注意事项

为了让宝宝吮吸到更为充足的母乳，妈妈哺乳过程更轻松，了解哺乳的注意事项是每位哺乳妈妈要做的功课。

吃奶时别忘了协助宝宝呼吸

妈妈一手拇指轻轻下压乳晕，其他四指并拢，与拇指呈"C"字形，从下面托起乳房，在宝宝张嘴的同时，将乳头及乳晕送进宝宝口中，能协助宝宝呼吸。

别让宝宝含着乳头睡觉

宝宝含着乳头睡觉，既影响睡眠，也不利于养成良好的吃奶习惯，而且对宝宝的牙齿发育不利，还有可能造成妈妈乳头皲裂。

喂完奶要给宝宝拍嗝

有些宝宝在吃饱后哭闹、吐奶是因为体内有胀气。此时，妈妈可以让宝宝趴在自己的肩头，头稍微探出肩部，一手拖住宝宝的屁股，一手轻轻拍打宝宝的后背，直到宝宝打嗝为止。也可以让宝宝趴在妈妈腿上，一手撑住宝宝，一手拍嗝。或者宝宝坐在妈妈腿上，妈妈托住宝宝的上半身，撑住其身体，进行拍嗝。

哺乳期间千万不能胡乱用药

许多药物可以通过乳汁进入宝宝的体内，对其产生影响。因此哺乳期间，妈妈不能胡乱用药，尤其是对宝宝身体产生影响或影响乳汁分泌的药物。必须服用药物的话，一定要在医生的指导下，尽量选择成分单一、易于被代谢到体外的药物。需要提醒哺乳妈妈注意的是，即使服药，也不要随意给孩子断奶。

配方奶喂养也是爱

　　并不是所有的宝宝都能如愿吃到妈妈甘甜的乳汁。在一些特殊情况下，需要采取配方奶喂养的方式，配方奶同样能给予宝宝营养，也包含着妈妈的爱。

▶ 不建议进行母乳喂养的情况

　　每个妈妈都想用自己的乳汁哺育宝宝的成长，但在某些特殊情况下，哺乳会危及宝宝和妈妈的健康。通常，当出现一下情况时，需要妈妈暂停母乳喂养，甚至放弃母乳喂养。

◆妈妈患有严重的心脏病、肾脏病、重症贫血、恶性肿瘤时，为了避免病情加重，不宜用母乳喂养宝宝。

◆妈妈处于各种传染病的急性传染期，如活动性肺结核、传染性肝炎等，为了避免传染给宝宝，应采取母婴隔离，而不宜进行母乳喂养。

◆患有精神病、癫痫病的妈妈，为了保护宝宝的健康和安全，不宜用母乳进行喂养。

◆哺乳妈妈乳房患病，如严重的乳头皲裂、乳头糜烂脓肿、急性乳腺炎等，应暂停母乳喂养。

◆妈妈患糖尿病病情较重，需要胰岛素治疗者，甲状腺功能亢进症患者服用抗甲状腺药时，不宜给宝宝哺乳。

◆妈妈轻微感冒时，应戴上口罩才可喂奶，以防止把病菌传给宝宝。如果感冒发热，体温超过 38.5℃，应当停止给宝宝喂奶，待感冒痊愈后一段时间，再恢复喂奶。

◆艾滋病病毒感染者、梅毒感染者不宜哺乳。

◆先天性代谢性疾病的患儿，如苯丙酮尿症、枫糖血症和半乳糖血症，须在医生指导下选择乳类以外的营养品。

▶ 关于混合喂养与人工喂养

　　对于很多妈妈来说，宝宝还没有出生的时候，就已经下定了母乳喂养的决心。但不是每个宝宝都足够幸运，当妈妈不能进行母乳喂养时，就需要借助配方奶，进行混合喂养或人工喂养，为宝宝提供营养，让宝宝健康成长。

混合喂养

　　简单点来说，混合喂养就是宝宝既有母乳喂养，也有配方奶等其他代乳品喂养。混合喂养虽然不如全母乳喂养好，但也能在一定程度上保证妈妈的乳房按时受到宝宝吸吮的刺激，从而维持乳汁的正常分泌，宝宝每天能吃到 2 ~ 3 次母乳，对宝宝的健康仍然有很多好处。

与完全没有母乳喂养相比，混合喂养
还是会有宝宝的吮吸刺激，妈妈也能维持一
定量的乳汁分泌。有的妈妈随着产后身体的
逐渐恢复，泌乳量也会逐渐增多，甚至能够
在一段时间的混合喂养后，恢复到纯母乳喂
养。如果是因为妈妈上班不得不进行混合喂
养，则可以在出门前和回家后给宝宝喂母
乳，其他时间段用配方奶粉代替。当然，在
一些情况下，混合喂养会因为过早地添加配
方奶，让宝宝不再喜欢妈妈的乳汁，有可能
导致母乳喂养的失败。有些宝宝还会在混合
喂养的某个阶段出现乳头混淆，并可能因此
拒绝吃奶瓶或者拒绝吃母乳。

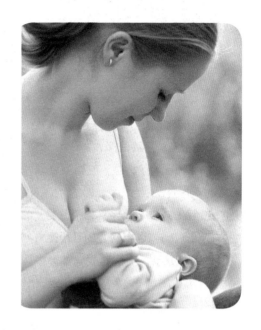

人工喂养

当新妈妈因各种原因不能用母乳喂哺婴儿时，可选用牛、羊乳或其他代乳品喂养，以
满足宝宝生长发育的需要，此即人工喂养。

采用人工喂养的宝宝，很容易发生便秘或腹泻等肠胃疾病，还易患呼吸道感染，因此，
代乳品的选择至关重要。妈妈应根据宝宝的生长发育情况和配方奶的保质期、成分、品牌知
名度等，综合选择合适的优质配方奶，并按照说明冲调配方奶，奶瓶、奶嘴等工具在使用之
前和之后都要及时清洗、消毒。喂完之后，妈妈还要注意观察宝宝进食后的反应。

此外，人工喂养的宝宝平时要多喂些水，这样才能保证宝宝的健康发育。一般来说，
年龄越小的宝宝，对水的需求越多。

需要混合喂养的情况

当妈妈母乳不全或因为其他原因，需要添加其他代乳食品，让宝宝吃饱并维持其正
常的生长发育时，这种喂养方式就称为混合喂养。通常，需要进行混合喂养的情况有以
下两种。

◆妈妈自我感觉乳房空空，或者宝宝因为奶水不够吃而表现出哭闹、排泄次数减少且
量少、体重减少或增长缓慢时，表明妈妈的奶水不够，可以进行混合喂养。

◆由于产假结束，妈妈重新回到工作岗位，不能随时给宝宝进行母乳喂养时，也可以
考虑进行混合喂养。

▶ 给宝宝挑选合适的配方奶

母乳是宝宝理想的食物，但在某些情况下，妈妈不得不选择配方奶来补充或替代母乳。市场上的配方奶品种繁多，良莠不齐，挑选适合宝宝的配方奶是一门学问。

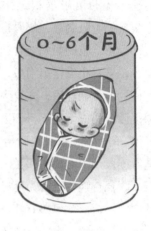

根据宝宝的月龄选择

市面上的配方奶粉一般根据婴幼儿年龄阶段的不同大致分为3 类，即适合0～6个月婴儿的 I 段配方奶，适合6～12个月婴儿的 II 段配方奶和适合1岁以上幼儿的 III 段配方奶。每个阶段的配方奶，其营养成分都会根据宝宝生长发育的需要做出相应的调整，因此，配方奶首先应根据宝宝年龄的大小选择。

根据婴儿的需求选择

不同的宝宝有不同的需求，在选购配方奶时，可以综合考虑宝宝的需求。例如，乳糖不耐的宝宝可以选择无乳糖配方的奶粉；对牛奶过敏的宝宝，可以选择低过敏奶粉；早产的宝宝可以选择早产配方奶。

留意配方奶的包装和颜色

正规厂家生产的产品应该包装完整无损、图案清晰、印刷质量高，还应标有商标、生产日期、净含量、生产厂名、生产批号、营养成分表、执行标准、保存期限和产品生产许可证编号等。妈妈们要特别关注这些信息。另外，妈妈还应该留意配方奶粉的颜色。优质奶粉有一点微黄，且质地疏松、没有结块，冲调后液体为乳白色，奶香味浓。

如果妈妈想要为宝宝选择进口配方奶粉，建议选择原装进口的，即从奶源到生产、包装均在国外完成的奶粉，这种奶粉品质好，同时不要忽略了自家宝宝的体质和营养需求。

▶ 妈妈要亲自给宝宝喂奶粉

与直接吮吸妈妈乳头的宝宝相比，用奶瓶喂养的宝宝似乎得到的母爱就少一些，亲子间的关系也好像被隔开了一层。所以，即使是喂配方奶，也需要妈妈亲自拿着奶瓶喂，用温柔的眼神注视着宝宝的眼睛，面带微笑，宝宝躺在妈妈怀抱中，感受着来自妈妈的爱意，闻着妈妈熟悉的味道，会更安心，更有安全感，从而能够更好地进食。以此来弥补不能进行母乳喂养的遗憾，也能增加母子间交流和沟通的机会。

▶ 冲调配方奶的方法

一般情况下，配方奶的外包装上
会印有冲调方法的说明文字。如，配方
奶粉与水的比例，冲调时的适宜水温，
等等。但有些新手妈妈缺乏经验，对冲
调奶粉的方法了解得也不够，不妨看看
下面的内容。

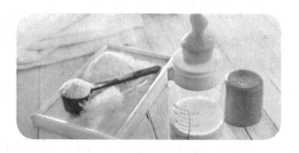

Step 1:　　　洗净双手，提前 15 分钟准备好调制奶粉所需的各种用具。

Step 2:　　　取消过毒的奶瓶、奶嘴，把 50℃的温开水倒入奶瓶中至合适的刻度。将奶
　　　　　　瓶拿到与眼睛平齐的高度进行检查，观察水量是否合适。

Step 3:　　　打开奶粉罐，用奶粉罐中附带的量匙取出奶粉，每一量匙的奶粉以平匙为准，
　　　　　　即匙中的奶粉既不要堆起来也不要刻意压紧。

Step 4:　　　将奶粉倒入已装好水的奶瓶中。

Step 5:　　　晃动奶瓶，让奶粉充分化开、溶解，不要有结块。注意，晃动奶瓶时不要
　　　　　　太用力，以免里面起泡沫，使奶液溢出奶瓶。

Step 6:　　　把奶粉罐的盖子封紧。

在冲调配方奶时，还有一些注意事项，需要新妈妈了解并掌握，只有这样，才能让宝
宝喝到奶香味浓的配方奶。

◆冲调配方奶的水温不宜过高。这是因为过高的水温会破坏奶粉中的营养成分，降低
营养价值，影响宝宝的消化吸收。如使奶粉中的乳清蛋白产生凝块，某些不耐热的维
生素也会被破坏，一些奶粉中还添加有免疫活性物质，也容易受到水温的影响。
◆不要在冲配方奶时加入任何东西，如糖、盐、米汤、药物、果汁等，这些物质会影
响宝宝对于配方奶中某些营养成分的吸收。

▶ 正确挑选奶瓶和奶嘴

不管是给宝宝喂奶还是喂水，奶瓶都是必不可少的工具。为了避免宝宝出现不吃奶、不接受奶瓶等情况，选择一款适合宝宝的奶瓶和奶嘴，就变得尤为重要，还不知道如何挑选宝宝奶瓶和奶嘴的新手妈妈，可以参考以下内容。

奶瓶的挑选

宝宝的奶瓶主要可以从材质、形状、容量、外观四个方面进行选择。

从材质上来看，目前婴儿用品市场上的奶瓶材质，主要分为塑料、玻璃两大类。塑料的大多是用PC、PES、PPSU三种制造的。其中，PES、PC质轻、强度高，不易破碎，高度透明，性能较好；玻璃奶瓶较重，适合由妈妈拿着喂宝宝。

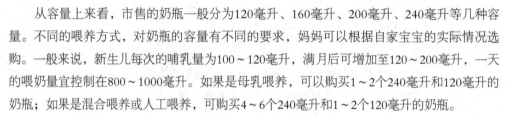

从形状上看，建议选择圆形奶瓶，这种奶瓶内颈平滑，里面的液体流动顺畅，能有效减少宝宝发生呛奶的概率。

从容量上来看，市售的奶瓶一般分为120毫升、160毫升、200毫升、240毫升等几种容量。不同的喂养方式，对奶瓶的容量有不同的要求，妈妈可以根据自家宝宝的实际情况选购。一般来说，新生儿每次的哺乳量为100～120毫升，满月后可增加至120～200毫升，一天的喂奶量宜控制在800～1000毫升。如果是母乳喂养，可以购买1～2个240毫升和120毫升的奶瓶；如果是混合喂养或人工喂养，可购买4～6个240毫升和1～2个120毫升的奶瓶。

另外，挑选奶瓶还需要仔细查看奶瓶的外观。用奶瓶喂养宝宝时，奶瓶上的刻度是妈妈掌握宝宝食量的重要依据，如果刻度模糊或者不准确，就会影响宝宝正常的进食量，长此以往，对宝宝的健康成长不利。因此，妈妈应选择透明度好、瓶体上的刻度线清晰准确的奶瓶，方便清晰地看到奶的容量和状态。此外，奶瓶的造型要尽量可爱、颜色鲜明，以提高宝宝喝奶的兴趣。

奶嘴的选择

奶嘴，即装在奶瓶上给宝宝喂奶或喂水的用具。目前市场上的奶嘴大多用硅胶制成，也有一部分用橡胶制成。相比之下，硅胶奶嘴因更接近妈妈的乳头，软硬适中，更容易让宝宝接受，而且还能促进宝宝唾液分泌，帮助上下颚、脸部肌肉的发育。不管是橡胶奶嘴还是硅胶奶嘴，都有不同的造型和流速，以适应不同的需要。家长在购买时可以多买几种类型，找到适合自己宝宝的。

市售的奶嘴，上面的吸孔也是各式各样的，有Y字孔、圆孔。通常，圆孔的奶嘴更适合刚出生的婴儿，奶水能够自动流出，且流量少；3个月以上的宝宝则建议选用Y字孔的奶瓶，可根据宝宝的吮吸情况自动调节流量，还能抵挡病菌侵入。

奶嘴的形状和大小也要适合宝宝的嘴，尤其是奶水出孔的大小。判断开孔的大小是否合适，可将一个装满奶的奶瓶倒过来，不摇晃，若平均每秒钟滴下1～2滴奶，说明开孔大小适合新生儿使用。待宝宝长大些后再给宝宝用开孔大些的奶嘴。为了不让宝宝被奶嘴噎住，使用前请仔细阅读产品说明书。奶嘴一旦出现裂痕就要扔掉。

▶ 奶具的清洁与消毒

奶瓶与奶嘴直接接触宝宝的口腔，容不得一点细菌的侵入。在每次使用前后都要进行清洁和消毒，新买回来的奶具也要先消毒之后再使用。

奶具的清洗方法

把奶瓶放入滴有专用奶瓶清洁剂的清水中，用奶瓶刷清除瓶内残渣，然后用清水冲净。用盐擦洗奶嘴，清除奶嘴中残留的乳汁，再用清水冲净。

需要提醒妈妈的是，在清洁奶具时，不要使用消毒液或洗碗液，以免有害成分残留，导致宝宝误食，不利于身体健康。

奶具的消毒方法

煮沸消毒： 如果是玻璃奶瓶，可将其放入一个专门的消毒煮锅中，加入适量清水至淹没奶具，大火烧开，5～10分钟后放入奶嘴、奶盖等塑胶制品，盖上盖子，煮3～5分钟后关火。待水晾凉后，用消毒过的奶瓶夹取出奶具，晾干后装好即可。如果是塑胶奶瓶，应等锅中的水烧开5～10分钟后再放进去。

蒸汽消毒： 将彻底清洗干净的奶具口朝下，放入蒸汽锅中蒸5分钟左右，取出晾凉，套上奶嘴、奶盖即可。

微波炉消毒： 将装有七分满水的奶瓶敞盖放入微波炉中，奶嘴放入加水的容器中（为防止浮起，可以用奶瓶夹压住），再放进微波炉中，高火加热1分钟左右即可。注意，次方法只适用于可以直接放进微波炉里消毒的奶具。

无论采取哪一种消毒方式，在消毒完毕后，都要及时烘干或擦干奶具，再存放起来，切不可带水放置。

▶ 配方奶喂养要多给宝宝喂水

纯母乳喂养的宝宝一般不需要额外补充水分，因为母乳中都含有充足的水分，可以满足宝宝所需。但如果是配方奶喂养，就需要补水。

一般来说，宝宝通过配方奶摄入的水分中，只有1%~2%可供组织生长，其他大部分水分都会经过肾脏、呼吸、皮肤等排出体外。而月龄较小的宝宝，肾脏浓缩尿的功能较差，配方奶中蛋白质和钠的含量较高，再加上奶粉比较燥热，容易引起宝宝上火、便秘等。因此必须补充额外水分，以满足宝宝身体代谢的需要，防止便秘等的发生。妈妈可以在两次奶粉之间适当给宝宝喂一些白开水。

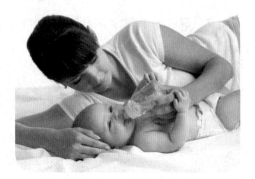

▶ 混合喂养的方法

通常来说，混合喂养的方法有补授法和代授法两种，妈妈可以根据宝宝不同的月龄进行选择。

补授法

补授法指的是母乳喂养次数保持不变，每次先哺母乳，将两侧乳房吸空后再以配方奶补足母乳不足的部分。补授的乳量由小儿食欲及母乳量多少而定，即"缺多少补多少"。此方法能保证宝宝吸吮对乳混合喂养的 2 种方式房产生足够的刺激，有的母乳分泌可能会因为吸吮刺激而逐渐增加，甚至能够在一段时间的混合喂养后，又重新回归到纯母乳喂养，比较适合于新生儿及 6 个月以内的婴儿喂养。

采用补授法喂养时，一般先哺母乳后再喂奶粉，直到吃饱为止。试喂几次后，再观察宝宝喂乳后的反应，如无呕吐、大便正常、睡眠好、不哭闹，可以确定这就是每次该补充的奶量，但还要根据新生儿每天身体增长的情况，需要逐渐增加奶量。

代授法

代授法指的是某次母乳喂养时，有意减少母乳量，增加配方奶量，逐渐替代此次母乳量，依此类推直到完全替代所有的母乳。这种喂法容易使母乳量下降，逐渐用奶粉、米粉、烂粥代授，从而培养宝宝的咀嚼习惯，建议在宝宝 6 个月以后采用，可为以后断奶做准备。

在进行混合喂养时，有些细节需要妈妈留意。

◆如果每天只需要给宝宝添加一次奶粉，可以在吃3次母乳以后喂；如果每天需要添加两次以上奶粉，应在两次母乳之间喂一次。

◆不要将母乳和配方奶混在一起。首先，宝宝的吸吮比人工挤奶更能促进妈妈乳汁的分泌，所以妈妈直接哺喂比将母乳挤出来用奶瓶喂要好；其次，如果冲调配方奶的水温较高，会破坏母乳中含有的免疫物质，降低母乳的营养价值；最后，一次同时摄入两种食物，不利于宝宝消化和营养成分的吸收。

◆妈妈要留心宝宝吃完配方奶后的反应。如果宝宝出现面色潮红或苍白、大声哭闹、腹泻甚至频繁咳嗽、流鼻涕等症状，可能是宝宝对配方奶产生了过敏反应。此时妈妈要及时咨询医生，以免过敏加重，影响宝宝健康。

▶ 混合喂养千万不要放弃母乳

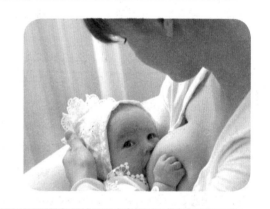

有些新妈妈乳汁分泌量比较少，为了使宝宝能够吃饱，会添加配方奶，慢慢地就会减少母乳喂养的次数。有些新妈妈看到宝宝更喜欢配方奶，干脆放弃喂母乳。这样的做法是不可取的，主要原因有以下几点：

◆有些新妈妈下奶比较晚，但随着产后身体的恢复，泌乳量也会逐渐增加，过早放弃母乳喂养，就等于放弃了宝宝吃母乳的希望。

◆混合喂养过程中，坚持母乳喂养可以增加宝宝吸吮乳头的次数，从而促进乳汁分泌，为宝宝提供更多的母乳。

◆产后，宝宝和妈妈在心理上都希望彼此有亲密的接触，如果放弃喂母乳，就减少了母婴接触的机会，不利于母婴情感的交流。

有些采用混合喂养的宝宝更喜欢配方奶的味道，不喜欢吃母乳。当出现这种情况时，妈妈应该引导宝宝多吃母乳，增强宝宝对母乳的兴趣。如果妈妈乳汁分泌增多，就可以逐渐减少喂配方奶的次数，喂奶前可以先喂母乳，在确认母乳不足的情况下，再添加配方奶。

新生儿常见的喂养难题

在喂养新生儿的道路上，新手妈妈总会遇到各种各样的"小插曲"，喂养问题层出不穷，让很多妈妈感觉力不从心。别急，接下来我们就看看专家有哪些喂养妙招，为妈妈排忧解难，让宝宝的喂养之路更加顺畅。

➤ 宝宝不肯吃母乳

宝宝不肯吃母乳的原因有很多，例如身体不舒服、对吃奶没兴趣或者受到喂奶姿势、喂奶环境的影响等。妈妈不要盲目焦急，只要仔细观察，找出其中的原因，然后认真应对即可。

宝宝情绪不佳时

如果宝宝在刚开始哺乳时，还没含住妈妈的乳头就啼哭，这可能是宝宝找不到乳头心急而哭，并不是不愿意吃母乳。这时妈妈要耐心引导和辅助宝宝找到乳头，让宝宝顺利吮吸到乳汁。

有的宝宝性格比较急躁，会因为不能立刻吃上母乳而发脾气、哭闹，这时妈妈不要强行喂奶，可以先安抚宝宝，等宝宝安静下来，不哭闹时再喂。

宝宝身体不适时

如果宝宝鼻塞，在吮吸乳汁时呼吸容易受阻，从而拒绝吃奶。此时妈妈可帮宝宝清理鼻中异物，等宝宝呼吸顺畅了，自然会积极吃奶。

如果宝宝患有口腔溃疡等口腔疾病，吸吮乳汁时会有疼痛感，从而拒绝吃奶，此时妈妈应暂停哺乳，可将乳汁挤出，用奶瓶喂宝宝。

如果是早产宝宝或其他不具备吮吸能力的宝宝，妈妈可以将乳汁挤出，通过奶瓶喂给宝宝，等他具备了吸奶能力，就可以自己吮吸乳汁了。

其他原因不肯吃母乳

有时候妈妈因为用药或其他原因，必须停止母乳喂养一段时间，用配方奶代替，再重新开始母乳喂养时宝宝容易出现拒绝吃奶的现象。这时妈妈要耐心地帮助宝宝重新找回吃母乳的感觉，并适应母乳喂养。

妈妈没有按照宝宝的需求进行哺喂，定时哺乳且哺乳时间长短不一，长期下去，宝宝没有得到满足，可能会拒绝吃母乳。此时妈妈应采取按需喂奶的方式，只要宝宝想吃就给他吃。

此外，妈妈可以尝试在喂奶前调整宝宝的吃奶情绪；选择在安静而昏暗的环境中哺乳，减少干扰；尝试新的哺乳姿势，如果体力允许，可以在哺乳时，抱着宝宝稍稍走动，安抚轻拍宝宝，等等，这些都可以提高宝宝吃母乳的兴趣。

▶ 宝宝总睡觉不吃奶

一般情况下，宝宝会在感觉肚子饿的时候醒来并找奶吃，不用妈妈刻意叫醒，但也不乏"能睡"的宝宝，他们总睡觉不吃奶，长此以往，势必会影响营养的摄入和身体的正常生长发育。特别是对于早产儿、低体重儿等宝宝来说，喂奶时间间隔过长，容易出现低血糖。

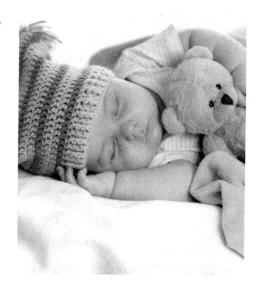

因此，当宝宝总是处于睡眠状态，不吃奶时，妈妈要及时叫醒他，建议每隔3～4小时喂一次奶。如果发现宝宝不爱吃奶，且面色苍白或发灰，并伴有四肢发凉、呼吸急促等症状，说明宝宝生病了，需要立即就医，不可耽误。

▶ 宝宝吃奶慢

正常情况下，宝宝吃一次奶的时间大约为20分钟左右，但也有的宝宝吃奶慢、吃奶时间较长。出现这种情况时，妈妈要及时查找相关的原因，并采取措施，以防宝宝营养不良，妈妈也会更疲劳。一般来说，导致宝宝吃奶慢的原因主要有以下几个方面：

◆妈妈乳汁分泌不足、乳腺不通、奶瓶出奶口过小，导致宝宝吃奶费力，从而延长吃奶时间。

◆宝宝吃奶时环境嘈杂，导致注意力分散，无法集中精力吃奶，使吃奶变慢。

◆如果宝宝自身患有心脏病或呼吸道疾病，即使吃奶过程中很努力，但仍然需要长时间才能吃完，或者容易被奶汁呛到，或吃完后浑身大汗，此时建议妈妈带宝宝去医院检查一下。

▶ 吃吃停停

吃吃停停是新生儿吃奶时的常见现象，妈妈乳汁不足、乳腺不通、宝宝吮吸不熟练或宝宝体力不足，都有可能引起这种现象。如果是由于缺乳或乳腺不通引起的，妈妈要适时催奶，可以采取热敷、按摩、借助吸奶器、求助通乳师等办法；如果是由于宝宝自身的原因引起的，就要多锻炼宝宝的吮吸能力，帮助宝宝掌握吮吸技巧，这样不仅能让宝宝集中精力吃奶，还能缩短喂奶时间。

➤ 吃几口就睡

吃奶看似简单，但对于娇弱的宝宝来说可是一件很费体力的事情。很多宝宝吃一会儿就累了睡着了，这种情况很常见，但是长时间下去，都会对宝宝的生长发育产生不利影响。

一般来说，在宝宝正确有效地吮吸乳汁的情况下，开始吸奶4~5分钟后，即可将大部分的奶水吸出，10分钟左右，就可以将一侧乳房的大部分乳汁吸空。妈妈奶水充足时，宝宝只吸一侧乳房就饱了，吃饱后的宝宝可以甜甜地睡去，属正常现象。但如果宝宝吃奶时间短，没有吃饱就睡去，就不能满足身体的需求，此时妈妈可以轻轻碰碰宝宝的脸蛋，或跟宝宝说说话，给宝宝提提神，让宝宝继续吃奶，直到吃饱后再睡。

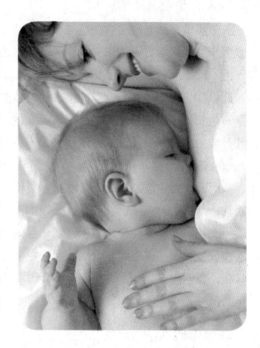

➤ 吐奶、溢奶

新生儿的胃比较特殊，吃到胃里的食物容易回流，所以经常发生吐奶、溢奶的情况，这是正常的，只要宝宝体重增长正常，精神良好，妈妈就不必过于担心。

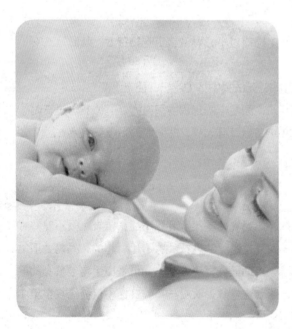

新生儿吐奶通常在喂奶后的半个小时发生，食物呈喷射状吐出。这主要是由于宝宝的肠胃功能娇弱，胃里的食物无法顺利进入肠道所致。溢奶是因为宝宝在吃奶时，不小心吸进了一些空气，进入胃里，这些空气要排出体外，从而带出一些奶水。

妈妈可以在给宝宝喂完奶后，将他竖着抱起来，进行拍嗝，将胃里的空气排出，以减少溢奶，也可以让宝宝俯卧一会儿，但妈妈一定要守在旁边，以免宝宝窒息。如果宝宝吐奶量多，且频繁，同时伴随食欲不振、精神萎靡等症状，要及时带宝宝就医。

给特殊宝宝的贴心喂养

对于早产儿、双胞胎，或患有某些疾病的特殊宝宝来说，他们更需要爸爸妈妈的爱和贴心喂养。

▶ 早产宝宝

早产宝宝的器官功能和适应能力均较足月儿差，因此，早产儿的喂养非常重要。

坚持母乳喂养

与足月儿妈妈相比，早产儿的妈妈所分泌的乳汁有所不同，其含有的蛋白质、氨基酸更多，更适合早产儿食用，因此，专家建议早产儿坚持母乳喂养，不仅能满足早产宝宝出生后体重增长快的需求，还能增强其免疫力。如果早产宝宝住在加护病房，妈妈可以将奶水挤出来，让医护人员帮忙哺喂宝宝。

少量多次哺喂

早产宝宝的消化系统尚未发育完全，胃容量小，每次摄奶量不会太多，但其营养需求又比较大，因此新妈妈要少量多次哺喂宝宝。通常，体重在2000克及以上的早产儿可以每3小时喂一次奶，一天喂8次左右；体重在1500～2000克的早产儿可每2小时喂一次奶，一天喂12次左右。

喂奶姿势有讲究

早产儿往往会因为肌力不够、吮吸能力较弱而不能长时间维持乳头的含接状态。这时妈妈在给宝宝喂奶时，要用手臂托住宝宝的全身，另一只手托住乳房，将乳头和大部分乳晕送入宝宝口中。一般来说，橄榄球式和交叉摇篮式是比较适合早产儿的哺乳姿势，妈妈可以根据自己的情况选择。

尽量不用奶瓶喂宝宝

在进行母乳喂养时，宝宝的吮吸和吞咽有一种吸吸停停的节奏，吃起来更省力，而用奶瓶喂养时，宝宝往往没有这种节奏感，因此，建议家长尽量不要用奶瓶喂养早产宝宝。在宝宝住院期间，如果妈妈不能亲自哺喂宝宝母乳，可以将奶水挤出来，交给医护人员，让他用小杯子、小勺等喂养宝宝，以免宝宝发生乳头混淆的情况，不利于日后的母乳喂养。

根据宝宝的进食特点喂奶

喂奶时吃得慢是大部分早产宝宝的进食特点，因此，妈妈在喂奶时不要过于心急，可以让宝宝吃1分钟后停下来休息一下，再继续喂，以免引起宝宝吐奶。另外，如果妈妈的奶水很多、流速很快，宝宝来不及吞咽，可能会造成呛奶，此时妈妈可以用手指掐住乳晕周围，以减慢乳汁的流速，帮助宝宝顺利喝奶。

▶ 双胞胎宝宝

双胞胎带来双倍幸福和喜悦的同时，妈妈也要同时操着两份心，累并快乐着，是大多数双胞胎妈妈的真实写照。双胞胎可能没有单胎宝宝长得好，易生病，因此妈妈更要注重对双胞胎的喂养。

少量多餐进行哺喂

母乳喂养的双胞胎宝宝需按需授乳，不过刚出生的宝宝胃容量一般较小，消化能力差，宜采用少量多餐的喂养方法。体重不足1500克的双胞胎宝宝，每2小时喂一次奶，一天可喂12次；体重1500～2000克的双胞胎宝宝，夜间可减少2次奶，一天约喂10次；体重2000克以上的双胞胎宝宝，可3小时喂一次，一天喂8次。

先分别喂，再一起喂

宝宝出生后的一段时间内，妈妈可以先一次喂一个宝宝，这样可以单独教会他们正确的衔乳技巧。一旦他们学会了，就可以开始尝试同时哺喂两个宝宝，让哺乳更轻松。研究证实，同时喂两个宝宝的妈妈，体内的泌乳素要比一次只喂一个宝宝的妈妈多。

选择合适的哺乳姿势

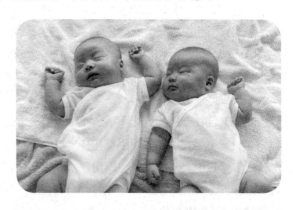

常用的双胞胎哺乳姿势主要有双足球式和摇篮式。双足球式主要是指妈妈将两个宝宝分别放在枕头上，头朝向自己的乳房，身体在妈妈的臂弯下并伸向妈妈身体的两侧。双手支撑好两个宝宝的头颈，让宝宝分别含住两侧乳房的乳头和乳晕进行哺乳。双摇篮式，即宝宝一边一个，侧身躺在妈妈的臂弯里。妈妈两只手同时环抱住宝宝，让其身体在妈妈的腿上交叉。

平躺式适合夜间哺乳

双胞胎妈妈夜间喂奶时，可以采取平躺式的喂奶姿势。即妈妈平躺在床上，将头部和肩膀下各垫上一个枕头，两只胳膊分别抱住两个宝宝，让宝宝的身体叠在妈妈身上，嘴巴分别含住妈妈的乳头吃奶，既省时又省力。

> **注意**
>
> 双胞胎宝宝体内的糖原储备没有单胎足月儿那么多，如果体内得不到糖分的滋润或饥饿时间过长，就可能出现低血糖，甚至危及生命。因此，在双胞胎宝宝出生后的12小时，可以给他们喂50%糖水25～50克，第二个12小时可喂1～3次母乳。

> ## 唇腭裂宝宝

唇腭裂是一种先天性的生理缺陷，可分为唇裂和腭裂。对于新生儿来说，如果出生时患有唇腭裂，会给喂养造成一定的困难，需要妈妈花费更多的时间和精力，给宝宝更好的饮食照护。

唇裂是口腔颌面部常见的先天性畸形，正常的胎儿，在第五周以后开始由一些胚胎突起逐渐互相融合形成面部，如未能正常发育便可发生畸形。大部分腭裂患者还可伴有不同程度的骨组织缺损和畸形。

唇裂宝宝的喂奶方法

◆唇裂宝宝很难衔紧妈妈的乳晕，因此妈妈在哺乳时，可用柔软的乳房挤压、堵住这条缝，以便宝宝能顺利吸到乳汁。

◆唇裂宝宝吸吮能力较差，所以每次喂奶时间不要过长，可以采取少量多次的喂养方式。

◆当宝宝吃奶时出现呼吸急促，或面色潮红、脑门出汗等现象时，就表明他已经吃累了，

此时应停止喂奶。

与唇裂宝宝不同的是，腭裂宝宝的口腔与鼻腔是相通的，在吮吸时，口腔内无法保持正常的负压，吃奶时容易吸入空气，奶水会直接从鼻孔流出，或流入呼吸道，严重的还会引起肺炎。

腭裂宝宝的喂奶方法

◆如果是母乳喂养，应采取头高脚低的喂奶姿势，把宝宝斜抱至与地面成 45 度，并将乳头朝向宝宝正常发育的一侧，减少腭裂和鼻腔黏膜磨损引起的疼痛，防止奶水流入鼻腔或者呼吸道。

◆如果采取人工喂养，应使用腭裂宝宝专用的特殊喂养奶瓶，这种奶瓶通常会特别设计流量调节档和单向阀，便于调节乳汁流量，防止奶液回流和空气进入。而且能够深入宝宝口腔深处，帮助宝宝正常吮吸。

◆腭裂宝宝吃奶时容易吞入空气，可以分次喂养，即在喂奶过程中暂停一下，轻拍宝宝背部，帮助他打嗝，排出空气之后，再进行下一次喂养。喂完后要让宝宝俯卧或右

侧睡，有助于消化。

在喂奶的过程中，一旦发现奶水从宝宝的鼻孔中流出，妈妈应立即调整喂奶速度，如果宝宝鼻孔里奶水流出比较多，则要暂停喂奶，并用干净的棉签将宝宝鼻孔中的奶水擦干净。

新生儿的健康护理

十月怀胎，一朝分娩，妈妈满心期待的小人儿终于跟自己见面了。如此稚嫩的宝宝，能战胜外界的各种"挑战"吗？作为新手爸爸妈妈，又该如何照顾好这个娇嫩的小生命呢？

宝宝的身体检查

一般来说，宝宝刚出生时医生就会确认其健康状况，并在宝宝出生后24小时为其进行一次全面的身体检查。具体检查内容包括如下几个方面：

◆通过目视确认宝宝的肌肉张力和呼吸等，接着检查宝宝的头部，看是否有异常。还会量取宝宝的头围，并与正常值做比较。

◆依次检查宝宝的眼睛、鼻腔、口腔和耳朵，确定宝宝是否存在异常和相应器官是否发育完成。并将妈妈心中的疑惑和问题给予解答，指出哪些是正常现象，哪些是异常情况。

◆用手触摸宝宝的脖子、锁骨，检查是否有异常肿块或因为生产造成的损伤。接着，还会听宝宝的心跳，检查是否有异常的声响和跳动，并将听诊器在宝宝胸部移动，确认空气能够正常进出肺部。

◆触摸腹部，确认宝宝腹内重要器官的大小和位置是否正常，是否存在异常的生长物。

◆检查生殖器和肛门。确认女宝宝的阴道开口是否正常，有蛋白状或带点血的阴道分泌物是正常的；男宝宝的两颗睾丸是否都降下来，腹股沟的皮肤下有没有疝气等。还要检查宝宝肛门是否开口，位置对不对。

◆检查宝宝弯曲的腿部直到脚掌。如果宝宝脚掌有足内翻，则需要及时进行矫正。有的医生还会检查新生儿的反射动作等。

◆医生会查阅一些宝宝分泌的情况记录，以确认有无特别注意的地方。同时检查妈妈的血型，以确认妈妈和宝宝的血型是否相合。

至此，宝宝出生后的第一次检查就完成了。需要提醒妈妈注意的是，宝宝在出生后的28天和42天还要分别进行第二次和第三次体检，以确定宝宝是否发育良好。如果妈妈有喂养问题或其他疑虑，也可以在给宝宝体检时，及时询问医生。

新生儿的疫苗接种

新生宝宝除了要在出生24小时后进行身体检查，还应进行疫苗接种，以增强身体的抵抗力，预防感染。妈妈有必要了解接种的相关知识，例如新生儿预防接种注意事项，免费疫苗和自费疫苗的种类等，为宝宝的健康撑起"保护伞"。

▶ 新生儿需接种两种疫苗

一般情况下，新生儿在出生24小时内，如无异常情况都需要进行疫苗接种，主要包括卡介苗和乙型肝炎疫苗两种。疫苗接种是降低宝宝患上结核病或乙肝疾病风险的有效方式之一。

	卡介苗	乙肝疫苗
预防疾病	肺结核、结核性脑膜炎	乙肝病毒感染
剂型	针剂	针剂
正常反应	·皮内接种卡介苗2～3天内，接种部位皮肤略有红肿。 ·接种后3周左右接种部位可能出现红肿，中间逐渐软化，形成白色小脓包，1～2周脓包结痂，愈合后可能留有圆形瘢痕，持续2个月左右。 ·可引起接种部位附近的淋巴结肿大。	·接种部位可出现红肿、硬结、短暂炎症反应，2～3天可自行消失。 ·宝宝可能出现低中度发热，一般会自行消退，高烧需及时就医。 ·部分宝宝会出现头痛、头晕、全身无力、寒战、恶心、呕吐、腹痛、腹泻等症状，一般会在24小时内自行消退，如若没有消退，应及时就医。
护理措施	·接种疫苗后应当用棉签按住孩子的针眼几分钟，待不出血时方可拿开棉签，不可揉搓接种部位。 ·在接种疫苗的24小时内不要给宝宝洗澡，但要保证接种部位的皮肤清洁，防止局部感染。 ·宝宝接种完疫苗后，不要马上回家，要在接种场所休息三十分钟左右，观察接种后的反应，如果出现高热等不良反应，可及时请医生诊治。 ·如果家长不慎给孩子漏种疫苗，随后补种即可，一般是漏掉哪一针就补种哪一针，之后仍按照正常顺序接种。	

▶ 新生儿预防接种的必要性

预防接种是预防小儿传染病的既简单又有效的重要措施之一，给宝宝进行预防接种，是必不可少的环节，家长们一定要引起重视。具体来说，预防接种具有以下几个方面的必要性：

◆宝宝的皮肤、黏膜娇嫩，容易成为病菌侵入的"突破口"，从而感染疾病，预防接种可以使宝宝体内产生抗体，不易被传染。

◆由于宝宝的主动免疫力尚未发育完全，对一些传染病缺乏抵抗力，为使宝宝不被传染，需要进行预防接种，使身体产生免疫力。

◆当宝宝还在妈妈肚子里的时候，可以通过胎盘从母体获得抗体，宝宝出生以后，从妈妈体内获得的免疫力有限，6个月后就逐渐消失。因此需要接种疫苗，获得持续的免疫力，对抗多种疾病的侵袭。

◆每一种疫苗都能使宝宝体内产生一种特异性免疫力，从而预防特定的疾病。因此，预防接种可以防患于未然，减少传染病对宝宝造成的伤害，是对抗多种传染性疾病的有效方法之一。

▶ 了解免费疫苗和自费疫苗的种类

疫苗接种分为免费和自费两种，通常建议家长在国家计划免费疫苗接种的基础上，根据宝宝的实际情况，自费选择多种疫苗接种，多一种预防，就多一层保护，为宝宝的健康下一份"免疫"保单。

国家规定的免费疫苗主要有卡介苗、乙肝疫苗、麻疹疫苗、脊髓灰质炎疫苗、百白破制剂、乙脑疫苗。这些疫苗属于第一类疫苗，是政府免费向公民提供的，可以有效预防结核病、乙肝疾病、麻疹、脊髓灰质炎（小儿麻痹）、百日咳、白喉、破伤风和流行性乙型脑炎。

自费疫苗属第二类疫苗，其防病作用同样重要，且有效性和安全性也得到了证实，只是国家还没有实行免费供应。这类疫苗能够预防一些宝宝易于感染而且危害较大的传染病，如脑膜炎预防接种（HIB）、肺炎球菌预防接种、甲型肝炎预防接种、病毒性肠炎预防接种、流感预防接种等。

▶ 新生儿预防接种注意事项

为了让宝宝能够顺利、有效地接种疫苗，爸爸妈妈还应留意以下新生儿预防接种的注意事项。

◆带好《儿童预防接种证》，以便接种人员了解宝宝之前的疫苗接种情况，并做好此次疫苗接种记录。

◆如果宝宝体温超过37.5℃或患有皮肤感染、先天性疾病、淋巴结肿大等疾病，不宜进行疫苗接种。

◆疫苗接种后，宝宝出现轻微食欲不振、烦躁、哭闹等现象，家长不必过于担心，但如果反映强烈且持续时间长，应带宝宝去医院就诊。

▶ 计划内免疫接种一览表

通过前面的介绍，相信很多家长已经了解了预防接种的重要性，但是却不知道该给宝宝什么时候接种哪种疫苗，担心错过接种时间或遗漏接种，为此，我们特别制定了计划内免疫接种一览表。

小儿月龄	儿童计划免疫程序	注射次数
出生	乙肝疫苗	第 1 次
	卡介苗	第 1 次
满 1 个月	乙肝疫苗	第 2 次
满 2 个月	脊灰灭活疫苗	第 1 次
满 3 个月	脊灰减毒活疫苗	第 1 次
	百白破疫苗	第 1 次
满 4 个月	脊灰减毒活疫苗	第 2 次
	百白破疫苗	第 2 次
满 5 个月	百白破疫苗	第 3 次
满 6 个月	乙肝疫苗	第 3 次
	A 群流脑多糖疫苗	第 1 次
满 8 个月	麻风疫苗	第 1 次
	乙脑减毒活疫苗 / 乙脑灭活疫苗❶	第 1 次 / 第 1、2 次
满 9 个月	A 群流脑多糖疫苗	第 2 次
	百白破疫苗	第 4 次
满 18 个月	麻腮风疫苗	第 1 次
	甲肝减毒活疫苗 / 甲肝灭活疫苗❷	第 1 次
满 2 岁	乙脑减毒活疫苗 或	第 2 次
	乙脑灭活疫苗	第 3 次
	甲肝灭活疫苗	第 2 次
满 3 岁	A 群 C 群流脑多糖疫苗	第 1 次
满 4 岁	脊灰减毒活疫苗	第 3 次
	白破疫苗	第 1 次
满 6 岁	乙脑灭活疫苗	第 4 次
	A 群 C 群流脑多糖疫苗	第 2 次

注：

❶选择乙脑减毒活疫苗接种时，采用两剂次接种程序；选择乙脑灭活疫苗接种时，采用四剂次接种程序，乙脑灭活疫苗第1、2剂应间隔7～10天。

❷选择甲肝减毒活疫苗接种时，采用一剂次接种程序；选择甲肝灭活疫苗接种时，采用两剂次接种程序。

宝宝健康状况的 7 大观察重点

新生儿还不会说话，大部分都是靠哭声来给妈妈"发信号"。其实，宝宝的健康状态还可以通过其他表现来判断，例如宝宝的脸色、胃口、睡眠等，只要妈妈仔细观察，就能发现宝宝的异常，从而做到疾病早发现、早治疗。

▶ 前囟门

正常情况下，宝宝的前囟门较为平坦或稍稍有些凹陷，触摸柔软、有跳动感。如果前囟门凸出隆起，绷得很紧，说明头颅里面压力增高，宝宝有可能得了脑膜炎、脑炎等疾病；反之，颅内压力低，囟门塌陷，则表明宝宝可能会有脑部脱水。

▶ 脸色、肤色及眼神

宝宝身体不舒服时，往往会伴随面色苍白、青紫，眼睛无神等现象。如果新生儿出生3～4天全身皮肤开始变黄，可能是患上了生理性黄疸。

▶ 胃口及食欲

宝宝突然出现食欲下降，甚至拒绝吃奶，可能是生病的前兆，比如存在消化系统疾病或口腔疾病等；食欲突然增加，也有可能表明宝宝生病。此时妈妈要及时带宝宝去看医生，不可耽搁。

▶ 睡眠及精神活力

当宝宝出现睡前烦躁、易惊醒，入睡后面红，呼吸粗且快，表明宝宝可能发烧了；若宝宝睡觉时哭闹，时常摇头或用手抓耳朵，宝宝有可能是患有外耳炎或中耳炎。

▶ 呼吸

新生儿的肋间肌力量比较薄弱，与成年人相比，呼吸频率更快，一般为40次/分钟。有时候可能伴有呼吸快慢不均，为正常现象。如果宝宝呼吸时鼻翼煽动、腹部内陷且胸部起伏较大，则表明宝宝可能生病了。

▶ 腹部

妈妈用手抚摸宝宝的肚子，如果发现其腹部紧绷且长时间没有进食，则表明宝宝出现了胀气；如果腹部鼓胀，摸上去还有些硬，则可能表示宝宝消化不良。

▶ 大小便的次数和性状

当宝宝出现大便颜色异常、次数增多，稀薄含有水分或者酸臭味较重时，就是生病的前兆；如果宝宝出生后48小时都没有排尿，则要考虑有无泌尿系统障碍。

听懂新生儿的哭声

在宝宝学会用语言和动作表达自己的想法之前，哭，成了宝宝的特殊语言。饿了、困了、病了都要用哭声来吸引爸爸妈妈的关注，具体来说，可将宝宝的哭闹分为生理性哭闹和病理性哭闹，只有正确解读宝宝的哭声，才能更好地照顾好宝宝。

▶ 生理性哭闹

生理性哭闹指的是宝宝因出现生理需求而哭闹，其声音响亮而有节奏，哭而无泪，面色也比较正常，每次哭的时间很短，一天大概能哭好几次，只要需求被满足，宝宝一般都会停止哭闹。

一般来说，当出现以下几种情况时，宝宝就会通过哭声来表达自己的不满，从而出现生理性哭闹：

◆饥饿或口渴。

◆嘈杂的环境吵得宝宝不能安然入睡。

◆衣服、被子太厚或者太薄，导致宝宝太热或太冷。

◆宝宝睡醒之后没人陪，感觉孤单。

◆尿液或粪便使宝宝感到不舒服。

▶ 病理性哭闹

新生儿的病理性哭闹，具有哭闹剧烈、时间长、哭声尖锐或低沉等特点，且常与某些疾病的其他症状或体征同时出现。常见的引起宝宝病理性哭闹的疾病有：

◆**鹅口疮**。如果宝宝在吃奶时出现哭闹，并伴随流口涎，可能是患上了鹅口疮。

◆**鼻塞**。有鼻塞的新生儿因饥饿而哭，吃奶后立即停止。

◆**中耳炎、外耳道红肿**。表现为宝宝在吃奶时耳朵贴到妈妈身体或被牵拉时哭闹。

◆**皮肤疾病**。当摩擦新生儿腋下、颈部、腹股沟处皮肤时，宝宝出现哭闹，可能是皮肤褶皱处发红引起的。

◆**腹痛**。引起腹痛的疾病包括肠套叠、急性阑尾炎、嵌顿性腹股沟疝、肠痉挛等，一般宝宝腹痛时的哭声比较尖锐。

◆**泌尿道感染**。如果新生儿患有尿布疹、膀胱炎等泌尿道感染，排尿时会痛哭不止。

◆**肛裂**。新生儿排便时大便坚硬干燥，伴有鲜血，哭闹不止，疑为患上了肛裂。

新生儿就医指南与用药指导

新生儿体质娇弱，身体发育没有完全成熟，稍不注意就会生病，父母也会心急如焚。但越是着急，越容易出错，还很容易延误宝宝的治疗时间。所以事先掌握基本的就医和用药常识，很有必要。

▶ 需要就医的情况

新生儿不会说话，只能用哭和大人进行交流，如果出现了一些身体不适，粗心大意的父母可能并不知晓或者没在意，这会严重损害宝宝的身心健康。一般来说，当宝宝出现以下情况时，应及时就医：

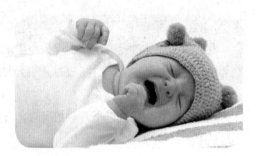

◆单眼或双眼的眼分泌物将上下眼睑粘连在一起。

◆鼻塞已影响了正常的吃奶和呼吸。

◆宝宝面部及口周皮肤出现苍白或者发青等颜色的改变。

◆体温高于38℃。

◆身体出现小米粒样的脓疱。

◆出生两周后的新生儿皮肤依旧发黄。

◆宝宝长时间不明原因地哭闹。

◆出现不明原因的腹痛。

◆水样大便每日多达6～8次之多，或大便带血。

◆排尿次数减少，甚至无尿。

◆疝气不能回纳（2小时内必须就诊）。

◆呼吸急促，精神不振。

◆嗜睡，甚至昏迷。

◆喷射性呕吐、反复呕吐、呕吐并伴有发热或腹泻。

注意

当宝宝出现上述情况之一时，父母应根据宝宝的整体情况和症状的严重程度，考虑是否需要带宝宝去医院，如果无法自行处理或对宝宝的病情拿捏不准的话，要及时就医。

▶ 就医要点

医院里常常人满为患，尤其是儿童医院。想要让宝宝顺利就医，及时确诊病情，妈妈除了要准备好充足的证件和必须物品外，还要熟悉医院看病的流程，知晓基本的就医要点知识，这样才能达到事半功倍的效果。

◆首先需要把证件资料准备好，包括医保卡、就诊卡、病历本、保健手册等。平时可以将这些资料收集整理好，放在一个专门的文件袋中收好，需要时方便取用，免得手忙脚乱。

◆准备好宝宝用品，如纸尿裤、替换的衣物、毛巾、干湿纸巾、水杯和奶瓶、奶粉、玩具等。另外，如果是以宝宝高热为主要症状就诊，需备退热药和退热贴，并在前往医院时采取降温措施，以免发生高热惊厥。

◆家长还要仔细回忆宝宝发病的时间、程度、症状以及发病经过，建议将这些用笔和纸记下来，必要时候还可以用手机录下宝宝的状况，能有效缩短就诊时间，并尽快减轻宝宝的病痛。

◆来到医院就诊，需要先挂号。如果宝宝表现出的症状让父母不知该到哪一科看医生，可先去导诊台，导医护士在简单询问本次就诊的主要症状后，会告诉你该挂哪一科的号。

◆在见到医生之后，一定要向医生客观、详细、准确地描述宝宝的病情，包括新生儿目前存在的主要问题及经过的时间（例如：发热，咳嗽 3 天），发病的经过，全身症状以及其他医生问到的问题，并积极配合治疗。

▶ 给新生儿喂药的方法

对于新手爸妈来说，给宝宝喂药是一项具有挑战性的工作。糖浆、药水或者药粉、药片，药物种类和形态不同，喂药的方法也不同。

喂药水

通常来说，药水、糖浆等这类液体性质的药，其形态跟奶水相似，宝宝相对容易接受。由于此类药物容易沉淀，因此在给宝宝喂药之前，应先充分摇匀。然后按照说明或医嘱，量取相应的药量倒在勺子中，让宝宝仰起头、张开嘴后，用小匙压住他的舌头，

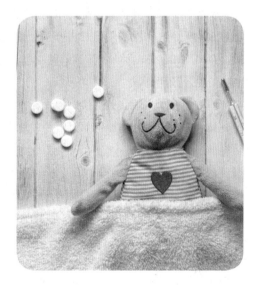

从他的舌根处往嘴里慢慢灌入。待宝宝吃完药后，要喂适量温开水，以清洁口腔，并将其竖直抱起，轻拍其背部，驱除胃里的空气，以免宝宝打嗝，将药液吐出，影响药效。如果宝宝不肯吞咽，妈妈可以用手指轻捏住宝宝的双颊，促使其下咽。

如果是喂药片或药丸，可以事先将其碾成粉末，然后再兑适量水，待其变成药液后再给宝宝服用。

喂胶囊

一般出生两周左右的宝宝，需要喂维生素D胶丸，这是国际卫生组织推荐的预防婴幼儿佝偻病的药物，但胶丸喂起来却不是那么简单的，需要掌握一定的技巧。家长可先将胶丸放在小匙中，用温水浸泡约5分钟，用筷子轻轻按压胶丸，如果变软、能被压变形，再用消毒过的针将胶丸扎一个小孔，将内容物滴入宝宝的口中即可。

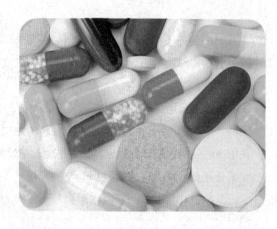

使用栓剂

有些栓剂药物需要肛门给药，此时应让宝宝采取侧卧的姿势，用洗干净的手拿出栓剂，然后轻轻扒开其臀部，从前面尖的一端开始轻轻往肛门深处推送，再横着抱孩子一会儿，等药物吸收后，再把宝宝放下，以免药物流出。在整个过程中，要温柔、缓慢，不要把宝宝柔嫩的肛门皮肤弄破。

▶ 新生儿用药注意事项

新生儿的各个器官、系统尚未发育完全，特别是肝脏的解毒功能不完善，肾脏排泄功能也较为低下。错误的用药方法可能会加重病情，损害宝宝的健康。家长有必要了解用药的注意事项和禁忌，以保护宝宝的健康。

准备急救药

有时候孩子可能会突然生病、受伤或者疾病发展较快，家长可事先在家里准备一些应急药物，以备不时之需。例如感冒药、退烧药、软膏等。如果不清楚买什么药或用量等，可提前咨询医生。

仔细阅读说明书

在药物的说明书中，一般列有服用方法、用药禁忌、不良反应、药理作用、药物成分等内容，家长在给宝宝用药前，一定要仔细查看这些信息，如有疑问应及时向开药医师咨询。

谨遵医嘱用药

即使有药物说明书，医生也会根据宝宝发病的症状、体重等综合指标决定用药的剂量和种类，家长应谨遵医嘱给新生儿用药，切不可擅自改变用药量和用药次数，以免增加宝宝的身体负荷，甚至引发不良反应。

不要用奶瓶、奶粉喂药

用奶瓶喂药会使新生儿对奶瓶产生抵触情绪，甚至导致以后再也不喜欢用奶瓶了；用奶粉冲药给孩子吃，也是同样的道理。

妥善保存药物

将药物妥善保存，才能保证其药效。一般来说，抗生剂有效期很短，需要冷藏保存，并在有效期内服用；糖浆类药物、药片、药粉，应保持原包装，放在阴凉处常温保存。另外，宝宝病愈后，建议将吃剩的药丢掉，以防下次吃的时候变质，损害宝宝的健康。

药物不可与牛奶同食

为了减少给宝宝喂药的麻烦，有些父母喜欢把药物和牛奶一起给宝宝喂，但牛奶中的某些成分会降低药效，因此，建议不要同食，宝宝服药后也不要立即喝牛奶，尤其是服用钙剂后，至少间隔1小时以上再喝牛奶。

服药后观察宝宝的反应

有些药物会引起过敏反应，给宝宝喂药后，一定要密切观察宝宝的情况，一旦出现任何不适或不良反应，应尽快带宝宝去医院处理。另外，如果宝宝将吃下去的药吐出来，就不要再喂了，以免加重药量。

▶ 给宝宝的家庭小药箱

如果不知道要在小药箱里放些什么，可以参考以下清单：

药 物	工 具
·**退热药：** 泰诺林（对乙酰氨基酚）、美林（布洛芬）等 ·**抗过敏和皮疹药物：** 开瑞坦（氯雷他定）等 ·**抗腹泻脱水药物：** 口服补液盐等 ·**抗感冒类药物：** 小儿感冒颗粒、板蓝根冲剂等 ·**胃肠药：** 思密达（蒙脱石散）、小儿丁桂儿脐贴等 ·**激素类软膏：** 凡士林膏等 ·**抗生素皮肤软膏：** 红霉素软膏等 ·**抗真菌皮肤软膏：** 达克宁等 ·**杀菌消毒水：** 碘酒等	·**给药用的量具：** 滴管、有刻度的药匙、注射器、计量杯等 ·**绷带、纱布** ·**鼻腔注射器和含盐滴鼻剂** ·**喷雾器** ·**冰袋** ·**钝头镊子** ·**体温计** ·**手电筒** ·**剪刀**

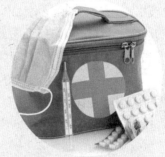

家庭小药箱应置于安全干燥、方便取放的地方，避免阳光直晒。标签不清楚的要及时更换或弃置，内服、外用药分开放置。使用药箱中的药品时建议先咨询医生的意见。每2～3个月要检查一次，确认物品是否已经过期或已用完。

新生儿常见病症与应对方法

新生儿自身发育尚未完全，免疫力较弱，往往难以抵御外界病菌的侵袭，从而出现一些身体疾病与异常。新妈妈们需对新生儿常见病的生理和病理特征有清晰的认识，才能确保生病的宝宝能及时得到正确的处理。

▶ 新生儿黄疸

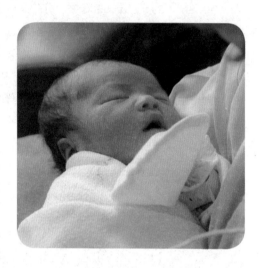

新生儿黄疸是指新生儿时期，由于胆红素代谢异常，引起血中胆红素水平升高，而出现的以皮肤、黏膜及巩膜黄染为特征的病症，通常有生理性和病理性之分。

黄疸一般在宝宝生后 2～3 天开始出现，此后逐渐加深，在第 4～6 天达高峰，以后逐渐减轻。足月出生的新生儿，黄疸一般在出生后 2 周消退，早产儿一般在出生后 3 周消退。黄疸程度一般不深，皮肤颜色呈淡黄色，只限于面部和上半身，孩子的一般情况良好，体温正常，食欲正常，大小便的颜色正常，生长发育正常，且化验血清胆红素超过正常 2mg/dl，但小于 12mg/d1。此时为生理性黄疸，家长不用过于担心。

如果在宝宝出生后 24 小时之内，黄疸消退时间过晚，持续时间过长，或黄疸已经消退而又出现，或黄疸在高峰时间后渐退而又进行性加重，且黄疸程度过重，常波及全身，皮肤黏膜明显发黄，则为病理性黄疸。病理性黄疸除黄疸外，通常伴有其他异常情况，如宝宝精神疲累、少哭、少动、少吃或体温不稳定等。检查血清胆红素时，胆红素超过 12mg/dl，或上升过快，每日上升超过 5mg/dl。

为了正确预防新生儿出现病理性黄疸，妈妈首先要做好孕期检查，预防新生儿溶血的出现，其次在宝宝出生后要做好第一次检查，并测试黄疸程度，及早预防和治疗。正确的护理方法，不仅能抑制黄疸进一步损害宝宝的健康，还能让黄疸尽早消退，妈妈不妨试试以下护理方法：

◆ 勤开窗，通风换气，让自然光线照进室内，可有效缓解和改善生理性黄疸。

◆ 患有黄疸的新生儿，应让孩子多进食，多排便，从而将体内的胆红素排出体外。

◆ 如果宝宝的大便呈陶土色，可能患上了病理性黄疸，应尽早就医，不可耽搁。

▶ 新生儿低血糖

新生儿低血糖是指新生儿的血糖低于所需要的血糖浓度。当宝宝出现低血糖时，会有多汁、脸色苍白、喂养困难、嗜睡等表现，甚至影响宝宝的脑部功能，损害神经系统等。因此，家长需要引起足够重视。

新生儿低血糖有短暂性和持续性之分。通常胎儿肝糖原储存主要发生在妊娠的后 3 个月，如果宝宝是早产儿，会因为胎龄过小而不能储备足够的肝糖原，出生后会有暂时性低血糖出现，而持续性低血糖往往由一些疾病引起。

其实新生儿暂时性低血糖是完全可以避免的，就算是持续性低血糖，只要家长掌握方法，也可以及早发现及早治疗。新生儿一出生，就要对血糖进行监测，利用微量血糖仪或纸片扩

散法监测跟毛细血管血液和静脉血血糖，以便及时了解宝宝体内血糖含量，并有效预防低血糖的出现；其次，为了预防宝宝产后低血糖，建议宝宝出生后与妈妈亲密接触，吮吸妈妈的乳头，以便尽早地吃上母乳；不能经胃肠道喂养的宝宝，可进行 10% 葡萄糖静脉滴注，注射分量不宜过大，以便把握血糖浓度，维持宝宝血糖稳定增长。

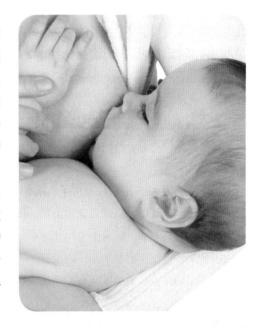

看着年幼的宝宝经历这些，家长的心里都是满满的心疼。为了避免宝宝再次出现这种情况，除了在医院接受专业医护人员的护理之外，爸爸妈妈在回到家中以后也要给予宝宝无微不至的照顾。以下是家长需要留心的护理要点：

◆加强保暖，保持正常体温，减少能量消耗是防治新生儿低血糖的重要措施。可以为宝宝加包被或放置热水袋，必要时，应尽可能置于闭式暖箱中保暖。

◆避免因为低血糖造成宝宝脑功能损伤，即使是暂时性低血糖也要进行治疗。家长应及时给宝宝进食并密切监测血糖。

◆如果宝宝比较嗜睡，妈妈需要每隔 2 ~ 3 小时将宝宝叫醒并喂奶。切不可延误喂养，以免加重病情。

◆对于新生儿低血糖的高危人群，家长要多留心观察宝宝发生低血糖时的潜在症状，早发现、早治疗，出院后也应遵循医嘱，定时复诊。

▶ 新生儿发热

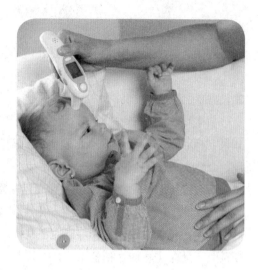

发热，是机体对各种有害刺激的防御反应，对免疫系统有重要的刺激作用，也是新生儿的常见疾病。一般来说，新生儿的正常体温可波动于一定的范围，一旦新生儿体温超过40℃，可以引起惊厥发作，甚至造成脑损伤，应引起家长的高度重视。

新生儿体温中枢、汗腺组织发育都不成熟，产热和散热功能也不完善，自身调节能力较弱，加之新生儿皮下脂肪薄，体表面积相对较大，体温易受周围环境温度的影响。因此，很多因素都可以引起新生儿发热。例如保暖过度、包裹过多，或夏季室内温度过高等。当然，新生儿发热也有一些是疾病所致，特别是各种病原体引起的感染性疾病，包括肺炎、脐炎、败血症、化脓性脑膜炎等。

通常新生儿发热的明显症状就是体温升高，同时还会出现食欲下降、呼吸急促等症状，当宝宝出现高烧不退、持续低烧，甚至面色发青、惊厥等严重症状，需及时去医院就诊，以免延误病情。

虽然新生儿发热属于较为常见的疾病，但有些发热还是可以避免的，这就要求家长的日常护理工作做到位，以降低宝宝发热的概率。首先，要依据气候、室内温度、宝宝的活动量等，及时增减衣物，以免宝宝出汗过多，内热蓄积，导致发热。正常情况下，宝宝面色正常、四肢温暖且没有明显的出汗现象就是合适的；其次，妈妈要多感受宝宝的体温变化。如果宝宝在吃奶时，妈妈的乳头有发热感，则表明宝宝口腔温度较高，有可能在发热，此时，应用温度计进行体温测量。

面对发热的宝宝，妈妈还要做好护理措施，为宝宝及时降温，防止宝宝持续发热或发热温度升高。

◆新生儿发热时应以物理降温为主，不要轻易地使用退热药物。如有必要进行药物治疗，必须在医护人员的指导下进行。

◆若宝宝所处室内的温度过高，要设法降低温度，同时稍微解开新生儿的包被，方便热量的散发。

◆一旦宝宝发热超过39℃并持续一段时间后仍无退热迹象，应立即就医，诊断病原并进行相应的处理。

▶ 新生儿腹泻

新生儿消化功能不成熟，一旦喂养或护理不当，就会使宝宝肠道受到刺激，导致肠道消化吸收能力下降，排出未消化的食物成分，并使体内大量液体转移到肠道中，出现水样便，肠道活跃，排泄次数增多，产生腹泻。

新生儿腹泻轻者大便每天可达 10 次左右，呈黄绿色，带少量黏液，有酸臭，蛋花汤样或薄糊状，前囟、眼窝凹陷不明显。重者多数是肠道内感染所造成，大便每天多达 10 ～ 20 次或更多，黄绿色水样带黏液，伴呕吐及发热、脱水、面色发灰、哭声低弱、精神萎靡、体重锐减、尿少等，甚至可能会出现水与电解质紊乱和酸中毒等严重症状。

通常新生儿腹泻分为肠道内感染、肠道外感染和非感染性腹泻三类。肠道内感染多是由于细菌、病毒进入到宝宝体内，刺激肠道导致的；肠道外感染则是由于病原体毒素的影响或神经系统发育不健全，致使消化系统功能紊乱、肠蠕动增加而引起腹泻；非感染性腹泻，多数是源于喂养不当或者宝宝腹部受凉。宝宝消化、吸收不完全，从而导致腹泻。

不管是感染性腹泻还是非感染性腹泻，要想宝宝不生病，重点都在于预防。母乳是非常符合宝宝消化吸收的食物，尤其是新生儿，应尽量做到母乳喂养，既能降低小儿腹泻的风险，母乳中含有的免疫物质也能增强宝宝的抵抗力；如果不得已进行配方奶喂养，必须保证奶源安全，且奶具干净，减少病菌的滋生，同时还要注意宝宝腹部保暖，不要因为着凉而产生腹泻；如果是因为过敏而引起的腹泻，应规避过敏源，并用氨基酸配方奶或深度水解蛋白配方奶喂养宝宝。

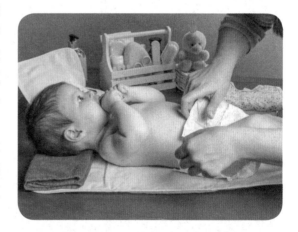

为了避免让宝宝的腹泻进一步发展，加重宝宝消化负担，造成宝宝水和电解质失衡，甚至危及生命。家长一定要采取正确有效的护理措施，具体如下：

◆护理腹泻新生儿的时候要特别注意及时补充液体，给宝宝多喂水，防止因大便中的水分丢失过多而发生脱水。

◆宝宝腹泻期间哺乳妈妈的饮食一定要严格控制，以清淡为主。因为妈妈进食刺激性食物也会加重宝宝的腹泻。

◆腹泻时排出的粪便对皮肤刺激较大，所以每次宝宝便便之后要拿温水给他清洗臀部，轻轻擦拭干净后涂上护臀膏，以保护皮肤。

▶ 新生儿肺炎

新生儿肺炎是新生儿时期较为常见的呼吸道感染疾病之一，四季均易发生，以冬、春两季较多。它往往容易引起新生儿呼吸衰竭、心力衰竭乃至死亡，家长切不可掉以轻心。

新生儿肺炎开始并无特殊症状，仅表现为反应低下，哭声微弱，或不吃、不动、不哭，面色灰白，唇周、肢端发绀。体温不会有明显的升高，少数体质好的新生儿会发热，症状类似于感冒。此时家长不宜察觉，如果病情加重，患儿呼吸浅短而急促，鼻翼微有煽动，甚至在唇缝间吐出泡沫，有并发脓胸的可能，必须进行医疗救治。

新生儿肺炎的发病原因除了与呼吸道感染的患者接触或经其他途径感染呼吸道以外，新生儿在出生后数天内发生肺炎，多数是由胎内或分娩时，吸入羊水或混合有胎粪的羊水以及出生在不洁的环境中，因病原菌侵入而感染致病的。此外，宝宝发生溢奶、吐奶甚至呛奶，都容易导致乳汁被误吸入肺部，从而引发肺炎。

新生儿肺炎如果没有及时救治或护理不当，很容易转为危急重症。因此需要家长用心学习科学的预防方法，尽可能地降低新生儿肺炎的发生概率，让宝宝健康成长。首先，妈妈要选择正规的、符合卫生标准的医院进行分娩，待宝宝出生后为其提供一个良好的卫生环境，宝宝的衣物、用具要进行彻底的消毒；其次，，妈妈要学会正确的喂奶姿势，

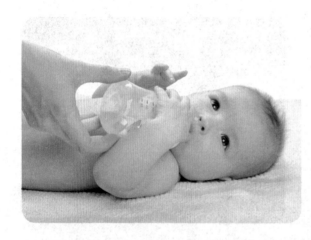

并帮助宝宝拍嗝，减少宝宝吐奶、溢奶、呛奶，从而降低感染肺炎的风险；此外，还要积极预防宝宝其他身体部位的感染，如果出现频繁呛奶、呼吸急促甚至呼吸困难，应立即就医。

必要的医学救助可以有效控制宝宝的病情，得当的家庭照护也有利于宝宝身体康复，家长不妨参考以下方面，学会正确护理。

◆宝宝一旦患上肺炎，常会食欲不振，此时的饮食至关重要。新生儿如果是母乳喂养，建议妈妈每次喂奶不要太多，且保持自身摄入优质蛋白，增加乳汁营养。

◆肺炎患儿呼吸次数较多，多数伴有高热，因而易出汗。妈妈要及时给患儿更换潮湿的衣服，用干净的毛巾把患儿汗液擦干，并及时为患儿补充水分。

◆空气混浊，不利于肺炎患者的康复。因此，要经常为宝宝的房间通风换气，使空气流通，并保持安静、整洁的环境，让宝宝好好休息。

▶ 新生儿脐炎

脐带是用于连接胎儿和母体的"纽带"，宝宝出生后，脐带结扎会使新生儿腹腔与外界直接相通的通道被堵塞。正确情况下，脐带会自行脱落，但如果护理不当，很容易引发脐炎。

脐带根部发红，或脱落后伤口不愈合，脐窝湿润、流水，是脐带发炎的早期表现。之后脐周皮肤发生红肿，脐窝有浆液脓性分泌物，带臭味，脐周皮肤红肿加重，或形成局部脓肿，病情危重会引起腹膜炎，并有全身中毒症状。同时可伴有宝宝发热、不吃奶、精神不好、烦躁不安等表现。严重者细菌进入血循环可引起败血症而危及生命。慢性脐炎则是形成脐部肉芽肿，为一小樱红色肿物突出，常常流黏性分泌物，经久不愈。

要想宝宝免受脐炎之苦，爸爸妈妈就应该重视宝宝的脐部护理，掌握具体的预防方法。在宝宝脐带脱落之前，家长要留心观察创面，检查脐带残端是否有出血、渗血、渗液等情况，如有液体分泌物流出或红肿现象，应及时带宝宝检查，以防脐部感染；给宝宝洗澡时，尽量不打湿脐部，脐带脱落前不可以让宝宝全身浸泡在澡盆中，如果脐部被打湿，要用消毒棉签吸干脐窝内的水分，保持脐部干燥；尽量避免尿布直接覆盖在脐部，如果尿湿的尿布敷在宝宝脐部上，要立即更换尿布，并重新消毒；家长在进行脐部护理时，一定要先将双手清洗干净，再去触碰宝宝的脐部。

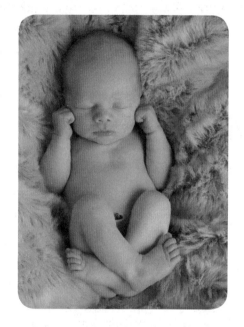

新生儿脐炎的产生往往与家长护理不当有关，因此，学会正确的护理方法非常重要，如果家长不知道怎么做的话，不妨看看下面的内容。

◆清洁脐部时一般用消毒棉签蘸络合碘涂擦，必须从脐根部由内向外环形擦拭，彻底消毒。

◆应给患有脐炎的宝宝使用吸水、透气性好的消毒尿布，宝宝哭闹时要检查尿布有无污染，若已有大、小便，需及时更换。

◆脐带残端脱落后注意观察有无樱红色的肉芽肿增生，还要注意是否有脐部渗血，若发现异常应及时就医，进行适当的处理，以防脐炎进一步加重。

◆医生会根据经验选用适合于新生儿使用且药效好的药物，家长按医生要求用药即可，切勿自行用药。

▶ 新生儿鹅口疮

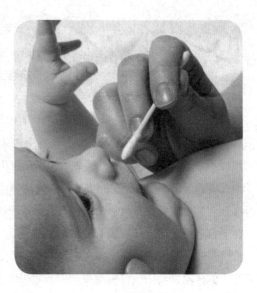

出生不久的婴儿，常常会出现不明原因的哭闹、拒食。此时检查宝宝的口腔，往往可以发现舌头或颊部有成片的雪白色乳凝状的斑片，这在医学上称为鹅口疮，又叫"雪口"，是新生儿常见的一种口腔炎症。

鹅口疮是由白色念珠菌所致的口腔黏膜炎症，因而又叫做口腔念珠菌病。由于乳具消毒不严、乳头不洁或妈妈手指污染、滥用抗生素所致。多发生在宝宝口腔内舌、颊和软腭处，主要表现为牙龈、颊黏膜或口唇内侧等处出现乳白色奶块样的膜样物，呈斑点状或斑片状分布。初起时常在舌面上出现白色斑膜，继而蔓延到牙龈和颊外，发病处有斑片白膜，周围黏膜充血。发病时口腔有灼热刺疼和干燥感，部分患儿伴有低热的症状。严重时斑膜可波及咽喉、气管或肠道黏膜，有时可引起发热、呼吸困难或腹泻。患有此病的宝宝因喝奶时会有刺痛感，因此经常哭闹不安或不愿意吃奶。

虽然外界存在很多导致宝宝发生鹅口疮的因素，但只要预防得当，也能有效减少宝宝鹅口疮的发生。研究表明，如果生产宝宝的过程中，妈妈使用了抗生素，那么宝宝感染鹅口疮的概率会增大很多。所以在生产时不到万不得已的情况下不要使用抗生素；妈妈的内衣、手部的触摸、毛巾等都会造成乳头不洁，所以在喂宝宝之前，要先将乳房清洁干净。喂奶后可挤出少量乳汁涂抹在乳晕处，利用乳汁的抑菌作用隔离病菌；不要用手直接接触宝宝的口腔；做好宝宝的口腔清洁，在起床后、就寝前、喂奶后，可用干净的纱布，蘸水轻轻擦拭宝宝的口腔内部和牙床。

如果宝宝长时间地被鹅口疮所困扰，极易出现拒绝吃奶、哭闹甚至败血症等症状。家长做好护理工作，才能促进宝宝痊愈。

◆当发现宝宝口腔内有类似奶瓣的斑块时，不要随便擦洗，以免黏膜损伤引起细菌感染。

◆在确诊宝宝患有鹅口疮后，可用消毒药棉蘸 2% 的小苏打水擦洗宝宝口腔。

◆妈妈在哺乳或者喂养时，要有耐心，少量多次、间歇喂养，保证宝宝营养摄入。如果宝宝拒绝吃奶，妈妈可以将乳汁吸出，哺喂给宝宝。

◆一般情况下，新生儿鹅口疮治疗效果很显著，但很容易复发。一般用药见效后，可以再坚持用药 3～4 天，以巩固治疗。

▶ 新生儿湿疹

新生儿湿疹是一种变态性皮肤病，也就是平常所说的过敏性皮肤病。主要原因是对食入物、吸入物或接触物不耐受。

新生儿湿疹在发病之初常为散发或群集的小红丘疹或红斑，主要分布在脸颊、额部和下颌部。随着病情的发展，宝宝的皮肤上会出现水疱、脓疱、黄白色鳞屑及痂皮，也可能会有渗液、糜烂等现象，发病部位也会逐渐扩展到宝宝的胸部和四肢。待痂皮脱落后会露出糜烂面，愈合后变成红斑。数周或数月后，水肿性红斑开始消退，糜烂面开始消失，宝宝的皮肤变得干燥，并出现少量薄痂或鳞屑。湿疹引起的瘙痒，会让宝宝经常哭闹、烦躁，尤其容易在夜间发作，影响孩子睡眠。

与其宝宝生病了被打针吃药所"折磨"，不如事先掌握相应的预防方法，这样一来，宝宝少生病，妈妈也能少担心。既然湿疹是过敏性皮肤病，预防的第一种方法，就是尽量避免让宝宝接触可能会导致过敏的物品。应将容易积尘的物品移出室外，地毯、填充玩具也要少接触，家中尽量不养宠物。如果是配方奶喂养的宝宝，应尽量选择低敏奶粉。同时妈妈也应禁食鱼、虾、蟹等容易引起过敏的食物。

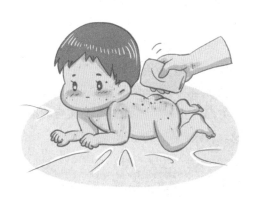

如果宝宝已经患上了湿疹，除了必要的医生护理，家庭照护也必不可少。了解相关的护理常识，能帮助宝宝战胜疾病，早日康复。

◆新生儿的贴身衣物和被褥应尽量选用棉质的，且衣服宽松、柔软。如果宝宝体温过热、出汗较多，可适当少穿些，并及时更换，保持宝宝身体干爽。

◆患湿疹的宝宝房间内温度不宜过高，且不宜铺地毯，并定时通风。打扫卫生时，建议用湿毛巾或吸尘器处理灰尘，避免扬尘。

◆要勤为湿疹宝宝修剪指甲，避免宝宝抓破疱疹引起继发感染。尽量不要给宝宝戴手套，以免限制宝宝手部动作的发展。

▶ 新生儿尿布疹

尿布疹是发生在裹尿布部位的一种皮肤炎性病变，俗称"红屁股"，表现为臀部与尿布接触区域的皮肤发红、发肿，甚至出现溃烂、溃疡及感染，稍有轻微的外力或摩擦便会引起损伤。继续发展则出现渗出液，表皮脱落，浅表溃疡，不及时治疗则发展为较深的溃疡，甚至褥疮。

新生儿出现尿布疹，主要是受大小便的刺激。也就是宝宝的尿布太长时间没有更换，排泄物中含有的消化性的物质侵蚀皮肤，再加上宝宝皮肤非常薄嫩，所以常常会在臀部、大腿根部以及外阴部出现尿布疹。有些纸尿布质量不好，导致宝宝对纸尿布中的一些成分发生过敏，也会引发尿布疹。不论是那种原因导致的尿布疹，一旦宝宝皮肤表面破损，接触大小便后会更容易增加皮肤炎症反应。随后受到细菌的感染，甚至发展为更严重的皮肤疾病。

为避免宝宝出现红屁股，甚至更严重的皮肤问题，爸爸妈妈要细心做好宝宝臀部的护理，一方面呵护宝宝娇嫩的皮肤，一方面还可以改善尿布疹带给宝宝的不适感。具体而言，父母可以这样做：

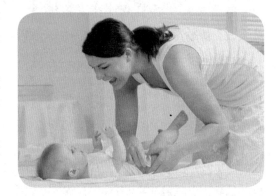

◆勤清洗宝宝的臀部。宝宝大小便后都要用温水清洗臀部，并擦上护臀膏；或用湿棉球蘸取具有清洁作用的润肤露从前向后轻轻擦拭干净臀部。在给宝宝穿上尿布之前，应让他的臀部自然晾干。

◆每次为宝宝清洗臀部后，要及时换上干净的纸尿裤或布尿布，以减少尿布疹的发生。给宝宝使用的尿布或纸尿裤注意卫生和质量，尽量选择正规品牌、面料柔软的。

◆妈妈可以准备适量芝麻油，加热冷却后，在每次给宝宝换尿布时，取适量涂抹在臀部，有助于改善尿布疹。

◆不要经常用湿纸巾给宝宝清洁臀部，因为大部分湿纸巾含有酒精的成分，容易刺激宝宝臀部皮肤，加重感染和不适。

◆如果宝宝皮肤上有水疱或有脓，48～72小时内不消失或更严重，就应去看儿科医生。

◆不可随意使用类固醇霜剂，以免产生肾上腺抑制。

◆尿布疹并发白色念珠菌感染后，与先前的尿布疹很难区分。因此，尿布疹经久不愈时应及早带宝宝去看医生，以免病情变得复杂化。

防止新生儿意外伤害

在日常生活中，面对新生儿常见的意外伤害，家长有必要了解一些护理常识，例如，每次喂奶时，要注意宝宝的呼吸是否顺畅；洗澡时水温不可过高，等等，从而降低新生儿发生意外伤害的概率，让宝宝健康成长。

▶ 新生儿窒息

新生儿窒息表现在新生儿呼吸不畅、呼吸受阻、气息紊乱，血液含氧量不足并产生其他呼吸衰竭的病状，在新生儿死亡病因中占有较高的比例，已成为危害新生儿生命安全的一大"杀手"。

一般来说，可能会造成新生儿窒息的原因有：妈妈给宝宝喂完奶后把宝宝仰面而放，宝宝吸进胃内的空气将奶汁漾出，呛入气管；奶嘴孔太大使奶瓶中的奶汁流速过快，呛入宝宝气管；妈妈生怕宝宝冷，给他盖上厚厚的被子，并把被子盖过宝宝的头部，使宝宝的口鼻被堵住，不能呼吸；妈妈熟睡后，翻身时或是无意将上肢压住宝宝的口鼻；妈妈夜里躺在被子里给宝宝喂母乳，但由于白天过于劳累而不知不觉睡着，将乳房堵住宝宝的口鼻而使宝宝不能呼吸；抱宝宝外出时裹得太紧，尤其是寒冷时候和大风天，使宝宝因不能透气而缺氧；在宝宝枕边放塑料布单以防吐奶，塑料布单不慎被吹起，蒙在宝宝脸上，但宝宝不会将其取下，从而造成窒息。

为预防新生儿窒息的发生，父母在日常生活中要特别注意以下几个方面：

◆让宝宝独自盖一床厚而轻的小棉被，在自己的小床上睡，不要和妈妈同睡一个被窝，室内潮湿寒冷时可选用电暖器或开空调。

◆给宝宝喂母乳时，可用手适当夹住乳房，以免奶水流速太快而呛到宝宝；用奶瓶喂养宝宝时，尽量让奶充满奶嘴，以免宝宝吸入空气。喂奶后，适当给宝宝拍嗝，待胃内空气排出后，再把他放在小床上。

◆尽量让新生儿侧卧睡觉，宝宝睡觉期间，旁边应有大人随时看护。

◆夜间给宝宝喂奶应尽量坐起来，在清醒状态下喂完，待宝宝睡着后，方可安心去睡。

◆常吐奶的宝宝不要给他佩戴塑料围嘴，因为它容易卷起堵住宝宝的口和鼻。

◆天气寒冷带宝宝外出时，包裹宝宝一定要留一个出气口。

◆如果宝宝吃奶之初咽奶过急发生呛奶窒息，应让他俯卧在妈妈的腿上，上身前倾45～60度，以利于气管内的奶倒空引流出来。

▶ 新生儿缠绕伤

新生儿缠绕伤，是指新生儿被衣物、被褥上的细线或头发丝等缠绕造成的身体局部组织的伤害。新生儿缠绕伤多发生在冬春季节，由于天气较冷，给宝宝穿的衣物较多，被细线缠绕后，不容易发现，尤其是脚趾被缠绕时。另外，很多家长为防止宝宝抓伤自己，或为了防寒，习惯给新生儿戴手套，更有甚者给宝宝打"蜡烛包"，这些都在无形中增加了宝宝缠绕伤的风险。

说起缠绕物，大多时候是不经意间掉落在宝宝手指、脚趾等处的头发丝，宝宝衣服上脱落的细线头，手套袜子等处的毛线圈等。这些东西和宝宝的生活息息相关，又极其细微，容易被忽略。此外，发生缠绕后宝宝不会马上有身体上的反应，当越缠越紧，宝宝感觉不舒服，开始哭闹时，多数妈妈会选择喂奶等其他方式来安抚宝宝，这也是导致缠绕伤被忽略的主要原因之一。

缠绕伤容易被忽略，往往被发现时就已经出现了肿胀、青紫等症状，而肿胀会进一步加重丝线的缠绕深度，形成恶性循环，最终导致局部供血不足，阻碍静脉回流。很多新生宝宝缠绕伤需要在显微镜或进一步检查时才能发现是什么东西缠绕所致，如处理不当，可能导致坏死、截肢等难以挽回的严重后果。

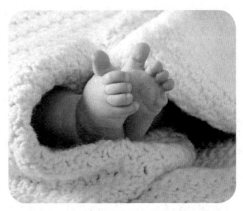

为了宝宝的安全起见，父母在日常护理中千万不可忽视这一意外伤害。

◆尽量不要给新生儿戴手套或打"蜡烛包"。如果天气冷，可以给新生儿包襁褓，但不宜把宝宝包裹得太紧。

◆尽量给新生儿选择正规品牌、符合要求的衣物，一般给新生儿的衣物的缝线都在外面，即使有线头也能及时发现，可以有效避免意外。

◆给宝宝穿系带的衣服，应注意，带子不可系得过紧，也不可留太长。

◆新生儿的衣物、被褥都应仔细检查其中是否有线头、头发丝等，如果有，应在给宝宝穿衣服前就处理干净。

◆经常检查宝宝的四肢是否活动自如、有无异物。

◆宝宝的衣物应尽量单独清洗，除了从健康角度考虑，减少宝宝沾染成人衣服上的细菌，引起皮肤过敏外，还可避免成人衣服上的长线头、长头发等细丝状物品缠绕到宝宝衣服内侧，引发缠绕伤。

▶ 新生儿烫伤或烧伤

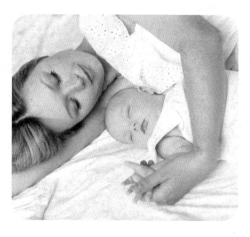

新生儿大部分的时间都在睡觉，处于安全的状态中，看似与烫伤或烧伤毫无干系，实际上，这两个也是新生儿常见的意外伤害之一，需要爸爸妈妈在日常生活中小心防范。

首先，我我们先来了解一下引起新生儿烧伤或烫伤的常见原因：

◆给新生儿用热水袋取暖或热敷时，水温过高或离孩子太近。

◆洗澡水温太高或先倒热水，不经意把宝宝掉入热水中。

◆奶瓶喂养时，水温过高，烫伤宝宝的口腔或食道。

◆用电暖气取暖或用红外线照射时，因灯光太热、照射距离近或照得时间过长，引起烫伤或烧伤等。

原来，看似寻常的日常生活中潜在的危险这么多，为预防新生儿烫伤或烧伤，在日常护理中，爸爸妈妈要做到以下几点：

◆让新生儿远离热源，如热水、热汤、电暖气等。

◆洗澡时尽量不使用流动水，若使用，必须控制好水温，以不超过38℃为宜。洗澡时，应先倒冷水后倒热水，并用水温计测量水温度数。要让新生儿远离热水瓶，绝对不允许家人一手抱着新生儿，一手拿着热水瓶倒水。

◆使用热水袋时，应将灌入水的温度控制在50℃~60℃。为保险起见，给宝宝使用时，应用干毛巾包好。且不要长时间让宝宝接触热水袋，以防低温烫伤。

◆人工喂养的宝宝，可将配方奶倒出一点在掌侧手腕部试温，温度适合后方可喂宝宝。

◆如果用电暖气给宝宝取暖，温度不宜太高，不要让取暖器对着宝宝照射，同时取暖器周围也不可以放置易燃物品，以免引起火灾。

◆若不慎烫伤了新生儿，立即用凉水冲洗烫伤部位，仔细察看烫伤情况，并小心脱下孩子的衣裤，避免将烫伤的皮肤一同脱下。

◆根据烫伤程度，对烫伤部位进行消毒，抹上合适的烫伤药膏后用纱布包好，然后换上干净衣服。若情况比较严重，应立即去医院诊治。

另外，需要提醒家长的是，由于新生儿皮肤娇嫩，一旦烫伤，受伤程度要比成人严重得多，伤势较轻的可能会留疤，严重时甚至可能危及生命，因此家长一定要加强对孩子的看护。

新生儿的早期教育

培养一个聪明的宝贝，是每一位爸爸妈妈的梦想和希望。做好新生儿的早期教育，训练宝宝的五官感觉和培养敏锐的观察力，能为开发其智力和其他能力做好铺垫，让孩子不输在起跑线上。

适合新生儿的玩具

玩具不是单纯拿来玩的，它也能起到启迪新生儿智力的作用，是对孩子的身体、头脑、感觉器官的发育很有帮助的学习道具。

▶ 根据材质选择玩具

市售的玩具种类繁多，琳琅满目，不同材质的玩具在选择时有不同的侧重点。

- ◆木头：以用手触摸时舒适，入水浸泡后擦拭不会掉色，棱角圆、质地光滑者为佳。
- ◆塑料：仔细确认连接部位是否完整，要避开可以吞下的细小部件，以坚固者为佳。
- ◆金属：确认金属材料是否符合安全标准，以免引起孩子重金属中毒等。
- ◆布：以棉质为佳，若是合成纤维材料，检查是否有灰尘、容易起球等。

▶ 根据五官刺激选择玩具

爸爸妈妈要根据孩子的发育水平，选择相对应的玩具。一般来说，在给新生儿选择玩具的时候，要注意选择那些有颜色、有声响、小型、柔软光滑、没有棱角，且分量较轻的玩具。具体可以分为以下3类：

可选择的玩具	作用
悬挂的彩球、彩灯、脸谱画、大幅人像画等悬挂玩具	促进视觉的发育
八音琴、响铃棒、拨浪鼓、能捏出声音的塑料娃娃或动物等音响玩具	促进听觉的发育
小皮球、小木棒、塑料圆环、布娃娃等触摸玩具	促进触觉的发育

新生儿的五感训练

新生儿的五感包括视觉、听觉、触觉、嗅觉和味觉，这5个感官与智力发育息息相关，因此，新手爸妈要学会对宝宝进行科学的五感训练。

▶ 视觉训练

眼睛是心灵的窗户，新生儿出生后已有光感，0~3岁是宝宝视觉发展的关键时期，新手爸爸和新手妈妈可以通过一些简单有效的视觉训练，对宝宝进行良性的视觉刺激，锻炼他的视觉能力。

看亮光游戏

新生儿出生后，可在其房间内悬挂光亮适度、光线柔和的乳白色灯或彩灯，注意光线不要直接照射宝宝的脸和眼睛，可以一会儿开灯，一会儿关灯，能有效锻炼宝宝的瞳孔放大和缩小功能。

看彩色玩具

让宝宝仰卧，在宝宝的胸部上方悬挂一些彩色玩具，如红色、绿色、黄色的气球，距离宝宝眼部20~25厘米。妈妈或爸爸用手触碰这些玩具，逗引宝宝的注视。还可以推着气球慢慢移动，让宝宝的眼睛也随着气球移动。经常练习，能有效促进宝宝的视力发育，强化其视觉分辨能力。注意每隔三四天要把玩具悬挂的位置轮换一下，以免宝宝形成对眼或斜视。

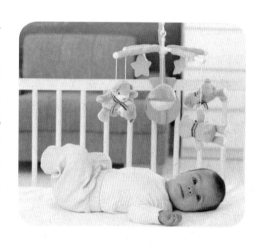

看黑白图纸

准备黑纸和白纸各1张，新生儿出生后10天左右，将其出示在宝宝面前，使眼睛与纸张的距离保持为15~20厘米。先让他看黑纸，再看白纸，每张纸分别注视半分钟，再将黑、白纸同时出示，使宝宝同时注视这两种不同颜色的纸，并用手左右移动这两张纸，训练其眼球在两张纸之间来回移动的能力。

除了黑、白纸之外，新手爸妈还可以使用黑白挂图，将其做成新生儿视觉训练模板，也能让宝宝产生良性的视觉刺激，并让宝宝在观看的过程中建立起资质优秀的视觉神经回路。一般来说，新生儿偏好于图形简单、线条分明，且具有对称性的黑白图片。爸爸妈妈可以选取一些符合要求的图形，将其贴在家中的硬壳纸上，就可以和宝宝一起玩了，既简单又方便。

▶ 听觉训练

一般情况下，宝宝的听觉在妈妈的腹中就形成了，因此刚出生的婴儿一听到大的声音就会蜷缩身体。另外，宝宝还可以大致判断发出声音的方向，有时还可以朝着有声音的方向转头。通常宝宝对较大的声音容易做出明显的反应，但还不能区分声音的类别。

对新生儿进行听觉的训练，主要是听声音接受听觉刺激，使新生儿在大脑中储存各种声音信息，以促进听力发展和智力发育。

盯着眼睛对话1分钟

新生儿非常喜欢新妈妈的说话声，所以在每天的接触和护理中，妈妈可以盯着宝宝的眼睛，与他对话1分钟以上。具体的方法是，先微微抬起宝宝的头，隔20～30厘米注视着宝宝的眼睛，同时轻轻地微笑或者对话。还可以轻轻地叫宝宝的名字，让宝宝熟悉妈妈的声音和自己的名字。

抓住机会和宝宝多说话

在日常照护和喂养过程中，父母跟宝宝接触的机会是很多的，不要浪费这些极好的机会，应该适时地跟宝宝说说话、聊聊天。聊天的内容可以涉及各个方面。可以是具体的物品名字，如"宝宝，这个是苹果""这个是香蕉"；也可以是生活中发生的具体事情，如喂奶的时候说"宝宝，我们吃饭饭了"，穿衣服的时候说"宝宝，我们来穿衣服啦"；还可以是围绕着宝宝发生的各种事情，如"宝宝尿尿了""宝宝笑了""宝宝好开心"，等等。这时候，虽然宝宝还听不懂大人们的意思，但却为宝宝创造了一个训练听力和语言能力的好机会，还可以通过这种交谈的方式升华亲子感情。

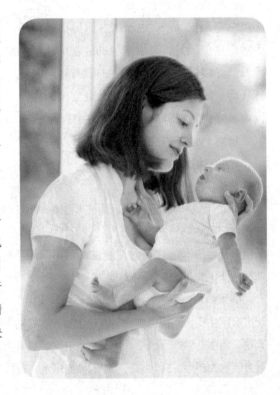

给宝宝聆听多种声音

从宝宝出生起，就可以给宝宝听各种声音。比如多让宝宝听听古典名曲，也可以多给他听他喜欢的音乐。另外，大自然或动物的声音能刺激大脑发育，启发音感。妈妈可以在宝宝睡觉或喂奶时，视情况给宝宝听不同的音乐。另外，在听轻快的音乐时，可以抱着宝宝轻轻地摇晃。

▶ 触觉训练

宝宝的触觉是他认识世界的主要渠道之一，新生儿触觉灵敏，最敏感的部位是皮肤，特别是嘴唇、面颊、眼睑、手掌、足心等处的皮肤尤为明显，触碰时立即有反应。如果用手轻摸孩子的脸，他会转动头部，寻找刺激源。此时若能好好训练孩子的触觉，就能增强孩子认识事物的能力。

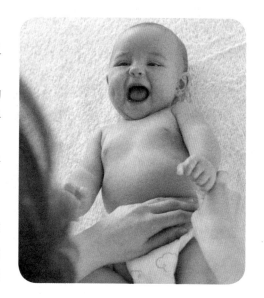

让宝宝接触触感不同的东西

可以让孩子触摸粗细、软硬、轻重不同的物体及圆、长、方、扁等不同形状的物体，还可以让孩子体验冷、热等温度的不同感觉，让孩子碰一碰那些没有危险的物体。通过多听、多看、多触摸，在日常生活中发展孩子的智力和生活能力。

轻抚宝宝的皮肤

每次换尿布或哺乳的时候，可以轻轻抚摸宝宝的皮肤，宝宝会觉得很愉快，这也是一个简单的触觉训练。婴儿喜欢柔软而不是粗糙的感觉，不喜欢被粗鲁地摸抱。宝宝喜欢妈妈怀里那种温暖的接触，喜欢大人轻柔地抚摸自己的身体，这种接触让宝宝感到安全，仿佛回到了在妈妈子宫里被羊水和软组织包裹的那段温暖日子。

让宝宝抚摸妈妈的乳房

在喂奶前，新妈妈可以握着宝宝的小手摸摸自己的乳房，然后再喂奶。经常这样触摸乳房，能使宝宝知道"饿了可以在此觅食"。但要在宝宝摸乳房后、喂奶前擦洗奶头，保持清洁。

轻抚和按压宝宝的手指

孩子将来用到的主要的触觉功能来自手部，所以要在手指上多下功夫。妈妈可以轻抚孩子每个手指肚，然后逐一轻轻挤压，这样可以让末梢神经更发达。

玩手心脚心游戏

大人用食指当虫子，在宝宝的手心、脚心爬来爬去，同时可以念一些宝宝熟悉的儿歌。大人可以跟着儿歌的节奏在宝宝的手心或脚心做一些摩擦运动。这种游戏能刺激宝宝的手心和脚心，提高触觉反应能力，促进智力发展。

宝宝的触觉能力并不是一朝一夕就能训练好的，所以父母们在做触觉训练时，不要太过着急；需循序渐进地进行。

▶ 味觉和嗅觉训练

味觉的感受器是味蕾，主要分布在舌背，特别是舌尖和舌的周围。一般情况下舌尖对甜味最敏感，舌根对苦味最敏感，舌边对酸味最敏感，同时舌尖和舌边感受咸味很敏感。

宝宝一出生就有了味觉和嗅觉。新生儿可以感受到什么是甜、酸和咸，对不喜欢的味道会表现出不愉快的表情。新生儿还能区别不同的气味，喜欢妈妈身上的那种奶味。妈妈也能通过气味确定自己的孩子，这成为母子之间相互了解的一种方式。

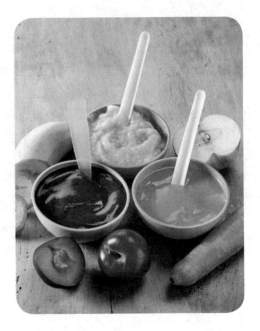

让宝宝品尝不同的味道

根据宝宝味觉发育的特点，可以有意识地让宝宝品尝各种味道，如准备小碗、小勺、小托盘和一双消过毒的筷子，蘸上酸、甜、苦、咸等各种味道的汤汁，给宝宝尝一尝，并告诉他"这是甜的""那是酸的""这是咸的"等，让宝宝感受到不同的味觉刺激，促进味觉发育。一般来说，多数宝宝喜欢甜的味道。不过，并不是宝贝出生后应喂糖水，恰恰相反，新生儿应早吃母乳、多吃母乳。

让宝宝闻不同的气味

给新生儿进行嗅觉训练时，不管什么气味都可以让宝宝闻一闻。如喂奶时闻闻妈妈的乳香，闻闻妈妈的衣服，洗澡时闻闻沐浴露的芳香，吃饭时闻闻饭菜的香味，还可以给宝宝闻闻香蕉、苹果等各种水果的香气，以及大自然的花香，等等，让宝宝及早接受各种气味的刺激。在闻不同的气味时，要细心观察宝宝的反应，如果他的脸部肌肉有抽动，就表明有良好的刺激作用。

带宝宝感受大自然的气息

爸爸妈妈有机会一定要带宝宝出去认识新的气味，感觉大自然的气息，这样既可以锻炼宝宝的嗅觉，也可以享受亲子之乐。

切忌带宝宝去气味重的地方

在锻炼宝宝的嗅觉时，爸爸妈妈切忌带宝宝去气味重的地方，例如厨房。平时在家，只要不是太冷，就可以勤开窗通风，让空气流通一下，也能让宝宝呼吸到新鲜的空气，让他的鼻子更灵敏。

新生儿的动作训练

　　动作是人类个体基本的、重要的一个发展领域，也是构建儿童早期智慧大厦的砖块。动作和运动在儿童早期心理发展中起着积极的作用。父母应从新生儿时期就对孩子进行动作训练，培养一个活泼好动的好宝宝。

▶ 转动头部动作

　　让宝宝仰卧在床上，大人手里拿着色彩鲜艳、会发出声响的玩具，如小铃铛等，在距离宝宝眼睛 30 厘米远的地方慢慢地从左至右移动，再慢慢地从右至左移动。让宝宝的头随着玩具转动，朝左、右各转动 90 度。

▶ 抬头训练

　　为宝宝进行抬头训练，不仅能锻炼到他的颈部肌肉张力，还能扩展宝宝的视野，从而促进智力发育。新生儿抬头训练主要有两种方式，新手爸妈都可以选择：

俯腹抬头

　　在宝宝空腹时，将他放在妈妈或爸爸的胸腹前，使宝宝自然地俯卧在妈妈或爸爸的腹部，双手放在宝宝脊背部做按摩，逗引小儿抬头，不但能训练他的抬头技能，而且宝宝也会十分高兴。

俯卧抬头

　　在两次喂奶中间，让宝宝俯卧下来，轻柔地抚摸其背部，并用玩具逗引他抬头、向左右两侧转动等。

▶ 手指抓握训练

　　手是认识物体的重要器官，手指是"智慧的前哨"。科学研究发现，通过活动手指可以刺激大脑，增强大脑的活力。这对人类智力开发，尤其是孩子智力的开发十分重要。训练孩子的手，等于给孩子做"大脑体操"，不但能增强其精细动作能力，还能促进其大脑的发育。

　　为让婴儿有多活动手的机会，在新生儿时期成人可把自己洗净的食指塞进宝宝手掌里，使宝宝抓握，然后抽出来再塞进去，反复数次，以训练宝宝的抓握能力。也可以轻轻抚摸宝宝的双手，然后用自己的一根手指接触宝宝的手掌，宝宝一般会条件反射地抓住不放。

　　做手指抓握训练时，家长应让孩子交替使用左右手，以更好地开发左右大脑的智力。

▶ 收缩脚掌游戏

　　父母用手指或其他物体触碰宝宝的脚心，使宝宝产生收缩脚掌的反应，反复进行 4 ~ 6 次，以活动宝宝腿脚上的肌肉。

在做该游戏时，襁褓不宜捆绑得太紧，否则不但会压迫宝宝的肌肉，影响发育，还会限制其四肢的活动。衣服和被褥也不要紧紧地束缚身体，孩子的衣服应柔软、宽松、舒适，以不妨碍身体活动为宜。

在哺乳期，让宝宝多触摸妈妈的身体，使他的一双小手能自由摆动或随意抓东西，一双小脚能随意伸缩地活动。另外，建议不要给宝宝戴手套，让他能自由地挥动拳头，看自己的手，玩自己的手等，这样能锻炼他四肢的肌肉力量，为之后的爬行和走路训练做好充分的准备。

▶ 游泳活动

新生儿游泳活动指的是宝宝在专业护理人员或经过培训的父母的看护下，运用专业婴儿游泳器材进行的一项特定的阶段性婴幼儿水中早期健康保健活动。它是一项新型的护理服务，其原理是让婴儿在类似母体的羊水中做自主运动，利用水波轻柔的爱抚，促进新生儿的智力发育和健康成长，在宝宝出生当天就可以进行，主要分为有秩序、有部位、有技巧的婴儿被动游泳操和自主游泳两部分。

游泳活动的好处

游泳活动能给宝宝带来体质、心理、智力等多方面的良好影响，为智力发育及智商、情商的提高打下坚实的基础。

◆在游泳时，借助于水的浮力，新生儿的四肢能完全自由地运动，同时不会受到提前承受身体重量的伤害，由此促进运动能力的发育，能更早地完成协调和精致的动作。

◆宝宝在游泳时身体基本直立于水中，相比平卧在床，可以大大扩展他的视野，促进视觉的发育，提高声、色信号的接收量，对声、色信号的协调和组合也极有帮助。这一点能直接催化婴儿神经系统的快速发育，对提高婴儿的智力极为有利。

◆水可以温柔自然地刺激宝宝的视觉、温觉、嗅觉、触觉，配合水中按摩，宝宝的皮肤、肢体、关节、骨骼都会得到活动与刺激，有利于增强婴儿对外界环境的敏感度，提高身体免疫力。

◆刺激新生儿神经系统的发育，促进胃肠道激素的分泌，增强其食欲和消化功能，使其尽快适应"内""外"环境的变化。

◆增强宝宝的循环和呼吸功能，调节血循环速度，增强心肌收缩力；通过水对胸廓的压力，促进新生儿胸部的良好发育，增加肺活量。

◆婴儿在水中自主的全身运动，可增强其骨骼、肌肉的灵活性和柔韧性。水的轻柔爱抚，还能使宝宝感到身心舒适，有利于提高其睡眠质量。

游泳活动的准备工作

由于新生儿身体的特殊性，在做游泳活动之前，新手爸妈需要先做足准备工作。

◆脐带防水：对于脐带残端尚未脱落的新生儿，在游泳前要进行脐带防水处理，即用医用胶贴盖脐带残端。

◆合理饮食：不宜让宝宝在哺乳前后游泳，建议在吃饱半个小时后再游。哺乳前肠胃空虚，体能不足，婴儿游泳体能消耗高，易造成虚脱；哺乳后马上游泳，会造成肠胃及内脏供血量不足，不利于食物的消化，甚至引起肠胃不适、恶心、呕吐等。

◆注意保温：无论在家中还是在游泳馆，游泳时的水温都要尽量保持恒温，可以选择去恒温泳池，如果是在家中，就要注意给水中不断注入热水以达到恒温效果，或者将室内暖气打开。

游泳时的注意事项

新手爸妈由于没有育儿经验，在给宝宝进行游泳训练之前，需要经过特别培训，另外，还应特别注意以下事项：

◆必须有安全的婴儿游泳设备，在任何时候都不要让孩子自己待在水池中。

◆给宝宝做游泳训练时，家长要穿上橡胶防滑鞋，以免抱着孩子时滑倒。

◆如果是在家做游泳训练，注意水量要适中，水深以达到孩子的腰部为宜。

◆游泳时的水温要适宜，以 36℃左右为佳。

◆小心辅助孩子，避免游泳时的水进入宝宝的眼睛、嘴和耳朵。

不适合游泳的宝宝

虽然游泳对宝宝的健康发育非常有利，但并非所有的新生儿都适合进行游泳训练，爸爸妈妈要引起重视。当自己孩子存在以下几种情况时，应避免让孩子下水游泳。

◆ Apgar<8 分的新生儿。

◆有新生儿并发症，或需要特殊治疗的婴儿。

◆胎龄小于 32 周的早产儿，或出生体重小于 2000g 的新生儿。

◆皮肤破损或有感染的新生儿。

◆注射防疫针 24 小时内的新生儿。

新生儿的语言训练

宝宝比人们通常想象的要聪明很多，宝宝的语言能力应该从新生儿时期，即他还听不懂、说不出话的时候开始培养。

▶ 跟宝宝说话

在日常生活中，妈妈要多和宝宝说话，尤其是悄悄话。比如，在喂奶时，可以轻唤宝宝的名字，并说"宝宝饿了吧，妈妈来给宝宝喂奶了"；当宝宝醒着自己玩时，妈妈可以对他说"宝宝真乖，玩得真好"；当宝宝哭闹时，妈妈可以用温和亲切的语调哄他，并说，"宝宝怎么了，是不是哪里不舒服了？妈妈来了，不哭喽"。

妈妈在跟宝宝说话时要边说边观察宝宝的反应。有研究表明，爸爸妈妈平时多用柔和亲切的声音、富于变化的语调跟宝宝说话，能增强宝宝的语言能力，还能加强宝宝对他人语言的理解。

▶ 逗宝宝笑

从出生第一天起，爸爸妈妈就要经常逗宝宝笑。对宝宝来说，大人逗乐是一种外界刺激，如果宝宝以笑来回答，就说明宝宝已经懂得了大人的意思，也就是说，宝宝的笑就是他的语言。一般认为，越早出现逗笑的宝宝越聪明。

情绪与社交能力训练

新生儿情绪与社交能力的训练，常常被新手爸妈忽视，其实，这也是宝宝健康成长的过程中一个不可或缺的能力，需要从小开始培养。

▶ 与宝宝对视

在宝宝醒着的时候，妈妈可以经常与宝宝对视，尤其是在喂奶时，还可以对宝宝做出诸如微笑、眨眼等面部表情，既能锻炼宝宝的视力，又能增进亲子感情。

▶ 训练宝宝的追视能力

大人要经常在宝宝的视线内走动，让宝宝看到家人的陪伴。同时要对宝宝说话、微笑，通过与宝宝说话和训练宝宝的追视能力，增强宝宝对大人的关注，间接训练他的交流能力。

▶ 帮宝宝熟悉周围的环境

在宝宝出生后，爸爸妈妈可以每天抱着宝宝在房间里走动一会儿，让他能看到房间内各种形态的物品，同时还可以向他介绍周围的物品和家庭成员，能加强宝宝的注意力。